全国高等院校健康服务与管理专业规划教材

老年照护学

（供健康服务与管理、公共卫生与预防医学类
等专业用）

主　编　赵　杰　杨巧菊

U0194215

中国中医药出版社

·北　京·

图书在版编目（CIP）数据

老年照护学 / 赵杰，杨巧菊主编 . -- 北京：中国
中医药出版社，2024.9. --（全国高等院校健康服务与
管理专业规划教材）

ISBN 978-7-5132-8881-1

Ⅰ . R473.59

中国国家版本馆 CIP 数据核字第 20245FT175 号

资源访问说明

融合出版数字化资源服务说明

全国高等院校健康服务与管理专业规划教材为融合教材，各教材相关数字化资源（电子教材、PPT 课件、视频、复习思考题等）在全国中医药行业教育云平台"医开讲"发布。

资源访问说明

扫描右方二维码下载"医开讲 APP"或到"医开讲网站"（网址：www.e-lesson.cn）注册登录，输入封底"序列号"进行账号绑定后即可访问相关数字化资源（注意：序列号只可绑定一个账号，为避免不必要的损失，请您刮开序列号立即进行账号绑定激活）。

资源下载说明

本书有配套 PPT 课件，供教师下载使用，请到"医开讲网站"（网址：www.e-lesson.cn）认证教师身份后，搜索书名进入具体图书页面实现下载。

中国中医药出版社出版

北京经济技术开发区科创十三街 31 号院二区 8 号楼

邮政编码　100176

传真　010-64405721

北京盛通印刷股份有限公司印刷

各地新华书店经销

开本 850×1168　1/16　印张 17.5　字数 426 千字

2024 年 9 月第 1 版　2024 年 9 月第 1 次印刷

书号　ISBN 978 – 7 – 5132 – 8881 – 1

定价　72.00 元

网址　www.cptcm.com

服 务 热 线　010-64405510　　　**微信服务号　zgzyycbs**

购 书 热 线　010-89535836　　　**微商城网址　https://kdt.im/LIdUGr**

维 权 打 假　010-64405753　　　**官 方 微 博　http://e.weibo.com/cptcm**

天猫旗舰店网址　https://zgzyycbs.tmall.com

如有印装质量问题请与本社出版部联系（010-64405510）

全国高等院校健康服务与管理专业规划教材

《老年照护学》编委会

主　编

赵　杰（大连医科大学）　　　　　　杨巧菊（河南中医药大学）

副主编（以姓氏笔画为序）

丁亚媛（南京中医药大学）　　　　　苏　红（大连医科大学）

杨支兰（山西中医药大学）　　　　　肖丽娜（贵州中医药大学）

沈永青（河北中医药大学）　　　　　张淑萍（北京中医药大学）

曾令烽（广州中医药大学）

编　委（以姓氏笔画为序）

王　力（江西中医药大学）　　　　　王　静（安徽中医药大学）

王萍丽（陕西中医药大学）　　　　　王焱燊（河南中医药大学）

吕　鸣（浏阳市人民医院）　　　　　刘　芹（云南中医药大学）

刘长红（黑龙江中医药大学）　　　　刘冰冰（大连医科大学）

刘海军（遵义医科大学）　　　　　　孙乐栋（南方医科大学）

李　燕（山东中医药大学）　　　　　邸英莲（上海中医药大学）

张　丽（滨州医学院）　　　　　　　周　嫣（上海健康医学院）

胡　燕（天津中医药大学）　　　　　南亚星（甘肃中医药大学）

黄文杰（湖南医药学院）　　　　　　曾冬阳（海南医科大学）

学术秘书（兼）

刘冰冰（大连医科大学）

前 言

　　2016 年 8 月，习近平总书记在全国卫生与健康大会上指出："没有全民健康，就没有全面小康。要把人民健康放在优先发展的战略地位，以普及健康生活、优化健康服务、完善健康保障、建设健康环境、发展健康产业为重点，加快推进健康中国建设，努力全方位、全周期保障人民健康。"根据习近平总书记的指示精神，中共中央、国务院于 2016 年 10 月 25 日印发并实施的《"健康中国 2030"规划纲要》指出："积极促进健康与养老、旅游、互联网、健身休闲、食品融合，催生健康新产业、新业态、新模式。"应将健康融入人民衣食住行的各个产业，从而全方位、全周期地保障人民健康。

　　目前，医学模式已经由传统的疾病医学向健康医学转变。健康医学包含诊前、诊中、诊后的线上、线下一体化医疗服务模式。随着国民经济高质量发展，人民对健康的关注程度越来越高。加之人口老龄化加剧，慢性病发病率突增，医疗资源严重不足，目前急需从事健康服务与管理的人才。根据《"健康中国 2030"规划纲要》的要求，到 2030 年我国每千个常住人口会有医师 3 人，但即使是这个医师人数，也远不能满足人民群众对健康服务的需求。在健康医学模式下，未来需要大量的健康管理师来协助临床医师进行健康服务与管理。到 2030 年，我国健康服务业总规模将达 16 万亿元，这势必要求数量众多的具有一定医学专业知识的人才从事健康服务与管理。目前，社会对从事健康服务与管理工作的应用型人才需求急迫。

　　在此时代背景下，2016 年 2 月 16 日，教育部发布《教育部关于公布 2015 年度普通高等学校本科专业备案和审批结果的通知》，正式批准设立健康服务与管理专业，专业代码为 120410T，学位授予门类是管理学，修业年限为 4 年。这标志着我国健康服务与管理专业正式作为独立设置专业进入本科院校，健康服务与管理专业将成为支撑健康管理产业的核心专业之一。2016—2023 年，教育部已批准全国 147 所本科院校开设健康服务与管理专业。

　　《"健康中国 2030"规划纲要》指出："到 2030 年，中医药在治未病中的主导作用、在重大疾病治疗中的协同作用、在疾病康复中的核心作用得到充分发挥。""实施中医治未病健康工程，将中医药优势与健康管理结合，探索融健康文化、健康管理、健康保险为一体的中医健康保障模式。鼓励社会力量举办规范的中医养生保健机构，加快养生保健服务发展。"中医药在治未病、养生与慢病调理等方面有独到的优势，国家对中医药在健康管理中的作用高度重视。健康服务与管理一定要与中医药融合，才能更好地为人民的健康服务。2021 年 5 月，习近平总书记在河南南阳考察时发表了重要讲话："中医药学包含着中华民族几千年的健康养生理念及其实践经验，是中华民族的伟大创造和中国古代科学的瑰宝。要做好守正创新、传承发展工作，积极推进中医药科研和创新，注重用现代科学解读中医药学原理，推动传统中医药和现代科学相结合、相促进，推动中西医药相互补充、协调发展，为人民群众提供更加优质的健康服务。"总书记充分肯定了中医健康养生的作用，并强调要中西医协同，为人民群众提供更加优质的健康服务。

目前，对于健康服务与管理专业，还没有贯彻中西医协同理念的规划教材，这不能满足中国健康管理行业以及医疗卫生事业发展的要求。因此，很有必要组织全国各大高校、医院的相关专家学者编写具有中西医结合特色的健康服务与管理专业的规划教材。截至 2022 年，已有 136 所院校被批准设立健康服务与管理专业，未来将会有越来越多的高校开办本专业。因此，本套教材的编写适应时代要求，以推进健康中国建设为使命，将成为全国高等院校健康服务与管理专业规划教材。本套教材将体现医与管协同、中西医协同的思想，在推动我国健康服务与管理专业的发展和学科建设、规范健康服务与管理专业的教学模式、培养新时期健康服务与管理专业人才等方面起到重要作用。

健康服务与管理专业培养具备健康监测、健康评估、健康干预、健康教育、健康管理等技能，能够胜任互联网医院、医疗服务机构、社区卫生服务机构、健康保险机构、社会福利机构、健康体检和管理中心、养生保健中心、康养中心、功能食品和保健产品生产销售等企事业单位工作的复合型专业人才。因此，本专业的教材建设应以健康监测、评估、干预的核心技能为中心，坚持中西医协同理念。在此原则下，要做到科学性、实用性、先进性、系统性与协同性的结合。

本套教材包括《基础医学概论》《临床医学概论》《中医学概论》《中医临床辨治》《健康养生学》《健康管理学》《健康心理学》《健康营养学》《健康运动学》《康复医学》《健康服务与管理技能》《互联网健康服务与管理技术》《老年照护学》《健康药膳学》《社区健康服务与管理》《健康企业管理》《内经选读》《健康教育与健康促进》等 18 本，在国家中医药管理局的指导下进行编纂，由中国中医药出版社负责组织出版，依托中国中西医结合学会教育工作委员会、世界中医药联合会慢病管理专业委员会、中华中医药学会治未病专业委员会等学术团体，邀请湖南医药学院、湖南中医药大学、浙江中医药大学、南方医科大学、北京中医药大学、上海中医药大学、山东中医药大学、广州中医药大学、广东药科大学、广西中医药大学、辽宁中医药大学、大连医科大学、福建中医药大学、南京中医药大学、长春中医药大学、天津中医药大学、河南中医药大学、江西中医药大学、湖北中医药大学、贵州医科大学、成都中医药大学等全国各大高校以及谷医堂（湖南）健康科技有限公司、湖南云医链生物科技集团、广州柔嘉生物科技有限公司等健康管理企业的相关专家学者进行编写。由于时间仓促，本套教材难免有不足之处，请业界同道多提宝贵意见，以便再版时修订完善。

何清湖

2023 年 8 月

编写说明

我国人口老龄化加速，已成为拥有全球老年群体最大的国家。据国家统计局发布《中华人民共和国 2023 年国民经济和社会发展统计公报》，至 2023 年年末，我国 60 岁及以上老年人口达 2.9697 亿，占总人口的比重为 21.1%；65 岁及以上老年人口近 2.1676 亿，占总人口的比重为 15.4%。《中国居民营养与慢性病状况报告（2020 年）》显示，2019 年我国因慢性病导致的死亡占总死亡的 88.5%，其中心脑血管病、癌症、慢性呼吸系统疾病死亡比例为 80.7%。全国老龄工作委员会 2016 年发布的《第四次中国城乡老年人生活状况抽样调查成果》显示，我国失能、半失能老年人口达 4063 万，且预计到 2030 年和 2050 年，我国失能老年人数量将进一步增加到 6168 万和 9750 万。由此可见，老年人对健康照护服务的需求非常迫切，老龄化社会更需要完善的长期照护体系，培养高素质老年照护人才显得尤为重要，在健康服务与管理等专业开设老年照护学课程势在必行。

本教材是积极应对人口老龄化国家战略人才需求而编写，以"守正创新"为指导思想，结合国内外照护相关理论与实践，立足国情，从临床实践出发，注重理论与临床相结合，突出中西协同思维，构建学科交叉知识体系。教材从老年人的生理、心理、疾病特点出发，整合老年人身心照护需求，涵盖老年患者基本照护、常见病照护、特殊情况照护等内容。适用于医学院校健康服务与管理专业、养老服务管理专业等学生，医院、医养结合机构、养老服务机构等从事（长期）照护的专业人员、医疗护理人员等，以及社区、居家老年照护者进行学习，可作为职业技能培训和就业指导教材使用。

本教材汇集了二十多位老年照护学理论、临床及多学科领域的专家与学者，是集体智慧的结晶。第一章绪论由赵杰、刘冰冰编写，第二章老年人生理特点由王力编写，第三章老年人心理特点及支持由周嫣编写；第四章安全照护由杨支兰编写，第五章生活照护由肖丽娜、黄文杰、南亚星编写，第六章生命体征照护由苏红编写，第七章安全用药照护由曾冬阳、王静编写，第八章感染防护由孙乐栋、吕鸣编写；第九章老年人神经系统疾病及照护由张淑萍、刘海军、刘芹编写，第十章老年人循环系统疾病及照护由沈永青、邸英莲编写，第十一章老年人呼吸系统疾病及照护由张丽编写，第十二章老年人内分泌和代谢性疾病及照护由杨巧菊、王焱皙编写，第十三章老年人常见恶性肿瘤及照护由王萍丽、李燕编写，第十四章老年人肌肉骨骼系统疾病及照护由曾令烽编写；第十五章老年人临终照护由胡燕编写，第十六章老年患者其他情况照护由丁亚媛、刘长红编写。教材附有融合出版数字化资源。

在本教材的编写过程中，全体编委付出了辛勤劳动，得到了相关医学院校的大力支持，更得到了中国中医药出版社领导与编辑的指导与帮助，在此一并表示衷心的感谢！

教材中若有不足或疏漏之处，诚望各院校师生和广大读者多提宝贵意见，以便今后进一步修订完善。

《老年照护学》编委会

2024 年 6 月

目　录

第一篇
总　论

第一章 绪论

【学习要求】

1. 掌握老年照护概念；老年照护原则；老年照护服务模式；老年照护相关职业素养的概念、内容、特点及表现。

2. 熟悉老年人照护需求；老年照护相关职业，与老年照护服务相关的法律制度体系及《国家积极应对人口老龄化中长期规划》中应对人口老龄化的具体工作任务。

3. 了解《中华人民共和国老年人权益保障法》《"十四五"国家老龄事业发展和养老服务体系规划》中与老年照护相关的条款和措施。

案例导入

王某，女，81岁。有高血压、冠心病病史35年，血压控制良好。王奶奶年轻时健谈，热心、爱干净，但比较固执。随着年龄增长，进食、运动逐渐减少，体重减轻。近4年记忆力减退明显，从容易忘记刚刚发生的事情到记不清老伴和孩子。老伴83岁，听力差，要大声说话才能听到，行动力也不如以前。老两口感情很好，退休前，王奶奶是康复理疗师，老伴是教授。两个孩子工作忙，不能天天回家看望父母。在大年三十，儿女回到父母家一起过年，发现老两口的房间比较凌乱，日常生活安排得也不好，两人相互交流也不够顺畅。于是，在热热闹闹的晚饭后，儿女与老父亲、老母亲商量今后的生活安排，以及选择居家养老还是去机构养老的问题。

作为专业照护人员，你有何建议？

2000年第五次全国人口普查数据，我国65岁及以上人群占总人口比例为6.96%，这标志着我国开始进入老龄化社会。2020年第七次全国人口普查数据显示，我国65岁及以上人群占总人口比例13.5%。随着我国人口老龄化和老年人口高龄化持续上升，我国失能、半失能（包括失智）老年人规模不断扩大，老年人及家属对多层次照护服务需求逐渐提高，对专业化老年照护人员需求将成倍增加，以应对人口深度老龄化带来的老年照护服务新挑战。

2020年《中华人民共和国国民经济和社会发展第十四个五年规划和2035年远景目标纲要》提出："实施积极应对人口老龄化国家战略：加强老年健康服务，深入推进医养康养结合。加大养老护理型人才培养力度，发展银发经济，开发适老化技术和产品，培育智慧养老等新业态。"国家卫生健康委等15部门也联合印发《"十四五"健康老龄化规划》，明确强化健康教育，提高老年人主动健康能力；以连续性服务为重点，提升老年医疗服务水平；健全居家、社区、机构相协调的失能老年人照护服务体系；深入推进医养结合发展；发展中医药老年健康服务；提升老年健康服务能力等任务。老年照护是老年健康服务主要内容之一。将中医学"未病先防，已病防变，瘥后防复"与西医学"预防为主，防治结合"相融，在专业的照护服务中体现中西医结合，促进老年人主动健康，可进一步提高老年人日常活动能力，维护和增进老年人健康，预防和减少因各种疾病、意外等造成的残障，提高老年人生活质量，尊重并维持老年人尊严，提供直至生命终结的舒适与安全帮助。

第一节　老年照护概述

一、老年照护相关概念

照护是一个综合概念，包括照料和护理。

中国老年医学学会 2018 年发布的《老年照护师规范》将老年照护定义为：为部分或全部功能障碍的老年人提供系列健康护理、个人照料和服务。2020 年中国老年医学学会将老年健康照护定义为：运用基本医学护理与照护技能为老年人提供系列的生活照料、心理支持、营养管理、功能维护、康复服务措施。

本教材中的老年照护是指以老年人为中心，主要为老年患者提供基本照护、心理支持、常见病及特殊情况照护服务，并给予健康教育，指导及鼓励老年患者最大限度利用残存能力，维持和促进其身心功能恢复，使其更好地融入社会，拥有有尊严、有品质的晚年生活。

二、老年人照护需求及照护服务

随着社会进步，老年人的养老服务需求具有多层次、多类别与多元化的特点。由于老年人身体功能逐渐衰退、伴有各种疾病（以慢性病为主，且很多老年人多病共存）、心态失衡或精神紧张等，照护者除满足老年人的基本生活需求外，还需关注老年人健康、文化、精神等方面的需求，为实现老年生活的充实与身心健康提供相应支持，增强老年人幸福感。

（一）老年人医疗照护需求及相应照护服务

需求主要包括定期健康检查、康复保健、安全用药指导、上门医护服务及陪同看病等。医疗服务是老年人服务需求的重要内容，对于老年人晚年生活质量具有重要影响。

其照护服务包括两大类：一是基础照护，包括整理或更换床单位，测量和记录老年人的生命体征，协助老年人更换体位，协助老年人留取尿、粪等排泄物或呕吐物标本，护送老年人检查和专科治疗等；二是专业照护，包括用药指导、常见留置管道（如静脉输液通道、引流管、胃管、导尿管、造瘘管等）照护、常见老年综合征照护等。

（二）老年人日常照护需求及相应照护服务

需求主要包括协助进食、进水，房间整理，协助室内外活动，帮助购物和协助沐浴与更衣等。

其照护服务为：一是为老年人提供生活照料，包括饮食、起居、排泄、体位转移照护等；二是为老年人提供生活服务，如购物、洗衣、理财、备餐，使用相应工具与设备等；三是为老年人提供清洁卫生照护，包括口腔、头发、会阴、皮肤清洁照护（含压疮预防和照护）等。

（三）老年人精神慰藉／社会支持需求及相应照护服务

需求主要包括访视与陪伴老年人、开展娱乐活动、心理健康维护、心理咨询与指导、临终关怀等。

其照护服务为：提供心理照护，给予老年人及家属心理支持。在老年人生命最后的时刻，给予其临终照护。

老年照护对于实现老年人在物质、精神及服务等不同层面需求的满足，以及提升老年人养老服务质量具有关键作用，而老年人需求类型的丰富与需求层次的提升对于老年照护服务也具有引导作用。大数据与智能养老技术的开发与应用为老年照护升级提供了技术支持。

三、老年照护原则

老年照护工作是以老年人为中心，发现老年人现存的和潜在的健康问题和各种需求，遵循以下原则开展照护服务以满足老年人的多种相应需求。

（一）整体照护原则

通过对老年人多方面因素评估，提供身体、心理、社会参与和精神等多层次、全方位的整体照护服务。整体照护需要照护人员共同协作，从整体角度全面了解并考虑老年人的健康问题，协调与整合各方专业力量，共同为老年人制订全面整体的健康照护计划，在取得老年人及家属理解与同意后，提供相应照护服务，解决老年人身心健康的各种照护问题，促进他们的生理和心理健康、疾病康复，并改善其生活质量，使其整体照护需求得到满足。

（二）个性化照护原则

老年人的生活环境、习惯和经历各不相同，个体的身体状况差别很大，衰老程度因人而异，影响衰老和健康的因素多而复杂，加之不同个体患病情况不同等，照护要因人施护、施行个性化照护的原则，以实现具有针对性和实效性的照护。

（三）持续性照护原则

多数老年人患一种及多种疾病，疾病的康复疗程长、并发症多、后遗症多，导致其日常生活自理能力下降，有的甚至出现严重的生理功能障碍，对照护有较大的依赖性，需要给予持续照护。持续性原则还应体现在老年人在不同机构和场所，即在医院、社区、居家等照护形式、内容上的无缝衔接。

（四）重视自我管理原则

老年人自我管理主要指老年人自主调控和管理自我的心理活动和行为过程。老年人在具有自主能力并尽可能保持独立及自尊的情况下，通过医务人员、照护人员和家属等提供的协助与指导，主动完成他们认为重要的事情，如基本生活能力、身体活动、自我照护和自信力等方面。即使老年人在出现较明显的能力丧失的阶段，通过自我管理与自我促进，也会使内在能力持续向好变化。

（五）重视健康教育原则

目前我国老年人群体健康素养偏低，与平均受教育程度偏低、预防保健意识差、科学防病知识缺乏、生活观念传统陈旧、不良生活方式和行为习惯及疾病持续存在等相关。因此，要提高老年人主动健康理念、为老年人普及健康基本知识和技能，包括老年人常见生活卫生习惯、营养膳食、运动健身、疾病及安全合理用药知识、心理健康、疾病及伤害预防、康复护理、生命教育和中医养生保健等，引导老年人重视养生保健、家庭自我照顾和体育锻炼，促进其形成健康的生活方式和行为，努力实现"未病先防，已病防变，瘥后防复"。

四、老年照护服务模式

传统照护是以家庭成员为照护主体，以基本生活照料为基本内容，以满足老年人基本生活需要为基本目标的老年照护模式。但随着社会的发展和老龄化的加剧，老年人对健康及照护需求的多元化，形成了不同的老年照护模式。

（一）根据提供老年照护的场所划分

根据提供老年照护的场所划分，可分为居家式照护、社区式照护及机构式照护三类。

1. 居家式照护 包括为老年人提供生活照护服务、助餐助洗服务、助行服务、代办服务、医疗护理服务、健康指导服务、精神慰藉服务、文体服务、安全守护服务、法律援助服务和慈善救助服务等上门服务。

2. 社区式照护 包括为老年人提供日间照护、心理指导、关怀访视、电话问安、送餐服务、健康促进活动、老年人文体活动、社区关怀站点、独居关怀、康复辅具租借、家庭托管、社区安宁疗护等服务。

3. 机构式照护 包括为入住敬老院、福利院、养老机构、养护机构、慢病病房、长期照护机构、康复机构、重残养护机构、临时收容所、庇护所等场所的老年人提供照护服务。

（二）根据提供老年照护的时期划分

根据提供老年照护的时期划分，可分为急性期照护、中期照护和长期照护三类。

1. 急性期照护 指老年患者在疾病急性期治疗期间所得到的照顾与护理。急性期照护的主要目的是帮助老年患者在疾病治疗期间处理现存或潜在的健康问题，促进康复，降低不良事件发生，促使老年患者早日出院。提供急性期照护的照护人员主要为在临床工作的专业照护或护理人员。

2. 中期照护

（1）中期照护 是指在老年患者疾病急性期与恢复期之间入住机构后协助其达到最佳舒适状态的照护。目的在于帮助患者由疾病期过渡至恢复期，预防在家接受长期照护的患者由于慢性功能缺损或病情加重而入院。在提升患者生活质量、节约医疗资源的同时，改善老年患者的心理状态、身体功能和提高患者生活质量。此概念最早是 2010 年英国卫生署在国家卫生服务（NHS）计划中以官方健康照护政策提出。

（2）中期照护模式 中期照护是衔接急性期与长期照护的有效措施，其服务对象主要为罹患各种疾病且处于亚急性或急性后期的老年患者，服务的关键技术为老年综合评估和多学科整合照护服务。老年综合评估是以老年患者为中心，从疾病、功能、认知、心理、社会和环境等多层面对患者进行全面评估，关注与老年人健康和功能状况相关的所有问题。评估后制订医疗、康复和照护计划，并对结束中期照护后出院患者的照护地点、出院评估等进行指导。老年综合评估由多学科团队进行主导实施，通常由老年科医师、护理师、康复医师、康复技师、心理治疗师、营养师、临床药师、社会工作者、个案管理师等专业人员组成。照护时间相对较短，服务时限一般为 2 ～ 8 周，可视病情适当延长。中期照护模式多样化，包括医院中期照护病房、居家医院、社区医院、老年日间病房、快速反应小组、社区康复服务等。在英国、美国、日本等发达国家已有相对完善的中期照护模式及制度。中国大陆地区的中期照护模式起步晚，对其重视程度还不够，但已经有开展基于即时通信软件、移动健康应用程序、远程监控系统及网络平台的"互联网＋"中期照护模式。

3. 长期照护

（1）长期照护 世界卫生组织（World Health Organization，WHO）认为，长期照护是由非正式提供者（如家人、朋友、邻里等）或专业人员（卫生、社会和其他）开展的活动系统，以确保缺乏完全自理能力的人能够根据个人的需要选择和保持最高可能的生活质量，并享有最大可能的独立、自主、参与、个人充实和人类尊严。欧洲经济合作与发展组织指出，长期照护的服务内容应包括医疗监测、缓解疼痛、药物管理和康复、疾病预防、基本日常生活活动等，一般由专业机构提供。老年人长期照护指在较长的时期内，持续为患有慢性疾病或是处于伤残状态下，即功能性损伤的老年人提供的专业照护服务。主要内容包括为失能、半失能人群提供生活照护、康复护理、精神慰藉、社会支持和临终关怀等综合性、专业化的服务，使其尽可能独立、自主，具有自尊，享受有品质的生活。基本目标是满足患有各种疾病或是身体残疾的老年人对于保健和日常生活的需求。服务的方式包括家庭、社区和机构提供的从饮食起居照料到急诊或康复治疗等一系列长期服务。随着人们对健康老龄化认识的不断深入，2016 年，WHO指出，在任何可能的情况下，要努力增强老年人的内在能力，使长期照护由被动接受照护转向主动提升内在能力。

（2）长期照护特点 ①正规化和专业性：是长期照护最显著的特征。提供长期照护的场所可以是有专门照护设施的机构，如医院、护理院和社区护理机构等，也可以是家庭。以家庭为场所的长期照护服务（家庭病床）应由有组织和经过培训的居家照护服务人员来提供，使患病或失能老年人维持正常的生活状态。我国老年长期照护服务体系目前不够完善。2020 年《关于扩大长期护理保险制度试点的指导意见》提出要坚持以人为本，重点解决重度失能人员长期护理保障问题；要坚持以人民健康为中心，构建适应我国国情的长期护理保险制度。②持续时间长：长期照护是相对于临时照护、短期照护和中期照护而言的，时限暂无统一标准。需要长期照护的失能或残障老年人通常患有短期内难以治愈的多种疾患或长期处于残疾和失能状态，因此需要提供的照护持续时间很长，数月、数年甚至无期限。③连续性：老年人因患病、失能或其治疗的不同而需要不同的照护。如一位老年人因患病住进了医院，急性期在医院接受外科手术治疗后，还需要到中期照护机构接受综合性医疗、康复和护理服务；有些人恢复较缓慢或者难以完全治愈，在这种情况下，他们可能需要家庭病床服务或住进护理院，接受长期照护服务；长期接受机构照护的老年人，生命末期还需要接受临终关怀与舒缓治疗服务。④医疗护理康复和生活照料相结合：长期照护主要是为存在失能、失智的老年群体提供医疗、护理、康复与生活照料一体化综合性服务。此特点在护理院和养老院等机构服务中比较明显。社区服务中的上门服务和对长期住院老年人的照护也属于长期照护的范围。有些老年人，特别是高龄老年人，处于患病和日常生活能力退化两种状况，同时存在且相互影响的状态，单一的医疗服务不能完全满足他们的需求，而一体化综合性服务正是因此而产生并不断完善。

第二节　老年照护相关职业及素养

根据人力资源和社会保障部新修订的《中华人民共和国职业分类大典（2022年版）》，老年照护相关职业包括健康照护师、养老护理员、老年人能力评估师、健康管理师等。从事相关职业的高级技能人才则以中医、西医相关专业人员为主。我国社会的老龄化呈现出高龄化、失能化、空巢化等特点，社会对专业化和高素质老年照护专业人才的需求日益增加，国家对相关职业的设置和认定都有具体的规范和标准，相关的世界级、国家级、地方级职业技能竞赛也是层出不穷。

职业素养是指一个人在从事某项工作时应该具备的素质与修养。老年照护相关的职业素养一般指老年照护人员应具备的职业道德、职业意识、职业行为和职业技能。

一、老年照护职业道德

老年照护职业道德是指老年照护人员在职业活动中应该遵循的行为准则，涵盖了其与老年人、家属、养老机构以及同行之间的关系。中医学理论体系根源于中国传统文化，其中，儒家"仁爱"思想对老年照护职业道德的影响最为深远。老年照护职业道德具有职业性、实践性、继承性、多样性等特点。主要表现在以下几个方面：

（一）尊职敬业，乐于奉献

首先要树立正确的世界观、人生观和价值观，把继承中华民族传统美德与弘扬社会主义核心价值观结合起来，尊重职业，忠于职守，爱岗敬业，勤勉务实，诚信行善，树立崇高的职业荣誉感。另外，要克服任务繁重、条件艰苦、机械单调等困难，要有爱心，有耐心，有"大慈恻隐之心"，勤勤恳恳，任劳任怨，甘于寂寞，乐于奉献。

（二）依法行事，遵章守纪

坚持依法行事，遵守老年照护相关的法律法规和政策规定，养成知法、学法、用法的自觉性和主动性。遵守工作纪律，保证正常工作秩序，注意保守国家、集体和个人的秘密。养老机构要通过劝导和教育，使老年照护人员自觉将法律意识和职业道德渗透到工作的各个环节，融于工作的全过程，加大力度严厉打击各种违法乱纪的现象，加强制度执行力。

（三）廉洁自律，克己奉公

加强自我约束力，洁身自好，自觉抵制各种精神污染。不利用工作之便谋取私利，不索要小费，不暗示、不接受老年人及家属赠送的礼金和物品，不议论老年人及家属的私事，不妄加评判他人言行，营造风清气正的工作环境。对待老年人一视同仁。

二、老年照护职业意识

老年照护职业意识是指老年照护人员对职业的认识、评价、情感和态度等心理反应，能够指导职业行为和职业活动。老年照护职业意识具有思想性、主动性、自觉性、习惯性等特点。主要表现在以下几个方面：

（一）责任意识

明确工作职责和范围，履职尽责，把职业当成事业。提前做好工作计划和相关准备，做好工作记录，做好工作交接，时刻有恪尽职守的责任感。及时梳理阶段性工作中的得与失，总结工作经验并不断加以完善和改进。积极应对工作中的困境，及时请示汇报工作，这有利于学习到更多经验和技能，提高解决困难和问题的能力。

（二）团队意识

增强团队意识，发扬团结协作、友爱互助的团队精神，是个人职业成功的前提。尤其是面对工作中的困境，更好学会借力和合作。要顾全大局，换位思考，始终坚持集体利益高于一切，正确处理个人利益、他人利益、班组利益和机构利益的相互关系。

（三）学习意识

树立终身学习理念，即"学不可以已"。勤能补拙、谦虚好学、学以致用，把知识技能转化为职业能力，提高应变能力，具备一定的创新精神和竞争意识。学会体会老年人的心理和意愿，学会"察言观色"，做好个人安全防护。

三、老年照护职业行为

老年照护职业行为是指老年照护人员对职业的认识、评价、情感和态度等行为反映，是获得职业目的的基础。老年照护职业行为具有道德性、社会性、纪律性、选择性等特点。主要表现在以下几个方面：

（一）职业用语

职业用语要求清晰、准确、通俗、自然，恰当使用称谓语、问候语、提醒语、征询语、答谢语、道歉语，拒绝时要委婉，避免命令式语气。语言自然、语气亲切、语调柔和、语速适中、语言简练、语意明确。

（二）行为习惯

调整好工作状态，保持认真的工作态度和良好的工作心情。面带微笑、举止得体，以轻、稳为宜。姿态文明端正，立姿挺拔自然、走姿从容自信、坐姿端庄文雅。热情真诚、细心周到地对待老年人，重视照护过程中的每个细节，保持生活环境清洁整齐。尊重老年人权利，平等待人，保守老年人隐私。孙思邈曾说："若有疾厄来求救者，不得问其贵贱贫富，长幼妍媸，怨亲善友，华夷愚智，普同一等，皆如至亲之想。"要及时回应老年人的需求，不得歧视、戏弄、辱骂、殴打、虐待老年人。

（三）形象礼仪

仪表端庄，着装得体，应穿戴专门的照护工作服上岗，力求洁净大方，不要过于花哨，衣裤鞋袜轻便舒适，衣裤不得过短，不要穿拖鞋，注意个人卫生。女照护员要把长发扎起或盘起，妆容清爽淡雅，避免浓妆艳抹，尽量不要佩戴影响照护实施的饰物。男照护员建议不留长发、胡须。在尊重老年人的同时，也会赢得老年人及其家属的尊重。

四、老年照护职业技能

老年照护职业技能是指老年照护人员需要掌握的技术和能力，是接受职业教育培训和职业技能等级认定的主要依据，也是衡量从业资格和能力的重要尺度。老年照护职业技能主要包括：

（一）照护技能

精湛的照护技能是照护效果的重要保证。老年照护人员要制订清晰的职业目标，用最高职业标准要求自己。对老年人身体状况、心理及社会健康进行评估，发现现存的或潜在的照护问题，制订有针对性的个性化照护计划。对老年人日常生活、用药、疾病并发症、康复、临终等方面的照护，应根据相应的照护要求和流程进行，要主动及时、操作规范。另外，对老年人还要进行心理照护和健康指导，使其达到一定的社会适应性。

（二）沟通能力

提高沟通能力要坚持以人为本，《孝经》中则借孔子的名义说："天地之性，人为贵。"在沟通中强调应尊重老年人，想老年人之所想，体现人文关怀精神。要正确使用礼貌用语，避免使用粗俗、忌讳的词语。正确使用手势语言、面部语言、头部语言和眼神。进行有效沟通，对于减少纠纷，与老年人建立和谐关系具有非常重要的意义。

（三）自我调控能力

在照护老年人过程中，照护者可能会由于老年人的不合作、家属的不理解，或者家庭矛盾、同事之间矛盾，以及各方面压力，引起焦虑、消极、抑郁等心理问题，使得人际关系恶化，从而进入心理问题的恶性循环。这时候，应注意自我情绪调节和心理控制，可以和同事或者家庭成员交流照护中遇到的问题，分享照护经验，减轻精神负担。避免出现对老年人的不耐烦、冷暴力、热暴力等情况。恪守"慎独"精神，提高自我调控、自我反省能力，减少不良情绪带来的影响，建立轻松的人际关系，保证照护的实际效果。当自身出现身心不适等情况时，应寻求医生或心理咨询师的帮助。另外，还要保持身体健康状态，以适应照护工作需要，提高工作效率。

第三节　老年照护相关法律法规

随着我国老龄事业和养老体系建设的快速发展，关于老年人权益保障和老年照护等方面的法规政策不断完善，包括法律、行政法规、地方法规、行政规章在内的法律制度体系已基本形成。老年照护人员需要不断学习并遵守与老年照护服务相关的法规政策、规范要求等，严格依法依规从事照护工作。

一、法律

我国老年照护相关的法律以《中华人民共和国宪法》（以下简称《宪法》）为指导，以《中华人民共和国老年人权益保障法》（以下简称《老年法》）为主体。另外，《中华人民共和国妇女权益保障法》和《中华人民共和国残疾人保障法》等法律都有涉及老年照护问题的规定。

《宪法》第四十五条规定："中华人民共和国公民在年老、疾病或者丧失劳动能力的情况下，有从国家和社会获得物质帮助的权利。国家发展为公民享受这些权利所需要的社会保险、社会救济和医疗卫生事业。"第四十九条第四款规定："禁止破坏婚姻自由，禁止虐待老人、妇女和儿童。"《宪法》的这些规定为老年人的权益保障奠定了坚实的法律基础。

《老年法》第一条明确："为了保障老年人合法权益，发展老龄事业，弘扬中华民族敬老、养老、助老的美德，根据宪法，制定本法。"这部法律在保障老年人合法权益、发展老年事业上发挥了积极作用。在社会服务方面提出："发展城乡社区养老服务，鼓励、扶持专业服务机构及其他组织和个人，为居家的老年人提供生活照料、紧急救援、医疗护理、精神慰藉、心理咨询等多种形式的服务（第三十七条）。""鼓励、扶持企业事业单位、社会组织或者个人兴办、运营养老、老年人日间照料、老年文化体育活动等设施（第三十九条）。""养老机构应当与接受服务的老年人或者其代理人签订服务协议，明确双方的权利、义务。养老机构及其工作人员不得以任何方式侵害老年人的权益（第四十七条）。"《老年法》的颁布，标志着中国老龄事业步入法制化，具有重要意义。

二、行政法规

在国家政策层面，国务院 2013 年发布了《关于加快发展养老服务业的若干意见》，提出了加快发展养老服务业的总体要求、主要任务和政策措施，将为破解养老难题、拓展消费需求、稳定经济增长发挥重要作用。

2019 年，国务院印发了《国家积极应对人口老龄化中长期规划》，近期至 2022 年，中期至 2035 年，远期展望至 2050 年，是到 21 世纪中叶我国积极应对人口老龄化的战略性、综合性、指导性文件，并从五个方面部署了应对人口老龄化的具体工作任务：一是夯实应对人口老龄化的社会财富储备；二是改善人口老龄化背景下的劳动力有效供给；三是打造高质量的为老服务和产品供给体系；四是强化应对人口老龄化的科技创新能力；五是构建养老、孝老、敬老的社会环境。其中，强调"积极推进健康中国建设，建立和完善包括健康教育、预防保健、疾病诊治、康复护理、长期照护、安宁疗护的综合、连续的老年健康服务体系"。

2021 年底，国务院印发了《"十四五"国家老龄事业发展和养老服务体系规划》，提出"优化养老服务专业设置，结合行业发展新业态，动态调整增设相关专业并完善教学标准体系，引导普通高校、职业院校、开放大学、成人高校等加大养老服务人才培养力度"。积极稳妥推进"1+X 证书制度""建立健全从业人员和为老志愿服务激励褒扬机制"等。

国家民政部养老服务司等部门先后组织起草了多项国家标准，例如，《家庭养老床位建设和服务规范》《老年人能力评估规范》《居家养老上门服务基本规范》等，为进一步开展养老服务规范标准化提供了参考依据。

三、地方法规

地方性法规是省、自治区、直辖市的人民代表大会及其常务委员会，根据法律和行政法规，结合本地区实际情况制定的，只在地方区域内产生法律效力。如《上海市老年人权益保障条例》《辽宁省老年人权益保障条例》《山东省老年人权益保障条例》等。我国人力资源和社会保障部办公厅印发了《关于开展长期护理保险制度试点的指导意见》，指出自 2016 年开始，在上海、广州、青岛、承德、长春等 15 个试点城市首批启动长期护理保险制度，探索为长期失能老年人提供基本生活照料和医疗护理，建立提供资金服务保障的社会保险制度。

四、行政规章

行政规章在法律体系中处于最低位阶，又分为部门规章和地方政府规章两种。

（一）部门规章

部门规章是由国务院各部、委员会等具有行政管理职能的直属机构，在本部门范围内制定和发布的规范性文件。与老年人照护服务相关的部门规章有：2015年，民政部、国家发展和改革委员会、教育部、财政部、人力资源和社会保障部、国土资源部、住房和城乡建设部、国家卫生计生委、银监会、保监会联合下发《关于鼓励民间资本参与养老服务业发展的实施意见》，积极应对人口老龄化、加快发展养老服务业，希望发挥市场在资源配置中的决定性作用，逐步使社会力量成为发展养老服务业的主体。

2022年，国家卫生健康委员会关于印发《全国护理事业发展规划（2021—2025年）》明确提出："积极应对人口老龄化对护理事业发展提出了新任务。老龄化程度不断加深，对护理服务特别是老年护理服务提出迫切需求，需要有效增加老年护理服务供给。"从护理服务、技术、管理、人才等多维度推动老年人照护高质量发展。

（二）地方政府规章

地方政府规章是各省、自治区、直辖市的人民政府和省、自治区的人民政府所在地的市，以及国务院批准的较大市的人民政府制定和发布的规范性文件。与老年人照护服务相关的地方政府规章有：河南省人民政府制定的《河南省人民政府关于加快发展养老服务业的意见》、浙江省人民政府制定的《关于加快推进养老服务体系建设的意见》、上海市人民政府制定的《关于加快实现上海市社会福利社会化的意见》等。

🔬 案例分析

随着年龄增长，老年人的身体各项功能下降，有些老年人逐渐丧失了生活自理能力，尤其是失能失智老人，需要更多地依靠外界力量。再回顾本章导入案例，两位老人都已经80多岁，相互照顾存在困难，孩子照护父母也较难进行。这时可能就需要长期照护服务。长期照护作为主要服务于部分或是全部失能失智人群的养老服务，需要在保证老年人生活照料的基础上重视生活质量。从事长期照护服务的照护人员要具备照护知识和职业能力，并具有应对紧急情况的应变能力和良好的情感沟通交流能力等。无论是居家还是到机构进行长期照护，都需要专业人员或是专业团队开展照护服务。

[本章小结]

本章介绍了老年照护概念及需求，老年照护原则及服务模式，老年照护相关职业及素养，老年照护相关法律法规，重点介绍了老年照护原则和服务模式，相关职业素养的概念、内容、特点及表现，同时也介绍了与老年照护服务相关的法律制度体系。

[思考题]

1.什么是老年照护?

2.老年照护原则是什么?

3.老年照护相关的职业素养包括哪些?分别体现在哪些方面?

第二章　老年人生理特点

【学习要求】

1.掌握衰老、老化的概念；老年人呼吸系统、循环系统、消化系统、运动系统、内分泌系统、免疫系统、生殖系统、神经系统、泌尿系统的功能变化。

2.熟悉衰老的特性；衰老的原因。

3.了解衰老的相关理论。

扫一扫，查阅本章数字资源，含PPT等

✈ 案例导入

王某，女，61岁，住在某医养结合院两年多。王女士有腰背痛3年，轻微驼背，无明显诱因，曾在晨起时发觉关节在静止不动后出现较长时间僵硬，四肢沉重、乏力，服用钙片但并无明显缓解。昨天因板凳磕绊跌倒，用手扶地，导致手腕部骨折。医养结合院医生诊断为骨质疏松症。给予药物治疗，建议多进食富含钙食物、适度锻炼、避免机械性损伤。

作为一名老年照护人员，请结合老年人身体变化的特点，分析王女士的照护重点有哪些？

衰老（senescence）是人类随着年龄增长，出现机体功能退化，生理功能下降等一系列不可逆过程的综合表现。通过学习衰老的概念、特性、衰老相关理论、衰老的生理病理改变，可以了解老年人的身体变化，以及老年人常发生的疾病，为针对性地预防常见老年疾病、更好地照护老年人提供依据。

第一节　衰老概念

一、衰老及其相关定义

（一）老化

老化（aging）是衰老变化的过程。老化包括人的个体老化与人的群体老化。个体老化是指人的生理、心理、社会功能，随着年龄的增长而不断减退。即随着自然年龄的增长，人体细胞、组织及各器官的结构和功能日趋衰老，人的体力、智力及工作能力日趋减弱，直至生命终止，这是一种不可逆转的自然规律。群体老化又称"人口老化"，指的是在总人口中年龄结构的变化，即老年人口在总人口中所占比例不断提高。本章所提到的老化，指的是个体的老化。

（二）衰老

衰老包括生理性衰老及心理性衰老。生理性衰老即自然老化，指年龄的增加导致机体组织、细胞及各器官的结构和生理功能减退，最终趋向死亡的现象。心理性衰老是指老年人认知能力、情绪及行为等方面随着年龄的增长出现不同于年轻人的普遍变化。

二、衰老的特性

衰老的特性主要表现在五个方面。

1.普遍性　衰老是人体正常的生理现象，随着年龄的增长，每个人都不可避免地走向衰老，是不可逆转的现象。

2.渐进性　衰老是一个渐进、积累的过程，机体的改变随着时间积累到一定程度，才会出现明显的退行性变化。

3.个体差异性　同一个体不同器官和组织，以及不同个体的相同组织和器官的衰老开始时间与速度都是不同的。衰老进程不同，产生衰老结局也不同。

4.危害性　随着衰老程度的增加，机体生理功能下降，最终导致机体的死亡。

5.可干预性　在衰老渐进过程中采取有效措施进行干预，可以达到减缓衰老的效果。

三、衰老的影响因素

（一）疾病因素

疾病是造成衰老的最重要因素，特别是一些慢性病对人体组织器官的损害可造成衰老。慢性疾病如高血压、糖尿病、肥胖症、心血管疾病、癌症等，对人体器官的长期损害可以导致组织细胞的受损、功能下降，以及衰老加速。此外，炎症也是导致许多慢性疾病的重要因素，它可以引起心血管疾病、肥胖和糖尿病等慢性疾病。

（二）生理因素

机体生长、发育、成熟、衰老在各系统功能共同协调下发展，各系统功能的协调受体内神经-内分泌调节系统的管控，而机体的衰老与神经-内分泌功能有着密切关系。胸腺是免疫系统的主要器官，可产生免疫细胞和分泌激素，对机体功能进行调控。胸腺在个体14岁左右发育成熟，是人体最早开始衰老的器官，而后随着年龄的增长逐渐萎缩，功能逐渐减退，导致机体发生感染、罹患肿瘤等，加速衰老的进程。

（三）心理因素

西医学已证实精神焦虑和创伤、情绪经常波动等都可促使人的衰老。积极的情绪和良好的心理状态是个体健康长寿的一个重要因素，心理变化对生理产生重要的影响，当生理发生障碍时则会引起心理的异常；另外，心理活动也会影响生理功能，当心理发生障碍时，可导致生理的不适，甚至出现病理性改变。不良心理因素对衰老可造成严重影响，过分刺激使大脑皮层长期处于兴奋状态，不断地承担着力所不及的过度紧张，就会引起大脑细胞萎缩，使它们在功能上不能胜任调节各器官的任务，机体组织和细胞的正常新陈代谢遭到破坏，从而发生病变，提早出现衰老现象。因此，精神过度紧张或长期处于过度的怒、哀、忧、思、悲、恐、惊或烦闷抑郁的情绪下，中枢神经系统的调节功能就会遭到破坏，从而引起早衰。若一个人长时间悲观失望、焦虑不安、忧郁烦恼，则易引起机体免疫功能下降，受到疾病的侵袭，加快衰老进程。

（四）环境因素

环境污染对健康造成不良的影响越来越严重，可促使人的衰老。相关统计资料显示，环境与长寿有着一定关系，如空气污染、农药广泛使用、杀虫剂污染、噪声、居住条件恶劣等都会影响机体老化。好的环境有助于延缓衰老，促进长寿，如世界的五大长寿地区（厄瓜多尔的维尔卡班巴、前苏联的高加索和达斯格坦、巴基斯坦的丰扎、我国广西巴马县和新疆地区）均地处边远山区，具有良好的水土资源、适宜的气候、幽雅的环境、清新的空气、无工业的污染等，有着优越的自然条件。

（五）生活方式因素

饮食不节、缺乏体力活动、消瘦和肥胖、过度疲劳等也是加速人类衰老的原因之一。不良的生活方式，如起居无常、饮食无节、营养不良、吸烟、酗酒、缺乏适当运动、睡眠不足、劳逸不均、吸毒等，都会加速衰老。离退休的老年人面临着从有明确的工作任务和较多的人际交往环境，退到家庭狭小的圈子里，闲暇时间增多，生活作息方式也随之发生改变，再加上退休前缺乏充分准备，容易变得无所事事或日常生活无规律，从心理上变得焦虑、缺乏生活兴趣和满意感，进而导致生理上出现机体代谢的紊乱，加速衰老的进程。有研究表明，传统的休闲生活方式（如钓鱼、园艺、绘画、阅读、旅游）和一些轻松的体育活动（如打高尔夫球、门球、网球、乒乓球和慢跑等），有助于老年人彼此交往和分享愉悦，也能帮助老年人减缓衰老和延年益寿。

四、衰老的相关理论

（一）随机衰老理论

随机衰老理论，主要包括体细胞突变学说、自由基理论，以及分子交联学说等。

1. 体细胞突变学说　该学说认为，生物衰老的原因是体细胞自发地发生突变，从而影响组织和器官的正常功能，导致机体的衰老。这一学说最早由 Failla 和 Szilard 提出。当时提出的依据是对大鼠进行射线照射后，发现照射组的寿命比对照组缩短。他们认为照射导致体细胞突变，从而加速动物的衰老和死亡。体细胞的突变可由射线引起，也可由其他不良的物理、化学、生物等因素引起，导致生物细胞中的遗传物质发生改变，结果使其形态发生变化和出现功能失调，这种短时间发生的生物变异被称为突变。但体细胞突变与衰老的关系尚有待进一步的研究，如对性染色体不同的两种雄性黄蜂（一种为单倍体，另一种为二倍体）进行照射，结果发现，这两种黄蜂的寿命并无差异。因此，体细胞突变学说具有很大局限性，尚未得到公认。

2. 自由基理论　Denham Harman 在 1956 年提出自由基理论，认为生物氧化过程中会产生一些具有高活性的自由基，它们能导致细胞结构和功能的改变，导致细胞衰老，这就是细胞衰老的自由基理论。生物体的衰老过程是机体的组织细胞不断产生的自由基积累结果，自由基可以引起 DNA 损伤从而导致突变，诱发肿瘤形成。自由基是正常代谢的中间产物，其反应能力很强，可使细胞中的多种物质发生氧化，损害生物膜，还能够使蛋白质、核酸等大分子交联，影响其正常功能。自由基衰老学说能比较清楚地解释机体衰老过程中出现的各种症状，如斑、皱纹、免疫力下降等及胶原蛋白的交联聚合，会使胶原蛋白溶解性下降、弹性降低、水合成能力减退，导致皮肤失去张力而皱纹增多及骨质再生能力减弱等。脂质的过氧化导致眼球晶状体出现视网膜模糊等病变，诱发出现视力障碍（如眼花、白内障等）。由于自由基的破坏而引起皮肤衰老，出现皱纹，脂褐素的堆积使皮肤细胞免疫力的下降，导致皮肤肿瘤易感性增强，这些都与自由基的破坏有关。

3. 分子交联学说　分子交联学说认为，生物衰老的根本原因是各种生物大分子中化学活泼基团相互作用而导致的进行性分子交联。该学说在论证生物体衰老的分子机制时指出：生物体是一个不稳定的化学体系，属于耗散结构。体系中各种生物分子具有大量的活泼基团，它们必然相互作用发生化学反应，使生物分子缓慢交联以趋向化学活性的稳定。而随着时间的推移，交联程度不断增加，生物分子的活泼基团不断消耗减少，原有的分子结构逐渐改变，这些变化的积累会使生物组织逐渐出现衰老现象。基因 DNA 的这些变化一方面可能会表达出不同活性甚至作用彻底改变的基因产物，另一方面还会影响 RNA 聚合酶的识别结合，从而影响转录活性，表现出基因的转录活性有次序地逐渐丧失，促使细胞、组织发生进行性和规律性的表型变化乃至衰老死亡。

（二）非随机老化理论

非随机老化理论主要包括免疫学说、端粒学说和神经内分泌学说等。

1. 免疫学说　免疫学说又称为免疫功能下降学说，Walford 于 1962 年提出该理论。该理论认为，人体对疾病的抵抗能力主要来源于体内的免疫功能，这种免疫功能随着年龄的增加而逐渐降低，从而导致细胞功能的失调和各种代谢障碍，引起机体衰老的发生和发展，最终导致死亡。随着年龄的增长，免疫器官老化最为明显的是胸腺，随着年龄的增长，胸腺逐渐萎缩，功能减退。免疫活性细胞各种功能发生很大改变，对抗原的精细识别能力下降、精确调控功能减弱，以及免疫应答紊乱、低效和无效，使免疫系统的三大功能（免疫防御、免疫自稳、免疫监视）失调或减弱，最终导致老年人感染性疾病及癌症的发生率明显增加。

2. 端粒学说　端粒学说由 Olovnikov 提出，认为细胞在每次分裂过程中都会由于 DNA 聚合酶功能障碍而不能完全复制它们的染色体，因此最后复制 DNA 序列可能会丢失，最终造成细胞衰老死亡。端粒是真核生物染色体末端由许多简单重复序列和相关蛋白组成的复合结构，具有维持染色体结构完整性和解决其末端复制难题的作用。端粒酶是一种逆转录酶，由 RNA 和蛋白质组成，是以自身 RNA 为模板，合成端粒重复序列，加到新合成 DNA 链末端。在人体内端粒酶出现在大多数的胚胎组织、生殖细胞、炎性细胞、更新组织的增生细胞，以及肿瘤细胞中。正因为如此，细胞每有丝分裂一次，就会有一段端粒序列丢失，当端粒长度缩短到一定程度，会使细胞停止分裂，导致衰老与死亡。

3. 神经内分泌学说　神经内分泌学说认为，老化现象是由于大脑和内分泌腺体的改变所致。在中枢神经系统的控制下，通过神经内分泌系统的调节，机体完成其生长、发育、成熟、衰老，乃至死亡的一系列过程。随着年龄的增长，下丘脑发生明显的老年性改变，细胞受体的数量减少，反应减退，与神经内分泌调控有关的酶合成功能减退，神经递质含量及代谢的改变等，这些改变影响了其他内分泌腺的功能及多种代谢，使机体的新陈代谢减慢及生理功能减退，机体出现衰老和死亡。

（三）中医老化理论

中医老化理论主要包括肾虚衰老学说、气瘀血虚学说，以及阴阳失调学说等。

1. 肾虚衰老学说 中医学理论认为，肾为先天之本，肾藏精，肾精是构成人体生命的原始物质。人体的衰老规律是发生于年龄，表现于外貌，根源于肾中精气。《素问·上古真天论》记载了女性以七岁、男子以八岁为一个周期，人体脏腑呈阶段性改变，以肾气的自然盛衰规律来解释人体生长发育衰老的过程与先天禀赋的关系，表示肾衰才是衰老的主要原因。

2. 气瘀血虚学说 中医学认为，气血是维持脏腑经络结构组织器官进行生理活动的基本物质，人体活动均由气推动以维持活力。但随着年龄的增长，气渐衰疲，作用减退，血液循环减慢，动脉逐渐硬化，全身营养供应不足，身体各部位出现衰老，功能退化。

3. 阴阳失调学说 人类的生命活动依赖于阴阳的平衡，保持阴阳平衡是保持人体健康的根本。《千金翼方·养老大例》指出："人年五十以上，阳气日衰，损与日至，心力渐退，忘前失后，兴居怠惰。"可见，随着年龄的增长，人体阴阳逐渐失去平衡，人会出现衰老症状。所以，调节阴阳具有抗衰老的作用。

第二节 衰老相关的身体变化

一、呼吸系统功能变化

（一）上呼吸道

老年人鼻黏膜变薄，腺体萎缩，分泌功能减退，分布于鼻黏膜表面的免疫球蛋白减少；鼻道变宽，鼻黏膜的加温、加湿和防御功能下降。因此，老年人易患鼻窦炎及呼吸道感染；加上血管脆性增加，容易导致血管破裂而发生鼻出血。

（二）气管和支气管

老年人气管和支气管黏膜上皮和黏液腺退行性变，纤毛运动减弱，防御和清除能力下降，容易患支气管炎。细支气管黏膜萎缩、黏液分泌增加，可导致管腔狭窄增加气道阻力；同时细支气管壁弹性减退及其周围肺组织弹性牵引力减弱，在呼吸时阻力增高，使肺残气量增加，也可影响分泌物的排出，而易致感染。

（三）肺

老年人肺泡壁变薄，泡腔扩大，弹性降低，肺组织重量减轻，呼吸肌萎缩，肺弹性回缩力降低，导致肺活量降低，残气量增多，咳嗽反射及纤毛运动功能退化，老年人咳嗽和反射功能减弱，使滞留在肺内的分泌物和异物增多，易感染。

（四）胸廓及呼吸肌

老年人大多易发生骨质疏松，造成椎体下陷，脊柱后凸，胸骨前突，引起胸腔前后径增大，出现桶状胸。肋软骨钙化使胸廓顺应性变小，从而导致呼吸费力。胸壁肌肉弹性下降，肋间肌和肌弹性降低，会进一步影响胸廓运动，从而使肺通气和呼吸容量下降。因此，老年人在活动后易引起胸闷、气短、咳嗽，使痰液不易咳出，导致呼吸道阻塞，更易发生肺部感染，使肺功能进一步损害，甚至引起呼吸衰竭。

二、循环系统功能变化

（一）心脏

老年心脏随着年龄的增加收缩力下降，心血排出量减少，引起心脏适应能力下降，在应对各种应激时易发生心力衰竭和心肌缺血；心内膜不规则增厚导致心室舒张功能受限；心脏瓣膜由于纤维化而增厚，易造成瓣膜关闭不全。老年窦房结、房室结及房室束等细胞数量的减少，导致其对交感神经冲动的稳定性降低，易出现心律失常。

（二）血管

老年人的动脉血管壁平滑肌减少、胶原纤维增生、弹性纤维减少、钙盐沉积、内膜增厚，使血管增厚、变硬、弹性减弱、管腔缩小，外周阻力增加，导致血压升高，以收缩压增高为主。静脉血管壁胶原纤维增生、弹性下降，血管床扩大，内膜增厚、内径缩小、血流缓慢，静脉瓣萎缩或增厚，故老年人易发生静脉曲张。毛细血管内皮细胞减少基底膜增厚，弹性降低，脆性和通透性增加。此外，老年人血管硬化，自主神经对血压调节功能减弱，易发生直立性低血压。

三、消化系统功能变化

（一）口腔

随着年龄增长，老年人牙釉质磨损、剥脱，牙龈、牙槽骨萎缩，导致牙本质神经末梢外露，对冷、热、酸、甜等刺激敏感而产生疼痛，并发生感染；老年味蕾发生退化，对酸、甜、苦、辣等味觉感知下降，食欲减退；老年人唾液腺分泌减少，导致淀粉类食物消化能力下降，影响口腔的自洁和保护能力，易发生感染和损伤，出现口干甚至吞咽困难等。

（二）咽

老年人咽部黏膜发生退行性变，出现咽部肌肉功能损害或神经通路障碍，导致吞咽反射迟钝、吞咽功能改变，易发生咳呛、误吸。

（三）食管

老年人食管出现黏膜、肌肉萎缩，易发生不同程度的吞咽障碍；食管扩张，蠕动减少，导致食管排空延迟；食管下括约肌功能减弱导致胃内容物反流至食管，上括约肌功能减弱导致反流物进入口腔甚至肺部。

（四）胃

老年人胃壁细胞数目减少，胃酸分泌减少，细菌杀灭能力减弱；胃蛋白酶分泌能力减退，影响营养物质吸收；胃黏膜变薄，腺体萎缩，胃腔扩大，胃运动减慢，排空时间长，易出现消化不良、便秘、慢性胃炎、胃溃疡、胃癌等。

（五）肠道

老年人小肠黏膜、肌肉退化，肠上皮细胞数减少，消化酶分泌减少，吸收功能减弱，易造成营养吸收不良。结肠黏膜萎缩，结肠壁的肌肉和结缔组织变薄，结肠内压升高而易形成结肠憩室；直肠壁弹性下降，肛门最大收缩压降低，肠蠕动减弱，肠内容物通过时间延长，水分重吸收增强，易导致便秘；骨盆底部肌肉萎缩，肛提肌肉萎缩，易发生直肠脱垂。

（六）肝脏

老年人肝细胞数量减少，肝脏重量减轻，蛋白质合成和储备减少；脂肪代谢减慢，肝血流量相应降低，肝脏解毒功能下降；肝内结缔组织增生，易造成肝纤维化。

（七）胰腺

胰腺随年龄增长重量逐渐减轻。老年人胰腺的外分泌腺功能下降，分泌脂肪酶减少，影响脂肪吸收，容易发生脂肪泻；同时胰岛腺分泌胰岛素的生物活性下降，导致葡萄糖耐量降低，使老年人易患糖尿病。

四、运动系统功能变化

（一）骨骼

老年人骨骼中有机物质含量逐渐减少，骨小梁数目减少，骨皮质变薄；肌纤维逐渐萎缩，肌力减退，弹性变差，因此，老年人易发生骨质疏松及骨折，还易出现肌疲劳和腰酸腿疼等症状。此外，老年人还会出现骨老化。骨老化的总体特征是骨质吸收超过骨质形成。皮质变薄，髓质增宽，胶质减少或消失，骨内水分增多，碳酸钙减少，骨密度减低，骨质疏松，脆性增加，易发生骨折、肋软骨钙化、易断、老年人骨质畸形，越活越矮。

（二）关节

老年人关节软骨含水量和亲水性黏多糖减少，软骨素亦减少，关节囊滑膜沉积磷灰石钙盐或焦磷酸盐而僵硬；滑膜萎缩、变薄，基质减少，液体分泌减少，关节软骨和滑膜钙化、纤维化，失去弹性；血管硬化，供血不足，加重变性，带、腱膜、关节素纤维化而僵硬，使关节活动受到严重影响，引起疼痛，骨质增生形成骨刺。

（三）肌肉

随着年龄的增长，老年人肌肉萎缩，数量减少，肌肉变硬，失去弹性。成年人全身骨骼肌占体重的40%～50%，而老年人骨骼肌总量仅占体重的约25%。肌力减退，易出现肌疲劳，因此，老年人一般行动迟缓，运动幅度小。

五、内分泌系统功能变化

（一）下丘脑

随着年龄的增加，在生理上，老年人的下丘脑血液供给减少，使细胞发生萎缩，弓状核神经元数量减少，重量减轻；功能上，单胺类物质含量改变和代谢紊乱，引起中枢调控失常，导致老年各方面功能的减退。因此，下丘脑又称为"老化钟"。

（二）垂体

垂体是机体重要的内分泌腺，老年人垂体细胞老化萎缩，体积逐渐减小，重量减轻，其功能也发生改变，分泌激素减少，对机体生长、代谢和应激等功能影响重大。

（三）甲状腺

老年人甲状腺形态上出现萎缩，体积缩小，滤泡减少，滤泡间结缔组织增生，伴有炎细胞浸润和结节形成。功能上，甲状腺素分泌无明显变化，但 T_3 分泌减少，导致老年人基础代谢率下降，营养吸收和代谢障碍，血中胆固醇水平增高等。

（四）肾上腺

老年人肾上腺皮质和髓质细胞数目减少，重量减轻，发生以纤维化为主的退行性改变，分泌功能减退，血清醛固酮水平下降。在应激状态下，肾上腺髓质分泌儿茶酚胺迟缓，导致老年人对外界环境的适应力和对刺激的反应能力均有明显下降。

（五）胰岛

老年人胰岛细胞发生萎缩，B细胞分泌胰岛素减少，释放延迟，胰岛素的生物活性下降；细胞膜上胰岛素受体减少，使机体对胰岛素的敏感性降低，导致老年人糖尿病发病率增高。

（六）性腺

老年男性雄性分泌减少，睾丸萎缩，精子活性降低，血清睾酮水平降低，易出现性功能减退。雄激素的缺乏对机体骨密度、肌肉组织、造血功能等也造成不利影响。老年女性卵巢发生纤维化，雌激素和孕激素分泌减少，子宫和阴道发生萎缩，出现性功能和生殖功能减退。

六、免疫系统功能变化

（一）T细胞

T淋巴细胞形成于骨髓，在胸腺中成熟、选择，随后输出到周围器官和组织，发挥细胞免疫等功能。但胸腺随着年龄增长生理功能逐渐下降，到老年时胸腺明显萎缩，输出T细胞数量逐渐减少，T细胞受体多样性、活性和免疫应答能力也逐渐下降，发生衰老相关性疾病概率上升。

（二）B细胞

B细胞是体液调节中的重要物质，是机体内唯一可以产生抗体的细胞。随着年龄增长，骨髓产生的B细胞数量及受体多样性降低，产生抗体明显少于年轻人，对外来抗原反应能力降低，而对自身抗原的反应能力增强，易患自身免疫性疾病。

（三）自然杀伤细胞（natural killer cell，NK）

NK细胞是机体重要的免疫细胞，是防御病毒和肿瘤细胞的组成部分。随着年龄的增长，NK细胞的功能受损和表型的成熟障碍逐渐降低，其活性与年轻人相比也有所降低。相关文献报道显示，NK细胞活性的下降与免疫监督和防御能力的降低有关，所以，NK细胞的功能随年龄的增长而下降，可能会导致老年人感染发生率增高。

七、生殖系统功能变化

（一）女性生殖器官及性激素

女性进入老年期后，卵巢功能衰退，不再周期性地分泌雌激素和孕激素，体内激素水平下降导致子宫和卵巢出现萎缩。阴道出现变短变窄，阴道黏膜相对变薄，出现萎缩。

（二）男性生殖器官及性激素

老年男性随着年龄的增长一般会出现睾丸萎缩，促睾丸分泌睾酮量减少和精囊腺黏膜褶皱减少，引起精液分泌量减少。同时，生殖系统功能减弱，出现雄性激素分泌不足、睾酮分泌量减少、精子活力减弱、精液质量减弱等情况。

八、神经系统功能变化

（一）脑

随年龄增长脑组织萎缩，脑细胞数目减少。一般认为，人出生后脑神经细胞即停止分裂，自 20 岁开始，脑细胞每年丧失 0.8% 且随其种类存在部位等的不同而选择性减少。60 岁时大脑皮质神经和细胞数减少 20%～25%，小脑皮质神经细胞减少 25%。70 岁以上老年人神经细胞总数减少可达 45%。

（二）脑室

老年人脑室扩大，脑膜增厚，脂褐素沉积增多，阻碍细胞的代谢，脑动脉硬化，血循环阻力增大，脑供血减少，耗氧量降低，致脑软化，约半数 65 岁以上正常老年人的脑多种神经递质的能力皆有所下降，导致老年人健忘、智力减退、注意力不集中、睡眠不佳、精神性格改变、动作迟缓、运动震颤、阿尔茨海默病等，脑神经突触数量减少发生退行性变，神经传导速度减慢，导致老年人对外界事物反应迟钝，动作协调能力下降。

（三）神经递质

神经递质是神经元之间传递信息的化学物质。由于老年人脑内某些中枢神经递质减少和递质间出现的不平衡，引起神经系统的衰老，导致老年人动作缓慢、运动震颤、睡眠欠佳、抑郁等。

（四）视觉

眼是视觉神经的感受器官。随着年龄的增长，老年人眼部肌肉弹性下降，眼睑皮肤松弛，上睑下垂，下眼睑出现眼袋；角膜逐渐扁平化，角膜表面的微绒毛显著减少，角膜的边缘形成灰白色的"老年环"；晶状体功能减退，通透性发生改变，易致白内障的发生；玻璃体主要表现为液化及玻璃体后脱落；视网膜周围变薄，出现老年性斑点；老年期瞳孔括约肌的张力相对增强，瞳孔缩小，视野变窄。

（五）听觉

耳是听觉和位觉（平衡觉）的外周感受器官。老年人外耳道皮肤萎缩，腺体发生退化，易患耵聍栓塞，造成阻塞性听力障碍；听骨出现退行性变，听骨关节囊变薄钙化，降低关节活动度，从而影响声音传导；内耳前庭及中枢血供不足，功能发生变化，神经反应迟钝，促使老年耳鸣耳聋的发生。

九、泌尿系统功能变化

（一）肾脏

随着老年人年龄的增长，肾脏结构发生改变，肾实质逐渐萎缩，肾皮质减少，肾小球数量也不断减少，肾脏重量逐渐减轻。同时，老年人肾脏功能也逐渐下降，可出现肾小球滤过率、肾脏排泄功能下降，肾血流量减少、肾脏内分泌等功能减退，容易导致水钠潴留，甚至出现肾功能衰竭等一系列健康问题。

（二）输尿管

老年人输尿管肌层变薄，支配肌肉活动的神经细胞减少，张力降低，导致输尿管送尿至膀胱的速度减慢，且尿液容易反流引起泌尿系统的感染。

（三）膀胱

随着年龄的增长，膀胱肌肉逐渐萎缩，纤维组织增生。膀胱括约肌收缩无力，导致膀胱容量减少，不能完全装满，也不能完全排空，容易出现尿频、尿失禁、夜尿增多、残余尿等现象。女性膀胱下垂、男性前列腺增生、水分摄入不足等原因，易造成泌尿道感染、结石，甚至诱发膀胱癌。

（四）尿道

老年人尿道肌萎缩、纤维化、括约肌松弛，尿道黏膜出现褶皱或狭窄等，易发生排尿无力和排尿困难。老年女性因尿道腺体分泌黏液减少，抗菌能力减弱，泌尿系感染的发生率增高；老年男性因前列腺增生，压迫尿道，引起尿路梗阻。

案例分析

回顾本章案例：61 岁的王某，腰背痛 3 年，有轻微驼背，曾出现晨僵，四肢沉重、乏力，现手腕部骨折。作为老年照护人员，在治疗期间要做好有效照护。具体包括：告诉王奶奶及其家人老年人的身体变化、生理特点等，在生活中多注意安全，避免跌倒。需要注意正确姿势和适度的运动，这有助于减轻疼痛和改善身体状况。在床上或椅子上躺或坐的时候，需要注意保持舒适的姿势。疾病治疗期间，老年人可能会感到孤独和沮丧，需要提供适当的心理支持和陪伴，让他们感到安心和放心。明确王奶奶缺钙症状的缓解程度、对药物是否有不良反应，检测其钙和维生素 D 的摄入是否充足等。若发现有药物不良反应等症状，要及时报告医护人员。做好健康教育，提醒王奶奶及其家人重视钙、蛋白质的摄入，平时适量食深绿色叶菜以补充维生素 D；根据老人喜爱建议合适的运动方式，鼓励督促其进行适量运动等。

［本章小结］

本章介绍了衰老及与衰老相关的概念、衰老的特性、衰老的原因，重点介绍了呼吸系统、循环系统、消化系统、运动系统、内分泌系统、免疫系统、生殖系统、神经系统、泌尿系统的功能变化，同时也介绍了衰老相关的随机衰老理论、非随机老化理论与中医学理论。

［思考题］

1. 简述人体衰老的概念及特性。

2. 影响衰老的因素有哪些？

3. 老年人的身体变化有哪些？

第三章　老年人心理特点及支持

【学习要求】

1. 掌握老年人心理的特点。
2. 熟悉老年人异常的心理变化和可能带来的不良影响。
3. 了解开展老年人心理支持的策略。

案例导入

林某，女，60岁，患有帕金森病，病史15年，帕金森症状不断加重。3天前在家做饭时，不慎跌倒，头部受伤。经住院治疗，头部伤口逐渐愈合，今日准备出院。林奶奶退休前是商店服务员，现独居，丈夫3年前去世，两个儿子均在国外。她担心自己生活难以自理，担心疾病加重带来痛苦，担心有再次跌倒或受伤的风险，以及存在经济上的顾虑，希望不要给孩子增加负担，因此情绪上不太稳定，时常夜里睡不着，偷偷哭泣。

作为医院的老年照护人员，在为林奶奶进行出院准备时，请思考：

1. 你如何为林奶奶进行出院前的评估，特别是心理状态的评估？
2. 针对林奶奶的状况，应采取哪些心理支持措施？
3. 你如何给林奶奶持续提供相应的信息和资源？

作为老年照护人员，在很多场合会遇到老年人，例如，医院中各种急慢性疾病的老年患者、居家的老年居民、社区的老年友邻或者养老机构中失智失能需要长期照护的长者。在遇到处于不同疾病或健康状态下的个体化的老人时，可以结合实际心理问题和需求选择照护策略，并进行扩展和调整，从而为每位老年人提供针对性的、最适合的心理支持。同时，在遇到确定诊断的精神性疾病老年人时，需要及时寻求心理专业人员的介入，从而帮助老年人获得专业帮助。

第一节　概述

一、心理健康定义

按照世界卫生组织的最新理念，老年人不仅需要身体健康，没有疾病，还需要达到心理健康。当老年人感受到生活的美好，能与他人和周围的环境和谐相处，并在大多数的时间都能够享受生活，就是心理健康。而失去了心理健康，老年人就可能没有安全感，失去了生活的目标，无法保持个性的完整和融洽的人际关系，并失去学习的能力，甚至无法管理自己的情绪和行为等。世界卫生组织将之归纳为三个良好，即良好的个性，良好的处事能力，以及良好的人际关系。我们也可以归纳为三个功能正常，即认知功能、情绪表达、意志力表现均正常，并且保持个体与家庭、社区、社会和谐一致，通过调试适应老化，并能够应对逆境的潜能。

二、老年人心理变化

随着年龄的增加，老年人的心理出现了一系列变化，使老年人的思维方式改变、情绪变化，甚至影响行为改变。总体可以归纳为以下几个原因和特点：

（一）身体的逐渐衰老

由于身体的衰老，或者慢性疾病的影响，带来视力、听力、感知能力、语言能力和思维能力等内在能力的下降，自理能力也逐渐减弱，可能带来老年人一系列的心理改变；如灰心、失望、自卑、沮丧、自我效能感低下等；衰老和疾病还可能带来老年人更多的问题，如健忘、失眠、食欲减退、疲劳、社交恐惧等。老年人的衰弱逐渐引起更多重视，中华医学会老年医学分会等发布了《老年人衰弱预防中国专家共识（2022）》；共识将衰弱定义为老年人以肌少症为基本特征的、全身多系统（神经、代谢内分泌及免疫等）构成的稳态网体系受损，生理储备下降、抗打击能力减退及恢复能力下降。同时，衰弱不仅带来生理上的问题，更可能导致老年人的性格、情感更为脆弱，情绪体验和表达更为强烈，从而容易导致更多的心理问题。

（二）社会角色的改变

老年人由于退休，或者退出现任职位，带来社会角色的改变，随之而来的是生活方式的调整。例如，从工作到居家，社交活动减少，人际关系疏离，价值感和意义感下降，都可能导致心理上的失落感；同时，一些老年人逐渐趋于下降的学习和适应能力，面对新事物和新环境无所适从，无法跟上社会发展的步伐；因此，老年人的心理出现问题，有些表现为过分的安静、冷漠、抑郁，对任何事情都不感兴趣；有些则表现为易怒、发脾气，对周围事物均不满意，常常为了琐事而生气。

（三）经济能力的下降

大多数老年人进入职业生涯的下坡路，经济收入减少，可能带来心理上的担忧。特别是担心疾病带来的病痛和经济负担，担心自理能力下降而给他人带来负担，会进一步导致焦虑和恐惧，从而表现为否认、拒绝、不合作，甚至冲动易怒的情绪反应，也可能走向冷漠和抑郁等状态。

（四）家庭环境和社交关系的调整

各种原因导致的老年人独自居住，如退休、丧偶、儿女离家等，以及家庭关系的改变，如家长角色的转移，经济支柱角色的消退，都可能带来生活方式改变，或者家庭角色和社会地位的改变，如不能够及时调整和适应，可能带来相应的改变，常常导致老年人觉得孤独、生活乏味、失去价值和意义感。特别是有些老年人不能适应离退休后生活的突然改变，出现情绪消沉和偏离常态的行为，甚至引起疾病的发生，加速老化过程。这往往与老年人离退休前缺乏足够心理准备、离退休前后生活境遇反差太大、存在个性缺陷或适应能力差、社会支持系统缺乏、价值感丧失相关，即出现离退休综合征。如果此时再遭受疾病折磨，导致老年人因为生活不方便、不愿意麻烦他人等原因，社交活动减少，甚至隔离，心理上也出现了怕见熟人，怕被人鄙视，觉得自己卑微。再有甚者，由于老年人的角色改变，社会地位和经济地位降低，成为脆弱人群，更有可能遭到虐待、欺凌，导致严重的心理问题和后果。

（五）生活事件的发生

生活中的某种变动均称为生活事件，如丧偶、离婚、夫妇分居、亲密的家庭成员死亡、意外事故、本人或家庭成员患病等。这类不愉快事件可引起精神紧张、悲痛、哀伤、焦虑、不安、忧郁、愤恨等情绪反应，并可能导致疾病，如脑卒中、心绞痛、心肌梗死、糖尿病、抑郁症、偏执状态等，以及出现老年性精神错乱。这类生活事件带来创伤后的情绪影响，导致创伤后应激反应，带来一系列心理问题，甚至产生自杀自伤倾向。

（六）我国特殊的老年人状态

根据我国文化背景下的老年人群体特点，我们需要特别关注独居、空巢老人，经济条件差且缺乏保障的老人，以及农村老人等，他们的心理变化同样需要重视。法国维克多·布拉斯在《环境与性格》一书中提出，当今住宅建筑的基本特点——封闭性、单元式、各家各户与邻居间互不相干，即我们通常所说的"单门独户"出发，可以引申出"空巢综合征"的观点；来自社会学家和心理学家的权威调查表明：许多长期生活在这种环境里的老人，在人际关系中极易形成一种病态的离群索居、薄情寡义的行为，同时还会产生自我封闭、脾气乖僻、性格偏执、心胸狭窄等变态心理。最近 10 年来中国空巢家庭一直呈上升之势；老年空巢综合征特别体现在子女成家立业独立生活后，老年人孤单寂寞、情感空虚、缺乏精神慰藉，且适应不良而出现的一种综合征，是老年人常见的一种心理危机。

总之，老年人的心理问题是普遍存在的，2017 年世界卫生组织公布的数据中，60 岁及以上的人群中超过 20% 的人患有精神或神经系统疾病（不包括头痛），焦虑抑郁状态作为常见的心理疾病，焦虑症、抑郁症分别影响 3.8%、7% 的老年人口。2019 年我国也有报告：65 岁以上老年人群中最常见的精神障碍为抑郁障碍和焦虑障碍，患病率分别达到 3.9% 和 4.7%。根据 2021 年中国科学院心理研究所和社会科学文献出版社共同发布的《我国老年人的心理健康现状》报告指出，2019 ～ 2020 年我国日益壮大的老年群体，近 1/3 存在抑郁状态，有些继续发展为抑郁症，自伤、自残甚至自杀；老年人的幸福感和自尊水平处于中等偏上水平，而社会支持水平，如婚姻、子女同居等，对于主观幸福感发挥具有重要作用。另外，身体锻炼和社区活动，对于改善老年人心理状况具有积极意义。

三、关注老年人心理问题具有重要意义

随着时间的推移和个人的调节能力，结合外界环境的影响，老年人常见的心理问题可能逐渐好转或消失。例如，不开心导致的失眠、担忧导致的强迫行为等。但是，其中也有一些心理问题由于各种原因一直无法消散，久而久之就形成了心理疾病，或者精神疾病。这些疾病需要通过专业医生采用相应的工具进行诊断，虽然不会出现大脑和神经功能系统的器质性改变，但如果不进行及时干预，依然可能带来严重的后果，从而影响老年人的生活质量。

世界卫生组织在 2017 年发布的《老年人整合照护：社区采取干预措施处理老年人内在能力下降问题指南》中指出，老年人可能经历着心理困扰，并表现出相应的抑郁症状，但是并未

达到中度或严重的抑郁症程度。即便如此，评估和识别这些心理困扰依然非常重要，并强烈推荐及时干预，特别需要关心这些老年人是否同时存在社交隔离和孤独，以及带来日常生活的困难。这对于认知功能障碍的老年人更为重要，因为认知障碍本身就会带来情绪问题和行为问题，如淡漠、情绪失控、行为失常等。一旦诊断为抑郁症，则必须采取有效措施。

国家卫生健康委办公厅也在组织实施老年人心理关爱项目的基础上，启动 2022～2025 年全国范围的开展老年心理关爱行动，旨在了解掌握老年人心理健康状况与需求，增强老年人心理健康意识，改善老年人心理健康状况，并提升一线工作人员的心理健康服务水平。因此，我们必须重视老年人的心理问题，采取有效的评估方法及时发现问题，并予以干预和处理，特别是在日常照护中每时每刻的支持和帮助，具有重要的意义。

第二节　老年人常见心理问题

老年人最常见的心理精神问题包括焦虑、抑郁、恐惧（惊恐发作、社交恐惧），行为异常，如强迫症、厌食和暴食、药物或酒精依赖，以及更年期情绪问题、老年性精神错乱、人格失调等，甚至自伤和自杀的倾向。下面介绍三种典型症状的评估和识别。

一、抑郁

抑郁症者会表现为显著而持久的心情低落、兴趣减退、自卑自责，严重的会产生自杀念头。抑郁症有季节性变化，表现出昼重夜轻的规律。许多老年人都因各种生活中的困难和家庭、社会中的压力而出现类似的情绪体验；照护人员需要及时予以关注和发现。

（一）抑郁的初步评估

1. 早期识别　首先，在日常工作或生活中，如果观察到老年人表现出以下任一情形，可能出现了抑郁，具体包括：①精神不足、疲劳、睡眠或食欲问题。②持续的悲伤或压抑的情绪，或者易怒。③对过去喜欢或参与的活动兴趣减少或失去乐趣。④无明显身体原因而出现的多种症状：如疼痛、心悸、麻木等。⑤出现与平时生活中不同的表现，在家庭、社会日常活动方面的差异。

2. 进一步评估

（1）问题一：以下两种核心抑郁症状是否存在两周内持续存在（即一天大部分时间，并每一天都出现）？两种核心症状指：对任何活动失去兴趣；非常疲劳或精神不佳。

（2）如果是，继续问题二：评价是否存在以下症状中的至少 3 个，包括：注意力降低；自尊心或自信心降低；内疚或失去价值感；对未来悲观；睡眠障碍；食欲下降；自伤行为或自伤想法。

（3）如果是，继续问题三：这种情绪是否影响了老年人在家庭和社会中的活动？是否带来任何困难和障碍？

如果以上三个问题的答案都是"是"，那么意味着老年人的抑郁状况相对严重，可能进入中度到重度抑郁。此时，需要寻求心理医生或治疗师的专业介入，包括科学评估、诊断和相应的干预措施。

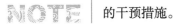

（二）抑郁相关因素评估

照护人员需要关注老年人：①最近是否经历负性生活事件，如失去亲人。②老年人是否存在间歇性的情绪高涨、过分激动、易怒、活动增加等行为，以判断是否存在双相的情感障碍。③特别关注老年人是否伴有妄想、幻觉，或麻木淡漠这些精神症状。④关注老年人是否存在酒精或药物滥用。⑤自伤自杀的风险。⑥是否同时出现以下疾病，包括甲状腺功能减退、贫血、肿瘤、中风、高血压、糖尿病、艾滋病、肥胖等的体征（症状），这些疾病或者相应的药物的停用或长期使用（如类固醇等），均可能导致或加剧抑郁症。

（三）抑郁专业评估和干预

专业人员可以使用抑郁评估的专业量表来进一步明确诊断，一般情况下这些工具需要由专业人员使用，或者在专业人员指导下由老年人自我评价。

抑郁量表是诊断抑郁的一个重要工具，可分为症状评定量表和诊断量表。症状评定量表只用于评估抑郁症状严重程度。常用抑郁自评量表、贝克抑郁自评量表、汉密尔顿抑郁量表等。

比如抑郁自评量表（self-rating depression scale，SDS）。它是一种患者自评的近两周内的症状，约 20 个条目。贝克抑郁量表包括 21 个条目，每个条目代表一个症状，包括心情、悲观、失败、不满、自杀相关的一些内容，在临床中应用较多。汉密尔顿抑郁量表，目前应用较多的是 17 项的版本，对于患者具有非常重要的评估意义。

以上评估工具属于专业工具，评估过程一般由专业接受过培训的人员采用交谈与观察的方式，在评估结束后，常需要两名评定者独立评分。

以上完整流程见图 3-1。

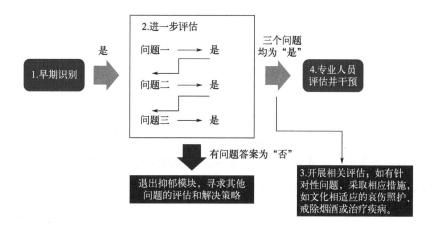

图 3-1 抑郁评估流程图

二、焦虑

焦虑症原因常常是无法摆脱与现实不相称的过分紧张担心，焦虑可能会有多种生理表现，比如失眠、出汗、胸闷、心慌、气促、食欲减退、缺乏兴趣等，甚至影响日常生活。许多老年人因为慢性疾病的折磨、经济和环境的改变、生活事件的发生而遭受焦虑的折磨，从而导致严重的后果。因此，必须及时予以识别，并采用有效措施予以干预。

（一）焦虑的评估工具

焦虑评估常用的量表包括焦虑自评量表和汉密尔顿焦虑量表，焦虑自评量表是患者自己评分，而汉密尔顿焦虑量表是专业心理工作人员评分。其中焦虑自评量表（self-rating anxiety scale，SAS）是由 Zung 于 1971 年编制，又称 Zung 焦虑量表，用于评价患者焦虑的主观感受。共 20 个项目，主要评定焦虑相关症状出现的频率。适用于具有焦虑症状的成年人，具有广泛的应用性。国外研究认为，焦虑自评量表能够较好反映有焦虑倾向等精神症状求助者的主观感受。

在日常工作中，可以借助评估工具加强观察，从而及时发现老年人心理问题，筛查可能的风险人群，并及时引入专业人员和专业工具予以支持。

（二）焦虑的日常评估方法

在日常工作中，特别是当与老年人有过一些时间接触、建立一定和谐工作关系后，通过日常交流和细心观察，可以及时发现心理问题。

1. 情绪的观察 是否看上去面部表情紧绷，非常紧张或着急？是否表达出害怕某事物的情绪？是否表现为心情烦乱或惊恐？是否易怒？是否表述"我要发疯了""肯定会有不好的事情发生"？

2. 症状的观察 是否表现出手脚发抖？头痛或颈背部甚至全身疼痛？疲乏和虚脱？心慌？头晕？呼吸困难？手足麻木或刺痛？胃痛？多汗？面色潮红或苍白？睡眠不佳？做噩梦？

3. 行为的观察 是否坐立不安？是否不能安静下来？是否反常哭泣？不敢独处？不停想要小便？是否出现特别健忘、注意力无法集中等表现？是否不参与日常的活动或者失去兴趣？是否出现与平时不同的作息习惯或者语言及行为方式？

如果老年人出现以上这些情况，并且出现多项，持续时间较长，都需要引起关注，并给予帮助。

三、自伤和自杀倾向

自伤和自杀倾向在老年人中较为常见，特别是在遭受心理问题困扰的老年人中更需引起重视。此时需要及时进行评估。有研究显示，询问自残并不会引发自残行为。相反，及时地询问可以减少与自我伤害的想法或行为有关的焦虑，并帮助他们得到理解。在询问自我伤害的问题之前，试着与老年人建立良好而融洽的关系，更有利于交流，了解原因或伤害自己的更多信息。

（一）日常评估的方法

1. 观察并识别 是否存在自伤或自杀的风险？具体包括：现在是否有想法或者有计划去实施？是否曾经想过（过去 个月内），或者尝试过（过去 年内）？试图获取自伤的途径？同时密切观察情绪变化，是否存在严重的情感障碍、无望或无助感、极端暴躁、暴力、缺乏任何沟通、社会孤立？如果判断存在风险，需要立即进一步干预。

2. 密切结合伴随状态 是否同时存在抑郁、酒精或药物滥用，以及其他精神或行为异常？是否得到恰当的治疗？是否存在慢性疼痛并得到控制？是否正在使用药物治疗心理或精神问题？效果是否可靠？结合这些因素，可以对老年人的自伤和自杀倾向做出明确判断。

（二）筛查工具

自杀行为（suicidal behavior）主要包括自杀意念（suicide ideation）、自杀尝试（suicide attempt）和自杀死亡（completed suicide）。

在日常工作中，最常用的筛查工具均较为简单、方便。如自杀风险筛查工具（译自美国 National Institute for Mental Health，工具名称 ASQ toolkit，2008）。其他具体评估工具包括基于自杀意图、自杀尝试和伤害程度的数个相关问题，可在日常照护过程中通过观察和询问，包括个人及家属，予以关注。例如，一个月内是否有自杀的想法？是否制订明确的计划，或向他人表达和流露？是否尝试过为自杀进行准备？具体是怎样的方式和方法？是否经过演练？是否带来伤害？是否真正实施但未遂？一旦发现任何问题回答为"是"，则需要加强沟通和交流，获得更为丰富的资料；同时加强环境管理，去除可能带来自杀风险的设施、工具和物品；还应加强密切观察，一般需要一对一随时陪伴，不可独处或独自行动。必要时转诊到专业机构采取保护性措施。

第三节　老年人心理支持

一、一般性心理支持

（一）倾听

倾听是鼓励倾诉的一种好方法，良好的倾听有以下三个要素。

1. 恰当的姿势　照护人员可以面对被照护者坐下，中间可以隔一个茶几或桌子作为缓冲，给照护对象安全的人际空间。身体姿势开放，双手不要交叉或抱胸，尽量消除老年人的焦虑和不安。保持身体放松，尽量感染老年人，使其也产生镜像作用，放松下来。

2. 良好的回应　在交谈的过程中，照护人员良好的目标接触和回应尤为重要，眼神接触传达出对老年人重视，及时回应表示尊重和持续关注，让其感受到温暖与支持，产生愿意勇敢面对任何问题的勇气。可以通过点头等姿势，或重复语句等，表示我们的关注和倾听。

3. 积极的倾听　照护人员要有反应的倾听，时不时重复或者确认，以及提问，鼓励老年人倾诉、表达、宣泄。如你当时的感觉如何？给您带来最大的困扰是什么？这个过程，也能让老年人感觉到被关心被照护；同时意识到自己的情绪问题，而不是归因到其他的问题，避免带来更多负面的影响，为进一步探讨解决方案奠定基础。

（二）共情

共情就是同理心，是指对他人情感状态的理解，并与他人当时体验到的或将会体验到的感受相似的情绪情感反应。同理心与同情心不一样，同理心是指自己的情感状态与他人一致，而同情心是指对他人生活中的不幸事件产生担心和悲痛的情绪体验。例如，一位老人因为帕金森病发病导致打碎饭碗而特别内疚和难过，你是说："好了好了，没事的，生这种病也是很可怜的，有没有受伤呢？"还是说："有没有受伤？我能理解你的心情，即使生了病，也想自己独立完成事情。我们慢慢来，没事的，不急。"第一种回答会让老人觉得自己只是被同情，但没有被理解；第二种回答却能站在老人的角度去分析和鼓励，具有同理心。同理心就是站在他人的立场，去理解、去接受、去认可和认同，从而表达出安慰和安抚。

因此，在照护老年人的过程中，需要时刻保持同理心；虽然我们不可能经历同样的状态，不可能感同身受，但是我们可以关注对方的情绪变化，认同当时情境下老年人的情绪反应，而不是苍白无力地解释或命令，要求老年人"不要担忧""不应该这样"。可以尝试采用换位思考的方式。

（三）共同协商行动方案

通过倾听全面了解事情经过和老年人的心理状态，同时通过同理心与老年人拉近关系后，尝试提出解决的思路和方法，与老年人共同协商并实施这些方法。此时应注意避免命令和强求，要给老年人一定的空间去适应和调整；可以尝试提出多种方式，供老年人选择和比较。记住最后解决问题需要老年人自身的努力，而不是外界力量强加，或者压抑之后的隐藏问题。

与老年人意见不一致，甚至引起情感冲突时，更需要先关注情绪，允许老年人表达不同意见和原因，用同理心去理解老年人的想法，让情绪反应降级，而不是激化；先缓解情绪，再处理事情。老年人可能拥有并坚持自己的想法，特别需要倾听和同理心，然后共同协商，才能真正解决问题。

（四）运用积极心理学开展心理照护

积极心理学是心理学领域的一场革命，也是人类社会发展史中的一个新里程碑，是一门从积极角度研究传统心理学的新兴科学。采用"积极心理学"的方法，就是采用多种科学的原则和方法来促进幸福感，倡导心理学的积极取向，研究人类的积极心理品质，从而促进人类的健康幸福与和谐发展。积极心理学对于照护老年人的从业人员具有非常大的启发意义。积极心理学的内涵如下：

1. 人性观　在照护老年人的过程中，把每一个老年人当作独特的"人"，按照老年人自己的意愿去照护，而不是假设对方的幸福感，用自己的想法强迫或取代对方的生活方式；老年人也应拥有自己的生活方式，需要完成自己独特的人生，而不是在规定的场所按照规定的模式活下去。因此，需要不断关注老年人的需求，尽最大可能满足个人的喜好和兴趣，如喜欢不同颜色的衣服，建立自己的作息规律，采用他们喜欢的方式沟通等。

2. 价值观　可以归纳为一切"都好"，也就是任何选择、任何做法都是好的，只要是老人本人认可的价值观，或老人愿意追求的目标，就是值得尊重和肯定的。每个人，包括老年人，都有实现自我价值的需要和权利，越是基本的需求得到满足，对于高层次自我实现的需要就越迫切。因此，即便是老年人，也需要重视个体优势，挖掘和利用他们的潜能，在患病后尽可能调动自己的残存功能，做力所能及的事情，去实现自己的愿望，而不是等着被人照顾。这是基于积极心理学代表人物马斯洛"需求金字塔"理论，而进一步拓展和丰富的。

3. "以人为中心"的方法论　是由人本主义心理学的另一位开创者卡尔·罗杰斯提出，归纳为"以人为中心"疗法，核心元素是"无条件关注"，即认可每位老年人都有自己对于生活的定义和追求，无条件对老年人表达全然的欣赏和接纳。因此，在日常照护中，需要经常观察老年人的积极心理状态和行为，通过肯定、表扬、鼓励、认可，真正从内心接纳老年人，激发老年人的积极情绪体验，在每一次交流中体现"以老人为中心"的照护。

二、针对各种心理健康问题的支持和照护

（一）心理教育

首先，帮助老年人及家人认识到可能出现的心理问题，并主动沟通和寻求帮助，促进老年人对于心理问题的认识非常重要；具体是指当老年人出现上述的症状和困难时，需要及时报告。

同时，需要开展以下主题的健康教育，帮助老年人认可并认识到这些方法的重要性和必要性，才可能鼓励老年人在出现心理问题时去积极尝试。主题包括：①尽可能理解为什么应该进行过去认为有趣或曾经带来乐趣的活动，无论这些活动目前看起来是否有趣或带来乐趣；这样做的重要性和必要性。②为什么努力保持有规律的睡眠周期非常重要；即每天晚上在同一时间睡觉，试着睡到同样的时间，但应避免睡得太多。③为什么应该尽可能进行定期的体育活动？体育活动对我有什么帮助？④定期参加社会活动，包括尽可能参与公共社会活动，对情绪的重要作用。⑤当身体出现健康问题时，或当意识到存在自伤或自杀的想法时，需要立即寻求他人帮助的必要性。

（二）解决当前的社会心理压力源

为老年人提供沟通和交谈的机会，最好是在私人空间，获得老年人对其症状原因的主观理解。询问当前的社会心理压力源，并在可能的程度上解决相关的社会问题，充分利用社区服务与其他资源帮助。评估和管理任何存在老年人受到虐待或欺凌（如家庭暴力）和忽视（即不管不问）的情况；如有，应酌情联系法律和社会资源的支持。应邀请老年人的家庭成员最大限度地参与和支持。

（三）重新激活家庭、社会支持和社交网络

确定老年人先前的社会活动，如果重新开始，将有可能提供直接或间接的社会心理支持（如家庭聚会、与朋友外出、拜访邻居，以及工作场所的社会活动、体育、社区活动等）。加强老年人的个人内在力量和能力，如提升自我效能，树立信心，使用轮椅辅助等，积极鼓励他们尽可能恢复之前的社交活动。

（四）有组织的体育活动和各种其他活动

按照世界卫生组织的推荐，每周可以组织三次中等强度的、持续一定时间（如45分钟）的身体活动。与老年人一起探索什么样的体育活动更有吸引力，并支持老年人从头开始，循序渐进，逐渐增加体育活动量。

其他很多活动也对老年人非常有帮助，如园艺、饲养动物、幼儿园结合养老院等。在美国，一位曾经做过农夫的名叫比尔·托马斯的医生提倡在养老院饲养猫、狗和100只鸟，以及种植各种植物、菜园，成功抗击了养老院的三大"瘟疫"，即厌倦感、孤独感和无助感，给那里的老年人带来了"好好活下去的理由"，降低了死亡率，缓解了认知功能的恶化，获得了更有意义、更愉悦和更具满足感的生活。

（五）提供定期随访

定期随访，或建立常规医疗体检流程，例如，老年机构的慢性病管理，按照预约到社区的诊所、通过电话或安排社区卫生工作者上门，开展重新评估，了解老年人的心理状况及改善情况。在紧急情况发生时，及时获得高等级的医疗专业帮助。

（六）药物干预

1. 抗抑郁药　世界卫生组织推荐的处方中，最常选择的抗抑郁药包括氟西汀（一种选择性 5- 羟色胺再摄取抑制剂）、阿米替林，以及其他三环类抗抑郁药。其中，氟西汀适用于抑郁症及其伴随之焦虑，尤宜用于老年抑郁症。不良反应较轻，大剂量时耐受性较好。常见不良反应有失眠、恶心、易激动、头痛、运动性焦虑、精神紧张、震颤等，多发生于用药初期。有时出现皮疹（3%）。大剂量用药（每日 40 ~ 80mg）时，可出现精神症状，约 1% 患者发生狂躁或轻躁症。长期用药常发生食欲减退或性功能下降。

阿米替林或其他三环类抗抑郁药，用于治疗各种抑郁症和抑郁状态，副作用较为少见，且症状较轻，常见有口干、嗜睡、便秘、视力模糊、排尿困难、心悸。偶见心律失常、眩晕、运动失调、癫痫样发作、直立性低血压、肝损伤及迟发性运动障碍。有报道偶有加重糖尿病症状。

抗抑郁药物的作用一般在 4 周后才显现出来。应注意密切观察在药物使用过程中，特别是初期和剂量变动期时，患者的行为异常与精神情绪异常，及时发现并制止恶性事件发生。有癫痫病史、双向情感障碍病史、急性心脏病、有自杀倾向、有出血倾向者慎用。

对于老年人，需要密切观察药物作用和副作用，特别需要注意与其他药物之间的相互作用。需要药剂专业人员进行审核和确定。还需要特别注意是否带来躁狂症的表现。对于药物依从性，需要特别关注老年人的想法，如果担心价格等因素，可能影响药物的持续使用；对于自杀倾向的老年人，需要谨慎，以免过多一次性服用。停药时需要逐渐减量，提醒患者在停止或减少剂量时可能会出现停药或戒断症状。

2. 抗焦虑药　老年焦虑症的患者可以遵医嘱口服苯二氮䓬类、非苯二氮䓬类抗焦虑药，也可采用抗抑郁的药物进行治疗。在药物治疗的同时，患者需要结合心理治疗，以保证治疗效果。

苯二氮䓬类主要包括阿普唑仑片和氯硝西泮片等药物，抗焦虑的作用通常会比较强，而且见效也比较快，能够有效改善睡眠，副作用相对比较小，但要避免长期使用。此类药物有较强的镇静作用，会导致老年患者容易出现摔倒。

非苯二氮䓬类一般有盐酸丁螺环酮片和枸橼酸坦度螺酮片，适用于各种神经症所致的焦虑状态，如广泛性焦虑症和由于原发性高血压、消化性溃疡等躯体疾病伴发的焦虑状态。因此，对于老年患者可以起到比较好的抗焦虑作用，一般没有明显的嗜睡和体重增加等不良反应，但是见效会比较慢。

老年焦虑症在经过药物治疗以后，仍需要全程规范采取心理疗法治疗，治疗期间要注意保持健康的生活习惯，避免病情加重。

（七）对于照护者的培训和支持

《老年人整合照护：社区采取干预措施处理老年人内在能力下降问题指南》中，特别提出了对于照护老年人的照护者，也需要提供相应的培训和支持，特别是需要照护有心理问题的老年人，可能格外具有挑战。因此，在照护者疲劳或者情感衰竭时给予其"喘息"的机会，使照护者得到休息，这样才能使被照护的老年人得到良好的心理支持，从而保持健康的心理状态。

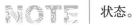

三、相关心理支持技术

（一）积极倾听的技巧

1.鼓励　运用言语或非言语的方式鼓励老年人分享更多信息；语言包括运用例如"嗯哼"等肯定性短语，或者暂缓发言和等待，避免个人主观评判，更不能批评。非语言包括点头、手势、触摸。此外，适当微笑和眼神关注是两种主要的鼓励手段，会使照护对象在谈话过程中感觉轻松。

2.澄清　在沟通中，可以经常用"您的意思是……"或"您是说……"这样的问句，然后重复先前的信息，目的是鼓励照护对象更详细地进行叙述。

3.释义　是将信息中与情境、事件、人物和想法有关的内容进行重新解释，目的是帮助照护对象注意自己所表达的内容。

4.情感反映　是指对照护对象的感受或信息中的情感内容重新加以解释，目的是鼓励照护对象更多地倾诉感受。

5.归纳总结　是指将信息的不同内容或多个不同信息联系起来并重新编排，目的是把信息的多个元素连接在一起，确定一个共同的主题或模式，清除多余的陈述，帮助照护对象回顾整个过程。

（二）提升自我效能技巧

班杜拉在1977年提出了自我效能理论，指出自我效能感是个人对自己完成某方面工作能力的主观评估。较高的自我效能，能够降低焦虑、抑郁等不良情绪，增加自信心，更愿意努力和尝试，也更容易获得幸福感和成就感。这对于老年人，特别是长期遭受慢性疾病的老年人，在增加医疗行为依从性、改善不良生活习惯等方面具有积极意义。提升自我效能的途径包括以下四个方面。

1.设置合理目标，增加个体对成功的体验　尝试建立合理的目标，特别是可以达到的非常现实可及的小目标；如戒烟时可以从每日减少一支开始，体育锻炼可以从每天5分钟，从最简单的家务劳动开始；如果老年人能够多次亲身经历这些小目标的实现，就会获得成功的直接经验，形成并提升自我效能感。而多次的失败、被拒绝或被否定，则会降低个体的自我效能感。

2.通过观察周围，增加替代性经验　可以通过老年人熟识的朋友，或者同机构的病友，帮助老年人积累替代性经验；情境相同的老年人可以获得成功，就有可能让老年人愿意相信，通过同样的努力，也能获得预期的效果。因此，可以多分享他人成功的故事，增加自信心。

3.语言说服，澄清利弊　通过指导、建议、解释及鼓励，可以帮助老年人及其家人理解某一行动或改变可能带来的好处和原因，以及不这么做可能带来的后果和影响。因此，需要清晰解释利弊，让老年人真正从内心理解和接纳，相信自己可以做到。老年人对自身能力的知觉在很大程度上受到周围人员的影响，特别是来自有威信的专业照护人员，或重要家人的劝说。但必须注意，语言说服必须客观真实，如果说服者的言语劝导与个体的实际能力不相一致时，一开始可能会增强自我效能感，但经过验证后，反而会加剧降低自我效能感。

4.评估和缓解生理及情绪困扰，为改变创造条件　如果老年人正在遭受生理或情绪问题的折磨，如疼痛，可能阻止老年人参与体育锻炼；紧张、焦虑的情绪使人对自己的能力产生怀疑，降低自我效能感。因此，首先需要了解并采取有效措施，缓解这些问题的困扰，才能为老年人有信心地不断改变提供条件。

案例分析

回顾本章案例：在对林奶奶进行出院前评估时，应注重心理状态的评估，在住院以来建立良好沟通合作关系的基础上，进行更多的交流；如询问林奶奶现在的感受，是否感到难过、伤心、担忧、恐惧、抑郁？是否带来更多的症状，如头痛、恶心、全身乏力？这些情况对生活是否有影响，如睡眠、饮食和参与各种活动的兴趣？经过评估，确认林奶奶的心理问题后，进行同理，表达自己的理解和感同身受，让林奶奶得到认同和认可；然后鼓励林奶奶进一步描述自己的感受和可能的原因，通过主动倾听，让林奶奶感受到被关注，更愿意倾诉和宣泄；最后，结合林奶奶的实际情况，给予一些针对性的建议，加强社会支持，如询问林奶奶是否愿意保持和家人及朋友的联系？是否愿意定期到社区去活动或者安排专业人员上门访问？此时，应该避免一些误区，如忽略林奶奶的权利和隐私，强迫林奶奶接受她不喜欢的方式和方法等。

［本章小结］

本章主要描述了老年人的心理特点，特别是受到衰老、社会角色改变、经济能力下降、家庭环境和社交关系调整，以及生活事件发生的各种影响，容易遭受各种心理问题的困扰；重点介绍老年人最为常见的抑郁、焦虑等心理问题，以及后果最为严重的自杀自伤倾向的识别和筛查。最后，提出了一般性的心理支持措施，以及针对常见心理问题的照护措施，还包括照护者的心理支持、积极倾听的技巧和提升自我效能的方法等。

［思考题］

1. 结合您所在的工作或学习环境，简述老年人常见的心理问题，以及相应的心理照护措施。

2. 老年人在哪些情况下特别容易发生心理问题？可能受到哪些因素的影响？请举例说明。

3. 如何正确指导老年人识别自己存在的心理问题，并积极采取有效措施进行干预？何时应该寻求帮助和支持？这些帮助和支持来源于哪里？

第二篇
老年患者的基本照护

第四章　安全照护

【学习要求】

1. 掌握居家适老环境安全设置；特殊体位要求；移动照护的方法与注意事项；常用保护具（床挡、约束带、支被架）的使用方法及注意事项。

2. 熟悉老年人居家环境安全评估方法；社区适老环境安全设置；正确的进食体位与睡眠体位；协助老年人移向床头、坐起和站立的方法；常用辅助用具（手杖、拐杖或腋杖、助行器）的使用方法与注意事项。

3. 了解养老机构适老环境安全设置；手杖和助行器的种类及适用对象；声光门铃的使用。

✈ 案例导入

李某，男，73岁，糖尿病病史10年，规律服用降糖药，血糖控制较佳，有睡前饮水的习惯，近1个月来自诉复视，偶尔有眩晕感。昨夜李爷爷自己去卫生间，卫生间门口的吸水门垫卷边，导致李爷爷被绊倒，右手腕轻微扭伤，经社区医院医生诊治无大碍，目前已回到养护中心。

作为老年照护人员，你在李爷爷安全方面如何照护？

安全是老年人的基本需要，保障老年人的安全需要是老年照护的重要内容。随着年龄的增长，老年人各系统逐渐发生老化改变，加上老年人本身的病理变化，使老年人在活动过程中更容易出现安全问题。影响老年人安全的因素有很多，本章重点阐述如何进行适老环境安全设置、对老年人的体位照护和移动照护，以及常用安全防护设施设备的使用等，老年照护人员应学会应用基本的安全照护措施，确保老年人的活动安全。

第一节　适老环境安全设置

安全环境是指平安而无危险、无伤害的环境。适老环境安全设置是以老年人为中心，从老年人生活环境是否存在安全隐患进行考虑，为老年人创造舒适安全的生活环境，提供良好的日常生活护理，是促进老年人身心健康及提高生活质量的关键。

一、居家适老环境安全设置

老年人的居家环境设置应结合老年人的身心状态，把握"适度适老化"原则，运用无障碍且人性化的设计，以保持或提升老年人功能性的独立及心理上对自我的肯定。居家环境安全重点包括一般居室环境安全、卧室环境安全、卫生间环境安全、厨房环境安全四个部分。

（一）一般居室环境安全设置

1. 室内光线 室内亮度将影响老年人的舒适感。老年人的视力减弱，暗适应时间延长，所以应选择采光好的房间，窗户玻璃避免颜色过深，白天尽量采用自然光，保证足够的阳光射进室内，分布均匀，日光照射不少于 3 小时，可让老年人感觉温暖、舒适，但阳光不要直射老年人的眼睛，以免引起眩晕。居室照明灯应使用安全、固定的光源，光谱接近日光，悬挂地点与高度适当，其开关应放置在老年人易触及的地方。要保持适当的夜间照明，如保证走廊和厕所的灯光，在不妨碍睡眠的情况下可安装地灯等。

2. 室内温湿度 适宜的室内温度、湿度，有利于老年人休息，让人感受到安全与舒适。室温过高会使神经系统受到抑制，干扰消化及呼吸功能，不利于体热的散发；室温过低则因冷的刺激使人缺乏动力，尤其老年人御寒能力降低，往往易患感冒、关节炎、面神经麻痹等疾病，应特别注意。由于老年人的体温调节能力降低，居室适宜的温度应以 22～24℃较为适宜；湿度是 50%±10%；室内应备有温、湿度计以随时了解室内温、湿度变化，并根据气候变化采取保暖和防暑措施。有条件的情况下室内应有冷暖设备，但取暖设备的种类应慎重考虑，以防发生事故。冬天有暖气的房间较舒适，但容易造成室内空气干燥，可应用加湿器或放置水培植物，以保持一定的湿度。

3. 室内装修 室内地板的装修应选用防滑材料，地面保持清洁干燥、防滑。一般不推荐铺地毯，有的地毯长期使用后易卷边起毛，增加老年人绊倒的机会，且地毯对于使用轮椅者活动移位时更为费力。室内各空间的地板最好都在同一平面，避免存在高低差。若必须有高低落差时，在设计上应使用明显的颜色以提醒老年人。门的宽度需要考虑轮椅的宽度，即必须在 90cm 以上。走廊的宽度则需要考虑轮椅回转的空间，即最好在 150cm 以上。扶手可安置在一般的走廊、楼梯、电梯、卫生间或斜坡上，扶手的高度最好在 80～85cm，墙壁与扶手间的间隔在 3cm 以上，也可采用内凹式将扶手设于墙壁的凹入部位，以节省空间。

4. 室内家具 家具以牢固稳定为首要原则。老年人的卧室、活动室面积尽可能宽敞，家具摆设要简洁实用，不要太多。一般有床、柜、桌、椅即可，且家具的转角处应尽量用弧形，以免碰伤老年人。家里有使用轮椅的老年人还应考虑桌子的高度。老年人用的椅子应牢靠结实，过于小巧精致的凳子容易使老年人跌倒。

5. 楼梯与电梯 楼梯除应注意安装防滑扶手外，楼梯表面也应做防滑处理，每个阶梯的高度、踏面的宽度等均要为老年人考虑，最好能配备照明设备。在无障碍电梯中，与门相对的墙上多装有镜子，以方便轮椅使用者进出电梯；一面墙上有方便轮椅使用者的横向按钮面板，在按钮旁也有为视觉障碍者设计的点字；有些电梯还配有语音服务。无障碍电梯除了基本的无障碍设计外，还应注意日常维护保养，如开关门的速度，对于活动不便或行动较慢的老年人可能是一个潜在的危险因素。

（二）卧室环境安全设置

1. 床的高度　应便于老年人上下床及活动，其高度应使老年人膝关节呈直角坐在床沿时两脚足底全部着地，一般以从床褥上面至地面为 50cm 为宜，同时还应考虑方便使用轮椅的老年人进行体位的转移。

2. 床上设施　床靠墙或角落安置可以提高其稳定性，并可防止老年人坠床。床上方应设有床头灯和紧急呼救装置，床的两边均应有活动的护栏。床垫的软硬度适宜，过软的弹簧床不利于老年人翻身和移位，在身体移位时，容易造成重心失控导致坠床。肥胖的老年人也会因为床垫过软使身体过度下陷，影响呼吸和循环。体质消瘦的老年人，床垫可适当增厚，避免局部骨隆突处过度受压。保持床单清洁、平整、无碎屑，床褥经常更换、拆洗并在阳光下曝晒。枕头的高度适宜，枕芯松软适中。枕头过高容易造成落枕，并增加患脑动脉硬化的老年人发生脑血栓的危险；枕头过低会影响舒适感。应充分利用床头柜，便于老年人取放眼镜及电话等常用物件。

（三）卫生间环境安全设置

卫生间是最容易发生跌倒意外的场所之一，一般应安装紧急呼救装置。最好采用外开式的门，避免内推式，有助于意外发生时的紧急处理。地板要防滑，可在浴缸内或卫生间地板上铺设防滑垫。对于能够自行沐浴或需要简单协助者，可在浴缸边缘安装扶手，使老年人较易进出浴缸。为降低老年人跌倒的危险及减轻沐浴时的疲劳感，可以放置防滑椅。对于不能自理的老年人，有条件的养老机构或家庭可以配备自动洗澡机帮助洗澡。马桶的高度以 42 ～ 45cm 为宜，最好能配合轮椅的高度，马桶旁应加设扶手，或者是吊环，以方便老年人如厕后站起。除此之外，洗脸盆周围可安装扶手，对于使用轮椅者，洗脸盆的高度要配合轮椅的高度，使之能够嵌入洗脸盆之下。

（四）厨房环境安全设置

厨房是最容易发生安全意外的另一个场所，厨房的地板也要防滑。为了方便老年人或轮椅使用者，橱柜的高度不宜过高。橱柜的门或抽屉应容易开启或关闭。厨房应留有足够的空间供轮椅回转。厨房的水、电、燃气设计也要符合安全标准，定期检修。有条件的家庭或机构可以配备自动化整体橱柜，通过遥控器控制橱柜的高低升降、门或抽屉的开关，或通过肢体触碰感应控制橱柜门或抽屉的开关。炉灶宜采用自动关闭燃气设备，还可通过智能化设备监测危险因素，如烟雾、燃气、温湿度等，发现危险时能够自动报警。

二、社区适老环境安全设置

社区室外环境是指社区老年人经常出入进行各种活动的场地，是老年人交往活动的重要空间。社区室外环境的设置应充分体现"以老年人为本"的原则，从老年人群需求的视角出发，创建人性化的良好社区环境。在社区适老环境安全设置方面，应重点关注以下几个方面。

（一）绿地环境的安全设置

绿地环境设计应考虑老年人的实际需求，增加绿地的适老功能，减少不当植物对老年人的危害，为老年人创造一个可观、可用、可参与的安全无害的绿化环境。特别要注重绿地植被安全性的问题，避免不当植物的设置，避免采用多刺、飞絮、有毒性果实的植物，防止老年人发生过敏及误伤。当不适宜植被无法避免时，应在植被上设有明显的提醒标识。

（二）道路环境的安全设置

1. 道路系统设置　道路系统设置应简洁通畅，具有明确的方向感和可识别性，步行系统需体现无障碍设计，尽量避免人车混行。连接社区的城市道路多于 40 米时设置安全岛，保证老年人能够顺利安全穿过车行道路。主要社区道路应有足够的夜间照明设施，并设有明显的交通标志，同时对于社区老年人分布多的区域限制机动车流量与车速，以保证社区老年人出行安全。

2. 步行系统设置　步行系统设置要求无障碍设计。步行道宽度需考虑轮椅使用者和陪同者安全通行的需求。同时做好室内室外、不同道路场地空间的衔接，避免无障碍系统被断点打破。步行空间宜人车分流，容易辨别，导向性明显，提供完备的夜间照明和良好的排水系统。当人车无法分流时，可通过街道的线形、宽度、铺装、小品的设计处理，提高安全性。

（三）场地环境的安全设置

1. 室外场地的安全设置　室外适老性场地地形应平坦，坡度不应大于 3%，铺地应坚实、牢固、防滑、防摔，避免使用阳光照射下产生反光的材质，避免使用凸凹及过密的拼组花纹，以保证老年人的步行安全。在特殊区域应采用色彩鲜明的铺装来突出视觉感受。较大临水的活动场地应设护栏、扶手。集中的活动场地附近应设便于老年人使用的公共卫生间。

2. 室外配套设施的安全设置　室外休憩座椅应设置扶手、靠背，坐面高度为 420 ～ 450mm，扶手高度为 180 ～ 220mm，座椅周边应留出轮椅的空间。警告类标志应设置预先告知标志，标识牌的材质应改用漫发射材质，重要的标识牌应考虑增设声音、触觉感应的辅助，满足适老要求。旱地喷泉地面宜用标识划定其周边，地面材料要求遇水不滑。在一些重要的公共活动空间和特别需要照明的区域，应有备用照明。步行道周边的照明设施宜选带有灯罩的照明设施；重点区域的照明，突出重要的地物。户外活动区域附近的社会照明，应避免浓重阴影，同时应使用光线向下的照明设施，避免眩光。

三、养老机构适老环境安全设置

养老机构老年人以高龄者居多，因老年人生理功能的退化造成身体器官的功能障碍，因此，机构养老环境必须按照高龄老年人居住环境的基本要求设计。

（一）按照机构养老性质安排居住环境

按照养老机构性质和形式可分为老年长期护理机构、老年公寓、老年福利院、敬老院、托老所和老年服务中心等，养老机构性质不一，居住环境安排和布局也各异。

（二）养老机构老年人居室基本要求

养老机构老年人居室基本要求同本节"居家适老环境安全设置"。此外，因高龄老年人大多存在视力衰退，对光线不敏感，所以他们对室内的光环境要求比年轻人高。同时，老年人喜静，老年人的居住房间应尽量安排远离客厅和餐厅等。

（三）护理机构老年人居住区域设置

护理机构老年人居室除符合养老机构老年人居室基本要求外，还应备有：

1. 呼叫对讲和中心供氧系统等。

2. 护理床应配置多功能双摇床，床上备有输液架和小餐桌，床周有床帘及床上用品。

3. 室内空气消毒设备。

4. 护理病区内必须设置和配备护理站、治疗室、换药室和医生办公室等，以及更衣室、开水房和配餐室等其他辅助设施。各站（室）设置、设施配备均应符合老年护理病区的布局，并满足医疗护理临床工作需要和规范。

（四）养老护理机构辅助设施与室外环境布局

1. 养老护理机构辅助设施

（1）医务室和药房，并配备一定量的医生和护士等医务人员，可随时监测住养老年人的生命体征，诊断和治疗常见轻症疾病。

（2）护理院必须设置和配备相关科室。临床科室应设有内科、中医科、康复医学科、临终关怀科等。医技科室应设有检验科、放射科、功能科（心电图、B超）、药剂科、营养科和供应室等。职能科室设有医疗质量管理科、护理部、医院感染管理科、病案（统计）室、财务信息科、总务保卫科、膳食科、综合办公室等。其他还应配有康复室、图书室阅览室、活动室及健身设备等各种娱乐设施。

2. 室外环境布局　有条件的院区内应花草树木成荫、亭台楼阁林立、广场音乐遍布、环境幽雅宜人。在安全设置方面的要求同本节"社区适老环境安全设置"。

（五）养老机构防意外安全设置

1. 安全警示标识醒目　警示标识的文字、图示和底色三者之间采用对比色，准确地突出强调图示或文字内容，以警示老年人。老年人对色彩敏感度降低，导致无法准确看清空间导向标识、安全标识，在室内导向标识和高差、上坡等地方，应进行特殊标注，以起到提醒、警示的作用。

2. 生命通道安全畅通　严禁占用养老机构任何应急通道，将易燃可燃物品与生活用品分类存放，确保疏散通道和安全出口畅通。

3. 严格规范电气线路　养老机构内电气线路和设备的安装必须符合相关用电规范的要求，严禁用铜丝、铝丝、铁丝等代替保险丝，以确保养老机构用电安全。

第二节　体位照护

随着年龄的增长，老年人生理功能逐渐减弱，自理能力下降，难以独立完成日常生活或疾病状态下体位的维持与变换。而协助老年人采取科学合理的体位，对预防疾病及促进康复有着重要的作用。本节主要从日常照护体位与特殊照护体位两方面具体介绍。

一、日常照护体位

失去大部分自理能力的老年人，在日常生活中需要照护者协助进行体位变化，以防止老年人出现体力下降、压疮等。

（一）进食体位

进食体位是指根据照护对象的自理程度及病情，采取适宜的进餐姿势。

1. 进食体位摆放的目的　为照护对象摆放适宜的进食体位，目的是利于照护对象进食，增加照护对象营养的摄入，提高其机体抵抗力，避免不良体位引发呛咳、误吸、噎食、窒息等意外。

2. 常用进食体位　老年照护者应根据照护对象的自理程度及病情，协助其采取适宜的进食体位。

（1）坐位　适用于完全自理或上肢功能较好的照护对象。保证其坐位稳定、舒适。鼓励老年人尽量自行进食，进食时指导老年人全身放松，头略向前倾，躯干直立。

（2）半卧位　若老年人体弱无法坐起，可取半卧位，应在身体两侧及膝下垫软枕，以保证老年人体位稳定。也可采取侧卧位，一般宜采用右侧卧位。进食时头部前屈，头偏向一侧；进餐后保持原有体位 30 分钟后再更换体位。

3. 进食体位摆放的注意事项

（1）协助照护对象摆放体位前应做好评估。

（2）摆放体位时动作轻稳，保障安全。

（3）辅助器具使用前，应先检查其是否处于安全完好的备用状态。

（二）睡眠体位

老年人常用睡眠体位可分为侧卧睡眠姿势和仰卧睡眠姿势。

1. 侧卧睡眠姿势　通常认为，右侧卧位睡眠可减轻心脏负担，并有利于胃的排空和消化吸收。正确的侧卧位睡姿是头与脊椎呈一直线，肢体保持功能位。在上侧肢体的手臂、肩关节、肘关节均屈曲，关节最上端稍弯曲，下侧的手臂弯曲。肘关节、膝关节处可用枕头支托。不正确的侧卧位睡姿是枕头过高，使颈部过度屈曲；手及下肢无物支托，体位不稳定。

2. 仰卧睡眠姿势　正确的仰卧睡姿是头与脊椎保持一致，下肢伸直，足趾垂直向上。不正确的仰卧睡姿是枕头过高，使颈部过度屈曲，头与脊椎侧的侧面和前后面不呈一直线。

二、特殊照护体位

老年人因患病及其他因素需采用特殊体位，以适应医疗照护的需要。照护对象采用合适的体位，对治疗疾病、减轻症状、减轻疲劳、增进舒适等均能够起到良好的作用。常采取的特殊体位有：

（一）特殊仰卧位

1. 去枕仰卧位

（1）适用范围　全身麻醉未清醒或昏迷患者，以防止呕吐物流入气管，引起窒息或肺部感染。

（2）体位要求　去枕仰卧，头部与躯干基本在同一平面上，头偏向一侧，两臂伸直，自然放置。枕头横置床头，床尾放软枕（防止足下垂）。

2. 屈膝仰卧位

（1）适用范围　腹部检查，腹肌放松，以利于检查；导尿及会阴冲洗等，以利于暴露操作部位。

（2）体位要求　患者仰卧，头下垫枕，两臂置于身体两侧，两脚平踏于床上，两膝屈起，并稍向外分开。

3. 中凹卧位

（1）适用范围　休克患者，抬高头胸部，有利于气道通畅，改善缺氧症状；抬高下肢，有利于静脉血回流，增加回心血量，缓解休克的症状。

（2）体位要求　头胸抬高 10°～20°，下肢抬高 20°～30°。

（二）半卧位

1. 适用范围　心肺疾病引起的呼吸困难患者；腹腔、盆腔手术后或有炎症的患者；恢复期体质虚弱的患者（适应体位变化，向站立过渡）。

2. 体位要求　患者仰卧，先摇起床头支架呈 30°～50°，再摇起膝下支架，以防患者身体下滑。必要时，床尾可置一软枕，垫于患者的足底，以免其足底触及床挡。放平时先放下膝下支架，再放下床头支架。

（三）端坐位

1. 适用范围　支气管哮喘发作、急性肺水肿、心包积液的患者，因极度呼吸困难而被迫端坐。

2. 体位要求　扶患者坐起，摇起床头或抬高床头支架。患者身体稍向前倾，床上放一跨床小桌，桌上放软枕，患者可伏桌休息。

（四）俯卧位

1. 适用范围　胃肠胀气所致的腹痛，腰背部检查或胰、胆管造影检查，腰背、臀部有伤口，或脊椎手术后而不能仰卧或侧卧的照护对象。

2. 体位要求　患者俯卧，两臂屈肘放于头的两侧，两腿伸直；胸下、髋部及踝部各放一软枕，头偏向一侧。

第三节　移动照护

老年人因机体老化或疾病困扰，常不能安全地自行完成移动，需要照护者给予协助。为了防止因移动不当给老年人带来安全威胁，照护者应关注老年人的日常生活移动需求，评估不同场合老年人的移动照护需求，为老年人提供必要的照护帮助。

一、床上移动照护

老年人因伤病需要长期卧床，无法自行变换体位或起床活动，照护人员需给予协助移动。

（一）评估

协助老年人进行床上移动前，应评估老年人的一般情况、体重、病情、身体有无留置管道（如引流管、输液装置等）、疾病治疗特殊体位要求、躯体活动能力，以及理解合作程度等。

（二）方法

1. 协助翻身侧卧

（1）向老年人解释操作目的并取得配合。

（2）拉上对侧床挡后，松开被尾，妥善安置各种导管，必要时将盖被折叠放在床尾或床的一侧。

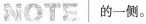

（3）根据老年人情况协助其摆放体位姿势。①非偏瘫者：老年照护者站在老年人一侧，协助老年人取仰卧位，环抱双臂并放于胸前，向右翻身时，右臂在下左臂在上，向左翻身时与之相反。②偏瘫者：协助老年人头偏向健侧，健侧手拉住患侧手，两臂交叉环抱并放于胸前。

（4）将枕头移到近侧，慢慢将老年人的头部移到枕头上。

（5）照护者一手放在老年人腰下，另一手放在老年人臀下，将其身体移向近侧。

（6）照护者转到对侧，协助老年人双腿屈膝（如是偏瘫者，用健侧足压住患侧足以助侧卧），两腿立于床面。照护者一手扶住老年人肩部，另一手扶住膝部（如是偏瘫者，另一手扶住髋部，同时用肘部固定患侧膝部），借助身体重心和膝关节、肩部两个支点的作用，协助老年人面向自己翻身侧卧。

（7）翻身侧卧后，按照侧卧位要求，协助老年人两臂屈肘，一手放于胸前，另一手放于枕旁，下腿稍伸直，上腿弯曲，在老年人两膝间、背后、胸前放置软枕，以扩大支撑面。拉上床挡，增进老年人的舒适和安全。

2. 协助移向床头

（1）向老年人解释操作目的并取得配合。

（2）松开床尾，使老年人呈去枕仰卧位，枕头横立于床头，避免其头部受伤。

（3）嘱老年人环抱双臂并放于胸前（如老年人上肢能配合用力，让其双手握住床头栏杆），协助老年人双膝屈曲，两小腿立于床上。

（4）协助移动　①一人法：适用于体重较轻或恢复期的老年人。照护者双足分开，一足在前，一足在后。一手经老年人颈后伸到对侧腋下，另一手托住老年人臀部，嘱老年人双足用力蹬床面，同时照护者用力将老年人身体抬起向床头移动。②二人法：适用于体重较重或病情较重的老年人。两名照护者分别站在床的两侧，对称地托住老年人的颈肩部和臀部，或一人托肩、腰部，另一人托臀部和腘窝，两人配合抬起老年人并移向床头。

3. 协助坐起

（1）向老年人解释操作目的并取得配合。

（2）扶助老年人从床上坐起。照护者站在老年人右侧，双腿分开、屈膝（重心放低）。一手经其颈下抱住老年人对侧肩，另一手扶住老年人对侧髋关节部位，使老年人身体翻动略侧向自己，用手压住老年人右侧肘关节作为支撑点，沿自然坐起的运动曲线协助老年人坐起。

（3）协助偏瘫的老年人借助床挡坐起。协助老年人将患侧手置于胸前，健侧下肢略屈曲，头偏向将要翻身的方向，健侧手抓住床挡，身体翻向健侧，健侧肘部支撑体重，腹部、臀部、下肢顺应翻转方向，沿头部运动曲线坐起，两足放在床下，上身坐起。

（三）注意事项

1. 协助老年人在床上移动时，切忌拖、拉、推等动作，应将老年人的身体稍抬起后再移动，以免擦伤皮肤。

2. 注意节力原则，操作时照护者应两足分开以扩大支撑面，屈膝保持身体稳定性，翻身时尽量让患者靠近照护者，以减小阻力。

3. 对于有引流管、输液装置等特殊情况者，移动时应妥当安置，移动后仔细检查管道是否脱落或受压阻塞。

二、床 – 轮椅转移

对于不能行走但能坐起，病情许可，需要保存能量的老年人，往往需要借助轮椅进行检查、治疗或室外活动等。照护者应协助老年人从床上移动到轮椅，并做到安全使用轮椅。

（一）评估

1. 使用轮椅前应评估老年人的一般情况、体重、病情、身体有无留置管道（如引流管、输液装置等）、躯体活动能力，以及理解合作程度等，根据老年人状况选择适宜的轮椅。

2. 使用前还应检查轮椅的性能是否良好。

（二）方法

1. 放置轮椅使椅背与床尾平齐，椅面朝向床头，车闸制动，翻起脚踏板。

2. 扶助老年人在床沿坐稳，老年人双手环绕照护者的脖子，呈前倾姿势。照护者双手交叉置于老年人的腰部（后背），以照护者身体为轴转动，顺势将老年人稳妥地移至轮椅或椅子上。如果老年人健侧上肢有力，可嘱老年人用靠近轮椅的健侧手，扶住轮椅外侧扶手，照护者用腿抵住老年人患侧膝部，协助其转身坐入轮椅。

3. 将老年人双足置于脚踏板上，嘱其扶好轮椅扶手，勿向前倾。将老年人身体向后移动，使身体坐满轮椅座位，头和背向后靠，并抓紧扶手，以免发生意外。

4. 关于运送，要点如下：

（1）如外出需要包裹毛毯时，将毛毯上端边向外翻折 10cm，围在老年人颈部并用别针固定，将毛毯围裹双臂做成两个袖筒，并用别针固定在腕部，再用毛毯将身体其他部位包好。整理好床单元后即可推轮椅外出。

（2）推轮椅上台阶：照护者脚踩轮椅后侧的杠杆，向下压住把手，抬起前轮，放上台阶，再以两个前轮为支点，双手抬高车把，抬起后轮，平稳移上台阶。

（3）推轮椅下台阶：照护者背向台阶，叮嘱老年人抓好扶手，抬起把手轻轻放下驱动轮，以两后轮为支点，将前轮移下台阶。

（4）推轮椅下坡：调转轮椅方向，背向前进方向，将轮椅倒退下行，照护者面对轮椅控制速度，缓慢下坡。

（5）推轮椅上下电梯：背向前进方向上下电梯。进入电梯后，及时拉紧车闸，固定轮椅；出电梯时，先松车闸，背对电梯门出电梯。进出电梯时需缓慢并及时提醒告知老年人。

（三）注意事项

1. 推轮椅行进过程中，要注意观察道路情况，密切观察老年人的情况，询问其有无不适症状。

2. 要平稳移动轮椅，避免突然加速、减速和改变方向，避免较大的震荡。

3. 使用轮椅过程中，应注意与老年人交流，说明前进方向。

4. 运送过程中应嘱老年人抓紧扶手，勿向前倾。扶助老年人将身体向后移动，尽量坐满轮椅。

三、床 – 平车转移

对神志不清、有严重功能障碍等症状，无法自己移动的老年人外出检查、治疗时，需要平车运送。照护者应协助老年人从床上移动到平车，并做到安全使用平车。

（一）评估

使用平车时，应先评估老年人的躯体活动情况、体重、意识状态、病情、理解与合作程度等；检查平车性能是否良好。

（二）方法

根据老年人的具体情况，选择合适的转移方法。

1. 挪动法　用于病情许可，能在床上配合动作者。照护者先移开床旁桌、椅，松开盖被。将平车平行紧靠床边，大轮靠近床头，扳制动闸使平车制动。照护者在旁抵住平车，协助老年人按上身、臀部、下肢顺序向平车挪动（回床时先帮助挪下肢，再挪动上半身），用棉被包裹老年人，先盖住脚部，然后两侧，露出头部。

2. 单人搬运法　用于病情许可，体重较轻者。照护者将铺上棉被的平车推至床旁，大轮端靠近床尾，使平车与床成钝角，制动平车，松开盖被。照护者抱住老年人的肩部和臀部，老年人的双臂过照护者的肩部，两手交叉于照护者颈后。照护者抱住老年人轻轻放在车上，盖好棉被。

3. 两人搬运法　用于不能自行活动，体重较重者。照护者将铺上棉被的平车推至床尾，使平车与床尾成钝角，松开盖被，把老年人上肢交叉于胸前。两人搬运时，照护者甲托住老年人的颈部与腰部，照护者乙托住老年人臀部与腘窝、腿部，然后同时抬起老年人，并使老年人身体尽量靠近照护者身体，移动老年人至平车上，盖好棉被。

4. 三人搬运法　适用于不能自行活动、体重超重的老年人。将平车推至床旁，平车头端靠近床尾，使平车与床尾成钝角，制动平车。松开盖被，照护者甲、乙、丙三人站在床同侧，协助老年人将上肢交叉于胸前，照护者甲托住老年人的头、颈、肩部，照护者乙托住老年人的背、腰、臀部，照护者丙托住老年人的膝部及双足。三人同时抬起老年人至近侧床沿，使老年人身体尽量靠近照护者身体，三人步调协调一致，平稳地向平车移动，将老年人放于平车中央，盖好盖被。

5. 四人搬运法　适用于病情危重或颈椎、腰椎骨折者。移开床头桌椅，将结实的中单平铺在老年人身下腰部、臀部的部位，平车与床靠紧，平车头端靠近床头，将闸制动。照护者甲站于床头，托住老年人的头、颈、肩部；照护者乙站在床尾托住老年人的两腿；丙、丁分别站于床侧及平车侧，将中单卷至老年人身旁，双手紧紧抓住中单四角，由甲发出口令，四人同时将老年人抬起，平稳地移到平车中央，盖好盖被。

6. 运送　松开平车制动闸，推老年人到目的地。推送过程中应注意：

（1）照护者应位于老年人头部，随时注意老年人可能出现的各种情况。

（2）平车小轮端在前，转弯灵活，速度不可过快。

（3）上下坡时，老年人头部应位于高处，减轻其不适，并嘱老年人抓紧扶手，以保证其安全。

（4）进出门时，避免碰撞房门。

（5）保持输液管道、引流管通畅。

（6）颅脑损伤、颌面部外伤和昏迷患者，应将头偏向一侧；搬运颈椎损伤的患者时，头部应保持中立位。

（三）注意事项

1. 搬运时，注意动作轻稳、准确，确保患者安全、舒适。

2. 搬运过程中，注意观察老年人的病情变化，避免引起并发症。

3. 保证老年人的持续性治疗不受影响。

第四节　安全防护

在老年人的照护中，需评估老年人的安全需要，对意识模糊、躁动、行动不便等具有潜在安全隐患的老年人，综合考虑老年人的生理、心理及社会需求，可采取必要的安全防护措施，确保老年人的安全，提高老年人的生活质量。

一、保护具的应用

保护具是用来限制照护对象身体某部位的活动，以达到维护照护对象安全与治疗效果的各种器具。

（一）床挡

床挡主要用于预防照护对象坠床。常见有多功能床挡、半自动床挡及围栏式床挡。对于体质虚弱、意识不清、肢体活动不灵活等自理缺陷的老年人，经常会因翻身等床上活动有坠床的危险。床挡的应用能够有效地避免老年人躯体暴露或坠落，确保老年人安全，是一种安全有效的保护用具。

（二）约束带

约束带主要用于保护躁动的老年人，限制其身体或约束失控肢体活动，防止老年人自伤或坠床。根据部位的不同，约束带可分为肩部约束带、手肘约束带或肘部保护器、约束手套、约束衣及膝部约束带等。

1. 宽绷带　常用于固定手腕及踝部。使用时，先用棉垫包裹手腕部或踝部，再用宽绷带打成双套结，套在棉垫外，稍拉紧，确保肢体不脱出，松紧以不影响血液循环为宜，然后将绷带系于床沿。

2. 肩部约束带　用于固定肩部，限制老年人坐起。肩部约束带用宽布制成，宽 8cm，长 120cm，一端制成袖筒。使用时，将袖筒套于老年人两侧肩部，腋窝衬棉垫。两袖筒上的细带在胸前打结固定，将两条较宽的长带系于床头。必要时亦可将枕横立于床头，将大单斜折成长条，作为肩部约束。

3. 膝部约束带　用于固定膝部，限制老年人下肢活动。膝部约束带用宽布制成，宽 10cm，长 250cm，宽带中部相距 15cm，分别钉两条双头带。使用时两膝之间衬棉垫，将约束带横放于两膝上，宽带下的两头带各固定一侧膝关节，然后将宽带两端系于床沿。亦可用大单进行膝部固定。

4. 尼龙搭扣约束带　用于固定手腕、上臂、踝部及膝部。操作简便、安全，便于洗涤和消毒。约束带由宽布和尼龙搭扣制成。使用时，将约束带置于关节处，被约束部位衬棉垫，松紧适宜，后将带子系于床沿。

（三）支被架

支被架主要用于肢体瘫痪或极度衰弱的老年人，防止盖被压迫肢体而造成不舒适或足下垂等并发症。也可用于灼伤照护对象采用暴露疗法需保暖时。使用时，将支被架罩于防止受压的部位，盖好盖被。

（四）保护具使用注意事项

1.使用保护具时，应保持肢体及各关节处于功能位，协助患者经常更换体位，保证患者的安全、舒适。

2.使用约束带时，首先应取得患者及家属的知情同意。使用时，约束带下须垫衬垫，固定松紧适宜，并定时松解，每 2 小时放松约束带一次。注意观察受约束部位的末梢循环情况，每 15 分钟观察一次，发现异常及时处理。必要时进行局部按摩，促进血液循环。

3.确保老年人能随时与照护人员取得联系，保障老年人的安全。

4.记录使用保护具的原因、时间、观察结果、相应的护理措施及解除约束的时间。

二、辅助器具的使用

辅助器具是为老年人提供保持身体平衡与身体支持物的器材，辅助身体残障或因疾病、高龄而行动不便者进行活动，以保障老年人的安全。

（一）手杖

手杖是一种手握式的辅助用具，常用于不能完全负重的残障者或老年人。手杖应由健侧手臂用力握住。手杖可为木制或金属制。木制手杖长短不能调整；金属制手杖可依身高来调整。手杖的底端可为单脚形或四脚形，见图 4-1。四脚形的手杖比单脚形的支持力和支撑面积大，因此较为稳定。

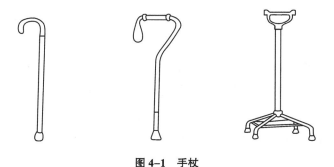

图 4-1　手杖

1.手杖长度的选择　需符合以下原则：①肘部在负重时能稍微弯曲。②手柄适于抓握，弯曲部与髋部同高，手握手柄时感觉舒适。

2.手杖的使用方法

（1）选择合适照护对象的手杖类型。

（2）调节手杖高度，应是手臂下垂时从地面到手腕的高度。

（3）使用手杖时，肘弯曲角度以 150° 为宜。手杖下端着力点在同侧足旁 15cm 处。

（4）为照护对象选择质地柔软的服装和舒适防滑的鞋子，便于其行走。

（5）协助照护对象活动肢体，尤其是下肢，做好站立和行走的准备。

（6）向照护对象说明，行走时步调与手杖配合，协助练习步态协调性及膝部抬起的高度。

（二）拐杖或腋杖

用于支撑体重、保持平衡、锻炼肌力、辅助行走。适用于下肢骨折、下肢无力、平衡障碍的老年人。拐杖的使用方法：

1. 根据照护对象的具体情况选择使用单侧或双侧拐杖。

2. 检查拐杖，确保其性能良好。

3. 调节拐杖高度，以照护对象身高的 77% 为宜（或站立时拐杖上端到腋窝下 3 ～ 4 横指的高度），下端着地点为同侧足前外方 10cm 处。拐杖上端接触腋窝处要有软垫，下端要有防滑橡胶帽。

4. 为照护对象选择质地柔软的服装和舒适防滑的鞋子，便于照护对象行走。

5. 协助照护对象活动肢体，尤其是下肢，做好站立和行走的准备。

6. 上下楼梯时，如高龄老年人一侧肢体不灵便的，可以采取以下方法上下楼。

上楼梯：健手持拐杖，站稳→拐杖上台阶→健腿上台阶→患腿跟上。

下楼梯：健手持拐杖，站稳→拐杖下台阶→患腿下台阶→健腿跟上。

（三）助行器的使用

助行器适用于肌张力弱、行走时稳定性差，但有判断力和较好的视力，在助行器的支持下能够行走，不会发生危险的老年人。

1. 助行器的种类及适用对象

（1）四轮式助行器　适用于迈步有困难的老年人。因有轮子，可随时拉动到床旁，让老年人缓慢移至助行器。但由于轮子容易滑动，用力方向不对时，老年人有可能扑出而发生危险，要特别注意。

（2）提抬式助行器　与四轮式助行器相比，提抬式助行器稳定性强，行走时老年人要提起助行器放到自己正前方的适宜位置，再向前移动身体。站立时具有稳定性的老年人才可应用此种助行器。

（3）两轮式助行器　介于四轮式助行器和提抬式步行器之间，取以上两种步行器的优点，行走时先使用轮子部分将助行器前移，身体移动时用助行器的支点着地，既具有稳定性，也方便推移。

（4）交替式助行器　可以扶架左右交替移动向前，交替迈步。适用于下肢肌力弱，平衡功能较差的老年人。

2. 助行器的使用方法

（1）根据老年人的身高和需要调节助行器高度，一般以老年人上臂弯曲 90° 为宜。检查助行器是否完好，连接处有无松动。

（2）老年人平稳站立后，将前臂放在扶手上支撑部分体重，身体略向前倾。身体平衡后再小幅度缓慢步行。老年人提起助行器放在前方，向前迈一步，落在助行器两后足连线水平附近，如一侧下肢肌力较弱则先迈弱侧下肢，后迈另一侧下肢。

3. 助行器使用的注意事项

（1）使用助行器时要循序渐进，逐步适应。

（2）不要在地面不平整的场所使用，以免发生危险。

（3）使用有轮助行器时，如果身体重量过度向前推，助行器会向前滑动失去平衡，使照护对象跌倒，使用时要特别注意。

（4）开始使用时，应有照护者站在照护对象身侧，帮助其掌握平衡，一旦照护对象身体失衡，要马上搀扶。

三、声光门铃的使用

声光门铃主要是被运用到听力下降而视力尚可的高龄老年人家庭中。当门铃被按响时，它在响铃（音乐声）的同时，还能发出闪烁的灯光，即使老年人听不到门铃声，却可以通过灯光知道有客人来访，解决了普通门铃的不足，不再由于听不到敲门声而耽误许多重要的事情，或引起不必要的麻烦。

声光门铃的使用注意事项：

1. 如家中购置的是安装电池或锂电池的声光门铃，照护者需定期更换电池或给电池充电，以防因电量不足而使声光门铃无法正常工作。

2. 照护者将声光门铃的几个接收器安装或放置在老年人经常活动的房间，如客厅、卧室和厨房，也可以将其中的一个接收器让老年人随身携带，以便老年人不会错过每一个"铃声"。

3. 如声光门铃是多功能的，照护者可根据老年人的喜好调节声光门铃铃声的长短和闪烁灯光的亮度和频率；如带有震动功能的，还可将其中的一个接收器放在枕头下，当老年人睡觉时也可通过震动的方式将老年人唤醒（此项功能根据高龄老年人各自的身体状况选择性地使用）。

● 案例分析

回顾本章案例：李爷爷患糖尿病 10 年，有睡前饮水的习惯，近 1 个月来自诉复视，偶尔有眩晕感。夜间如厕时，因踩到卫生间门口放置的吸水门垫而跌倒。跌倒占据老年人意外伤害事件的首位，作为老年照护人员，要对老年人居家环境进行适老化安全评估，尤其是能够引起老年人跌倒、烫伤等意外事件发生的因素，并及时进行改造。本案例中，需要更换卫生间门口的地垫为防滑材质的门垫，且需要定期评估其老旧程度并及时更换。同时由于老年人本身视力减弱，暗适应时间延长，需要保证走廊和厕所的灯光，在不妨碍睡眠的情况下可安装地灯，以保证老年人夜间安全。此外，还需要对李爷爷进行视力方面疾病的诊察，对其睡前饮水的习惯进行宣教。

［本章小结］

本章重点介绍了老年人居家、社区及养老机构适老化环境安全照护设置要求，老年人体位照护与移动照护等相关内容，同时也介绍了老年人安全防护常用保护具的使用及各种辅助器具的使用方法和注意事项。

［思考题］

1. 老年人居家环境适老化改造要求有哪些？

2. 老年人保护具使用的注意事项有哪些？

3. 老年人助行器使用的注意事项有哪些？

第五章　生活照护

扫一扫，查阅本章数字资源，含PPT等

【学习要求】

1. 掌握老年人清洁、饮食、排泄、休息与睡眠、参与社会活动的照护。
2. 熟悉老年人清洁、饮食、排泄、休息与睡眠、参与社会活动的特点及评估方法。
3. 了解清洁、饮食、排泄、休息与睡眠、社会活动的相关概念及意义。

✈ 案例导入

杨某，女，72岁，高血压病史10年，能够坚持服降压药，血压维持在正常水平。半年前老伴因病去世，6天前入住养老机构。入住后，杨奶奶很少外出活动、食欲不振、精神欠佳，常常难以入睡且夜间经常醒来。今日，杨奶奶进食时感觉口腔疼痛和腹部胀痛，经检查发现，杨奶奶口腔有溃疡并且有臭味，进一步询问得知，杨奶奶近3日排便次数减少、排便困难，排便时粪便干结坚硬，呈粒状。

作为照护人员，如何及时评估杨奶奶的清洁、饮食、排泄、休息与睡眠及参与社会活动的情况？如何根据杨奶奶的需求，给予恰当有效的照护？

伴随着人体老化，老年人在维持生命活动所必需的清洁、饮食、排泄、睡眠、社会活动等生理需求的能力随之下降。因此，满足生理需求的照护，是老年人最重要也是最基础的照护内容。

第一节　清洁照护

一、口腔清洁

口腔由牙齿、牙龈、舌、颊、软腭、硬腭组成，具有发音、咀嚼、吞咽、分泌唾液、消化食物等功能。口腔的温湿度和食物残渣适宜微生物繁殖，如口腔清洁不及时会引起口臭、局部炎症、溃疡等，影响食欲和消化功能。口腔清洁照护可清除口腔异味、增加舒适感，促进食欲、保持口腔正常的功能，减少口腔感染，从而维护老年人身体健康。

（一）评估

1. 口腔情况

（1）口唇　色泽、湿润度，有无干裂、出血等。

（2）牙齿　牙齿数量是否齐全，有无松动、龋齿、牙结石、牙垢、义齿等。

（3）牙龈　牙龈的颜色，有无溃疡、肿胀、萎缩或出血等。

（4）口腔黏膜　口腔黏膜的颜色、完整性，有无溃疡、疱疹等。

（5）舌　颜色、湿润度，有无溃疡、肿胀及齿痕等。

（6）腭部　悬雍垂、扁桃体：有无肿胀，有无异常分泌物等。

（7）口腔气味　有无异常气味，如氨臭味、烂苹果味等。

2. 身体情况及自理能力　评估老年人有无活动障碍、肢体偏瘫等，活动能力、自理能力、口腔清洁习惯。

（二）口腔清洁指导

应了解老年人口腔卫生情况，有针对性地为老年人进行健康宣教，指导其养成良好的口腔卫生习惯。如每日晨起、临睡前刷牙，餐后漱口，少进甜食，口腔干燥时多饮水等。

1. 牙具的选择　应选刷头小，刷毛柔软的牙刷，牙刷每3个月更换一次。牙膏选用无腐蚀性的牙膏，也不宜常用一个品牌，应轮换使用。

2. 刷牙方法

（1）颤动法　将牙刷与牙齿成45°，刷头指向牙龈，使刷毛进入牙龈沟和牙缝内，做快速环形颤动，每次刷2～3颗牙齿，见图5-1。牙齿的内侧面及上下咬合面，用牙刷头以环形方式刷洗，见图5-1。

（2）竖刷法　将牙刷轻放于牙齿及牙龈沟上，沿齿缝上下刷洗，见图5-2。刷完牙齿后再由里向外刷洗舌面，每次刷牙时间不少于3秒。避免采用横刷法，此法易损伤牙体和牙周组织。

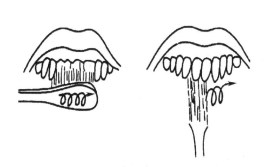

图5-1　颤动法

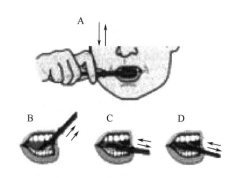

图5-2　竖刷法

3. 牙线使用　尼龙线、丝线、涤纶线均可用作牙线剔牙，餐后立即剔牙更好。将牙线两端分别缠绕双手食指或中指，以拉锯式进入牙间隙，拉住牙线两端呈"C"形，滑动牙线至牙龈边缘，绷紧牙线，前后移动，见图5-3。

4. 义齿的清洁　义齿需要每天清洁。有活动义齿的老年人，为保证良好的口腔外观和咀嚼

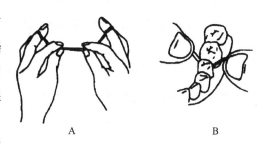

图5-3　牙线剔牙法

功能，义齿日间佩戴，晚间取下，并按摩牙龈。每天至少清洁义齿2次（早上佩戴前和晚上临睡前），义齿取下后按正确的刷牙方法刷洗，然后用清水冲净，老年人漱口后再戴上。暂时不

戴的义齿，浸泡于贴有标签的加盖冷开水杯（30℃以下）保存，每日换水一次，义齿不可浸泡于热水或乙醇等消毒液中，以免变色、变形和老化。

二、头发清洁

头发清洁可维护老年人良好的个人形象；经常梳头可以促进人体头部血液循环，促进头发生长；梳头洗头还可除去污秽，减少感染的机会；照护人员应评估老年人的身体情况，帮助老年人进行头发清洁照护。

（一）头发与头皮评估

头发的分布、光泽、疏密度、清洁度等；头皮有无皮屑、抓痕、损伤、瘙痒、感染等。

（二）身体情况及自理能力评估

有无活动障碍、肢体偏瘫等；老年人的活动能力、自理能力；老年人的梳头、洗头习惯等。

三、皮肤清洁

皮肤清洁照护可以去除皮肤污垢、消除疲劳，促进血液循环，提高皮肤新陈代谢和增强皮肤抵抗能力，还可以改善睡眠，维护老年人的形象与自尊。

（一）皮肤评估

1. 颜色　有无苍白、发绀、发红、黄疸、色素沉着等。

2. 温度　皮温是否正常，有无发热或冰冷。

3. 弹性　是否良好，有无水肿、干燥、皱纹等。

4. 感觉　对冷、热、触、痛的感觉是否正常，有无皮肤瘙痒等。

5. 完整性　有无破损、出血、皮疹、水疱、硬结等。

6. 清洁度　出汗及皮脂分泌情况、体表散发出来的气味等。

（二）身体情况及自理能力评估

意识状态、疾病情况，有无活动障碍、肢体偏瘫等；老年人的活动能力、自理能力等。

四、压疮预防与照护

压疮（也称压力性损伤）是指身体局部组织长期受压，血液循环障碍，局部组织持续缺血、缺氧、营养不良而导致的局限性组织损伤。压疮不仅会给老年人带来痛苦，加重病情，严重时还可发生继发性感染，引起败血症而危及生命。

（一）压疮发生的原因

垂直压力、摩擦力和剪切力等力学因素是引起压疮的主要原因，通常是 2～3 种力联合作用所致。局部潮湿、大小便失禁、活动受限、固定约束器械不当、营养不良等，也是引起压疮的重要因素。

（二）压疮的评估

照护人员应及时、动态、有效地评估压疮的危险因素，识别高危人群和易发部位，尽早干预，以预防压疮的发生。

1. 危险因素　通过采用 Braden 危险因素评估表对老年人压疮的危险因素进行评估，判断老年人发生压疮的危险程度。Braden 危险因素评估表总分值范围为 6 ～ 23 分，评分越低，则表示发生压疮的危险性越高；评分 ≤ 18 分，表示易发生压疮。具体见表 5-1。

表 5-1 Braden 危险因素评估表

项目／分值	1	2	3	4
感觉：对压力相关不适的感受能力	完全受限	非常受限	轻度受限	未受损
潮湿：皮肤暴露于潮湿环境的程度	持续潮湿	潮湿	有时潮湿	很少潮湿
活动力：身体活动程度	限制卧床	坐位	偶尔行走	经常行走
移动力：改变和控制体位的能力	完全无法移动	严重受限	轻度受限	未受限
营养：日常食物摄取状态	非常差	可能缺乏	充足	丰富
摩擦力和剪切力	有问题	有潜在问题	无明显问题	—

2. 高危人群 罹患神经系统疾病、脊髓损伤的老年人，身体衰弱、营养不良、肥胖、水肿、疼痛、发热、手术后、使用医疗器械等老年人。

3. 易发部位 长期受压及缺乏脂肪组织保护、无肌肉包裹或肌层较薄的骨隆突处。压疮易发部位见图 5-4。

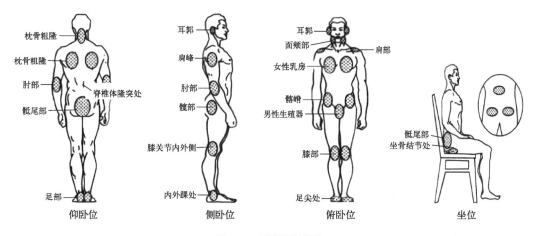

图 5-4 压疮易发部位

（三）压疮的预防

1. 做好全面评估 特别应注意对压疮发生的高危人群做好全面评估，及早发现并消除压疮发生的危险因素。

2. 避免局部长期受压 鼓励和协助老年人经常更换卧位，每 2 小时翻身一次，必要时每 30 分钟翻身一次。

3. 避免皮肤受刺激 保持皮肤清洁干燥，并保持床单干燥、平整；使用皮肤保护用品。

4. 促进局部血液循环 协助卧床老年人进行关节运动，并采用红外线等照射。

5. 健康教育 告知老年人压疮的危害，并指导其翻身技巧，预防皮肤损伤，改善营养状况，鼓励其下床活动。

（四）压疮的分期和临床表现

依据美国国家压力性损伤咨询委员会和欧洲压力性损伤咨询委员会压力性损伤分类系统，压疮可分为 1 ～ 4 期、深部组织损伤和不可分期。

1 期：皮肤完整性未破坏，仅出现暂时性血液循环障碍，为可逆性改变。表现为红、肿、热、痛或麻木，出现压之不褪色红斑。

2 期：部分皮层损伤伴真皮层暴露。受压部位呈紫红色，皮下产生结节，常有水疱，水疱破溃后显露潮湿、红润的创面，有痛感。

3 期：全层皮肤破坏，可见皮下脂肪，但骨头、肌腱、肌肉未外露，可有腐肉，可有潜行和窦道。

4 期：全层皮肤和组织缺损，伴骨骼、肌腱、肌肉外露。创面基底部可有腐肉或焦痂，常有潜行和窦道。严重者引起脓毒败血症，危及生命。

深部组织损伤：局部皮肤完整或破损，局部出现持续的指压不变白，皮肤颜色为紫色、褐红色，或导致充血的水疱。与周围组织比较，这些受损区域的软组织可能有疼痛、硬块、有黏糊状的渗出、潮湿、发热或冰冷。

不可分期：全层组织缺失，溃疡底部有腐肉覆盖或焦痂附着，无法确认组织缺失程度。

（五）压疮的照护

1. 全身照护　积极治疗原发病，抗感染治疗。良好的营养是创面愈合的重要条件，因此，应增加蛋白质、维生素及微量元素的摄入。同时加强心理照护。

2. 局部照护　评估测量压疮的部位、创面，并根据压疮各期创面的特点采取针对性的照护。首先去除致病因素，保护局部皮肤，防止局部继续受压；根据压疮的分期，选择新型湿性敷料包（水凝胶敷料、透明膜敷料、水胶体敷料、藻酸盐类敷料、泡沫敷料等）；对于创面伤口，按外科清创换药法处理，清洁创面、祛腐生新，促进肉芽组织生长，并预防和控制感染。

五、相关技术

（一）协助老年人漱口

1. 实施步骤

（1）准备　照护人员着装整洁，洗手，备好物品（水杯 1 个、吸管 1 根、弯盘或小碗 1 个、毛巾 1 块，必要时备润唇膏）。

（2）核对解释　携用物至床旁，核对并解释以取得合作。

（3）体位安置　协助老年人侧卧，抬高头胸部或半坐位，使其面向照护人员；铺毛巾于老年人颌下及胸前部位，弯盘（小碗）置于口角旁。

（4）协助漱口　水杯盛 2/3 满漱口液，递到老年人口角旁，嘱老年人吸入后紧闭双唇，用力鼓动颊部，使漱口液在牙缝内外流动冲刷。吐漱口水至弯盘或小碗中，反复多次直至口腔清洁；用毛巾擦干口角，必要时涂润唇膏。

（5）整理用物　撤去用物，协助老年人摆好体位。

（6）洗手记录　七步法洗手；记录执行时间和效果。

2. 注意事项

（1）意识不清的老年人禁止漱口，以免引起误吸。

（2）协助老年人漱口时，避免淋湿被褥及衣物。

（3）每次含漱水不宜过多，避免发生呛咳和误吸。

（二）特殊口腔照护

特殊口腔照护是针对特殊的老年人（如高热、昏迷、危重、禁食、鼻饲、口腔疾患、术后、生活不能自理者），运用特殊的护理工具，采用合适的清洁溶液，为老年人清洁口腔的方法。一般每日 2～3 次，可酌情增加次数。

1. 实施步骤

（1）准备　照护人员着装整洁，洗手，治疗盘内盛治疗碗（内盛浸有清洁溶液的无菌棉球数个、弯血管钳、镊子、压舌板）、弯盘、杯子（盛温开水）、吸水管、手电筒、棉签、治疗巾、清洁溶液，见表 5-2，必要时备张口器，或一次性口腔护理包。

表 5-2　常用口腔清洁溶液的选择

漱口溶液	作用
0.9% 氯化钠溶液	清洁口腔，预防感染
朵贝尔氏溶液（复方硼酸溶液）	轻度抑菌，除臭
0.02% 呋喃西林溶液	清洁口腔，广谱抗菌
1%～3% 过氧化氢溶液	抗菌除臭，用于感染、溃疡、出血者
1%～4% 碳酸氢钠溶液	碱性溶液，用于真菌感染
2%～3% 硼酸溶液	清洁口腔，酸性防腐剂，抑菌
0.1% 醋酸溶液	用于铜绿假单胞菌感染
0.08% 甲硝唑溶液	用于厌氧菌感染

（2）核对解释　携用物至床旁，核对并解释以取得合作。

（3）体位安置　协助老年人侧卧或仰卧，头侧向照护人员；铺治疗巾于老年人颌下及胸前部位，弯盘置于口角旁。

（4）润唇漱口　湿润口唇。协助老年人用温水漱口，昏迷者禁忌漱口。

（5）检查口腔　嘱老年人张口（昏迷者用张口器协助张口），照护人员一手持压舌板撑开颊部，另一手持手电筒，观察口腔情况。

（6）擦洗口腔　清点棉球，用弯血管钳夹紧棉球，拧干擦拭，昏迷者用张口器协助张口。按如下顺序擦洗：①牙齿外侧面：嘱老年人咬合上下牙齿，用压舌板轻轻撑开左侧颊部，用弯血管钳夹紧棉球由磨牙向门齿纵向擦洗，同法擦洗右侧。②牙齿内侧面及上下咬合面：嘱老年人张口，依次擦洗左牙上内侧面、左上咬合面、左下内侧面、左下咬合面，同法擦洗右侧。③颊部：用压舌板轻轻撑开颊部，弧形擦洗颊部。④硬腭及舌部：由内向外弧形擦洗硬腭部，由内向外纵向擦洗舌面，嘱其抬起舌尖，擦洗舌下，勿触及咽喉部，以免引起恶心。⑤擦洗完毕再次清点棉球，勿遗留在口腔中。

（7）漱口涂药　协助神志清醒老年人漱口，撤去弯盘，擦干面颊；再次观察口腔，按需涂药，口唇干裂涂润唇膏。

（8）整理用物　撤去用物，协助老年人取舒适体位。

（9）洗手记录　七步法洗手；记录执行时间和效果。

2. 注意事项

（1）擦洗时动作轻柔，防止损伤黏膜及牙龈，特别是对凝血功能不良的老年人。

（2）昏迷老年人禁忌漱口，用张口器应从臼齿处放入，以免损伤牙齿。擦洗时夹紧棉球，每次夹一个，防止棉球遗留在口腔内；棉球不可过湿，以防溶液吸入呼吸道。

（3）如老年人有传染性疾病，用物按照消毒隔离原则进行处理。

（三）梳理头发

1. 实施步骤

（1）准备　照护人员着装整洁，洗手，备好用物（梳子、治疗巾、30% 乙醇或护发精油、橡皮圈数个、纸袋 1 个）。

（2）核对解释　携用物至床旁，核对并解释以取得合作。

（3）体位安置　老年人取坐位或半坐卧位，铺治疗巾于肩上；卧床老年人，铺治疗巾于枕头上。

（4）梳头编辫　将头发散开，照护人员一手压住发根，另一手由发根梳至发梢。如长发打结时，可将头发绕在手指上梳理，如头发纠集成团，可用 30% 乙醇（护发精油）湿润后，再小心梳理；根据老年人需要编辫或扎成束。

（5）整理用物　将脱落的头发置于纸袋中，撤去用物；协助老年人摆好体位。

（6）洗手记录　七步法洗手；记录执行时间和效果。

2. 注意事项

（1）头发梳理动作轻柔，避免强行梳理，造成老年人疼痛。

（2）梳头过程中，注意观察老年人头皮、头发情况，发现异常及时处理。

（3）梳头时按摩头皮，促进头部血液循环，可起到健脑安神的作用。

（四）床上洗发

1. 实施步骤

（1）准备　照护人员着装整洁，洗手，治疗盘内盛放橡胶单、浴巾 1 条、毛巾 2 条、眼罩（或纱块）、棉球 2 个、弯盘、别针、洗发液、梳子、30% 乙醇、纸袋、小镜子；热水桶（内盛 40～45℃热水）、量杯、污水桶、电吹风。叩杯法洗头备脸盆（水杯叩中间，垫上折叠的方巾）或马蹄形垫、洗头车等工具。

（2）核对解释　携用物至床旁，核对并解释以取得合作。

（3）体位安置　垫橡胶单及浴巾于枕上，松开老年人衣领向内反折，将毛巾围于颈部，用别针固定。协助老年人头部斜卧于床沿，移枕于肩下，置洗头器于头颈部。

（4）保护眼耳　用棉球塞双耳，戴眼罩或用纱块遮盖双眼。

（5）清洁头发　松开头发，试水温，询问老年人感觉，然后充分湿润头发，涂擦洗发液，指腹按摩头皮，从发际到头顶，到两侧，再轻轻将老年人头部侧向一边，揉搓后枕部。如此反复揉搓，用温水冲净，将脱落的头发放入纸袋。

（6）擦干梳理　取下颈部毛巾包住头发，撤去耳内棉球、眼罩，擦干面部和头发。撤去洗头用具，电吹风吹干头发，梳理发型。

（7）整理用物　清理用物，协助老年人取舒适卧位。

（8）洗手记录　七步法洗手；记录执行时间和效果。

2. 注意事项

（1）鼓励和协助老年人洗发，洗发时力量适中，避免损伤头皮；时间不宜过长，以免引起老年人头部不适及疲劳。

（2）洗发时室温和水温适宜，防止水流入眼及耳内，避免沾湿衣服和床铺。

（3）洗发时观察老年人病情变化，如有异常应停止操作，及时处理。衰弱老年人不宜洗发。

（五）淋浴或盆浴

适用于全身情况良好、能自理的老年人。

1. 实施步骤

（1）准备　照护人员着装整洁，洗手，调节室温至24～26℃，浴室内设有信号铃、扶手。备好沐浴液或浴皂（弱碱性）、毛巾、浴巾、清洁衣裤、洗澡椅或盆等。

（2）解释　向老年人交代有关事项，如信号铃的使用方法、水温调节方法、不用湿手触摸电源开关等。调节水温至40～45℃。

（3）护送　携带用物送老年人入浴室，浴室勿闩门，以防老年人发生意外时能及时入内。

（4）脱衣洗浴　根据需要协助老年人脱衣裤，坐稳；老年人开始淋浴或盆浴；清洁衣裤妥善放置。注意老年人进入浴室时间，若时间过久应予询问，防止发生意外。

（5）协助沐浴　如老年人需要协助时，照护人员应进入浴室，帮助其淋浴或盆浴。

（6）整理用物　清洗换下的衣裤、毛巾、浴巾；开窗通风，擦干地面。

（7）洗手记录　七步法洗手；记录执行时间和效果。

2. 注意事项

（1）饭后1小时才能沐浴，以免影响消化。

（2）照护人员协助老年人沐浴，防止受凉、晕厥、烫伤、滑跌等意外情况发生。

（六）床上擦浴

适用于生活不能自理、活动受限、长期卧床的老年人。

1. 实施步骤

（1）准备　照护人员着装整洁，洗手，关闭门窗、备屏风或拉好床帘、调节室温至24～26℃。准备水盆3个，清洁衣裤，大毛巾、小毛巾各2条，一次性治疗巾，一次性手套，浴皂或沐浴露（弱碱性），暖瓶（40～45℃温水）等。

（2）核对解释　携用物至床旁，核对并解释以取得合作；按需要给予便盆。

（3）擦洗面部　水盆倒入热水2/3满。将浴巾围于老年人颈下。将小毛巾沾湿拧干，包裹于手上，依次擦洗老年人眼部（从内眦擦向外眦）、额部、鼻部、两颊、唇周、耳后、颈部。重复擦洗一遍，注意擦净皮肤皱褶处。

（4）擦洗上肢　协助脱衣，浴巾半铺半盖于上肢，用涂有浴皂的湿毛巾由远心端向近心端擦洗，湿毛巾擦去浴皂，再用湿毛巾擦洗至干净，最后用浴巾边按摩边擦干。同法擦洗另一侧。

（5）擦胸腹背部　换水，保持水温。铺浴巾于胸腹部，同擦洗上肢的方法擦洗，环形擦洗乳房，再环形擦洗腹部，注意脐部清洁。背部擦洗：协助老年人侧卧，背向照护人员，浴巾半铺半盖于背臀部，擦洗后颈、背部、臀部。擦干净后按摩背部。协助老年人平卧更换清洁衣服。

（6）擦洗下肢　协助脱裤，保持水温，按需换水。浴巾半铺半盖于下肢，一手固定老年人踝关节处成屈膝状，从远心端向近心端擦拭（同上肢擦拭法）。同法擦洗另一侧。

（7）擦洗会阴　换盆、换热水。屈膝外展，远侧腿盖盖被，近侧腿盖浴巾，臀下垫一次性治疗巾，照护人员戴一次性手套，用专用毛巾擦洗会阴部数遍，直至局部清洁。盖上被子，撤去一次性治疗巾及浴巾。照护人员脱手套，洗手。

（8）清洗足部　换盆、换热水。协助老年人屈膝，膝下垫浴巾，水盆下垫一次性治疗巾，将双足放入水盆泡洗，洗净擦干，按需修剪指甲。协助老年人更换清洁裤子。

（9）整理用物　倾倒污水，清洗衣裤、毛巾、浴巾；开窗通风。

（10）洗手记录　七步法洗手；记录执行时间和效果。

2. 注意事项

（1）操作时关心保护老年人，动作轻柔迅速，减少老年人的翻动和暴露，防止受凉、烫伤、坠床等。

（2）注意观察病情变化，如出现寒战、面色苍白等变化时，应立即停止擦洗并处理。

（3）掌握毛巾擦洗步骤：先用涂浴皂的湿毛巾擦洗，再用湿毛巾擦净浴皂，最后用湿毛巾擦净，浴巾按摩擦干。

（七）协助老年人更衣

照护人员评估老年人的身体状况、自理能力、生活习惯等，协助老年人更衣。

1. 实施步骤

（1）准备　照护人员着装整洁，洗手，备好清洁衣物。

（2）核对、解释　携用物至床旁，核对并解释以取得合作。

（3）更换衣服　协助老年人取坐位或半坐位。①开襟衫：为老年人解衣扣，衣领向下拉，露出双肩，脱一侧衣袖，将衣服从背后绕到另一侧，脱衣袖，展开清洁的上衣辨别衣身、衣袖，从一侧袖口端套入手臂，握住老年人手部套入衣袖，拉至肩部，嘱老年人身体稍前倾，捏住衣领将衣身从背后展开，将另一侧手臂向斜下或斜上方伸入衣袖，将衣身部分抚平，整理衣领。②套头衫：将老年人套头衫的下端向上拉至胸部，一手扶住老年人肩部，另一手从背后向前脱下衣身部分，拉住近侧衣袖口，脱衣袖，同法脱另一侧衣袖，辨别套头衫前后面，一手从袖口处伸入衣身开口处，握住老年人手腕，将衣袖套入老年人手臂，同法穿好另一侧，双手握住衣身下沿至领口开口处，套过老年人头部，将衣身向下拉平整。

（4）更换裤子　协助老年人呈仰卧位，松开裤带。将其身体左倾，将裤子从右侧向下拉至臀下，再协助身体右倾，将裤子从左侧向下拉至臀下；嘱老年人屈膝，两手分别拉住两侧裤腰向下褪至膝部以下，分别抬起左右下肢，逐一脱出裤腿。取清洁裤子辨别正反面，一手从裤管口套入至裤腰开口处，轻握老年人脚踝，另一手将裤管向大腿提拉，同法穿上另一侧；嘱老年人屈膝，两手分别拉住两侧裤腰部分向上提拉至臀部。协助老年人身体左倾，将右侧裤腰部分向上拉至腰部，再协助身体右倾，将裤子左侧部分向上拉至腰部，系好裤带。

（5）整理用物　整理老年人衣裤、床单位，清洗换下的衣裤。

（6）洗手记录　七步法洗手；记录执行时间和效果。

2. 注意事项

（1）更衣时关心保护老年人，动作轻柔快捷，防止受凉、疼痛、损伤等。

（2）偏瘫老年人更衣应遵循：穿衣服先患侧后健侧，脱衣服先健侧后患侧。

第二节　饮食照护

一、老年人的营养需要

（一）能量

由于老年人基础代谢水平下降、活动减少，并伴有体内脂肪组织比例增加，其每日所需的总能量也应适当降低。因此，为了避免总能量的摄入高于能量代谢平衡的需要量，从而导致超重、肥胖等问题，需要控制老年人每日的能量摄入总量。相较青年人群，60～69岁的老年人所需的总能量减少20%，70岁以后减少30%。

（二）蛋白质

老年人体内蛋白质分解代谢增加，合成代谢减少，蛋白质的合成和吸收能力下降，容易出现负氮平衡。因此，需要较为丰富的蛋白质补充机体组织蛋白的消耗。然而，过剩的蛋白质又可加重老年人的消化系统及肾脏的代谢负担，因此，蛋白质的摄入应限制总量，保证质量。一般情况下，推荐老年人每日蛋白质摄入量为每千克体重1.0～1.2g，蛋白质供能占总能量的比例应为12%～14%。此外，要保证来自鱼、虾、禽类和大豆类食品的优质蛋白比例高于50%。

（三）脂肪

老年人胆汁酸分泌量减少、脂酶活性降低，会导致其对脂肪的代谢和消化能力下降，使体内脂肪组织占比增加。因此，摄入过多脂肪易使血脂升高，从而导致动脉粥样硬化的发生，增加患心脑血管疾病的风险。此外，脂肪摄入过多亦与结肠癌、乳腺癌等癌症的发生相关。然而，膳食脂肪是老年人必需脂肪酸和类脂的主要来源，摄入脂肪过少又将导致必需脂肪酸的缺乏，且影响脂溶性维生素的吸收，易出现干眼症、骨质疏松及皮肤疾病等。因此，老年人应摄入适量脂肪，保证脂肪供应的能量占总能量的20%～30%，但是要限制饱和脂肪酸的摄入（如猪、牛、羊等动物性脂肪），适当增加富含不饱和脂肪酸的植物油等。《中国居民膳食营养素参考摄入量》已取消了对每日膳食胆固醇摄入总量低于300mg的上限值，但对血脂偏高、患有心脑血管疾病或有家族史的高危人群，仍然需要适当控制膳食胆固醇的摄入。

（四）碳水化合物

碳水化合物又称糖类，是人体能量的主要来源，占总能量的50%～65%。老年人糖耐量水平低，胰岛素分泌少，血糖调节能力弱，故摄入过多碳水化合物容易导致血糖水平的升高。过多的糖在体内可转换为甘油三酯，继而导致血脂升高。相比葡萄糖、蔗糖而言，机体对果糖的利用率较高，对胰岛素的依赖性较小，且转换为脂肪的总量也较少。因此，果糖含量较为丰富的水果、蜂蜜等食物是老年人的理想糖原。

（五）矿物质

1.钙　受到户外活动减少等因素的影响，老年人合成维生素 D_3 的能力减弱，对钙的吸收能力下降，使钙的吸收利用率低于20%，老年人容易发生钙的负平衡，导致骨质疏松症。因此，应适当增加钙含量丰富的食物，如奶制品、豆制品、虾皮等。其中，牛奶中的钙吸收利用率很高。《中国居民膳食指南（2022）》推荐老年人每日钙的摄入量为 1g，每天饮用 300～400g 奶制品。

2. 铁   由于胃肠道功能下降、罹患各种慢性病，对铁的吸收、利用及储备不足等因素，导致老年人易发生铁缺乏。因此，老年人是缺铁性贫血的高发人群。我国对老年人摄入铁的参考值为 12mg/d。老年人应选择铁含量较高的食物，例如，动物肝脏、瘦肉、木耳、菠菜等。此外，食用富含维生素 C 的蔬果有利于铁的吸收，从而维持老年人的铁代谢平衡。

3. 其他   硒有助于提高老年人抗氧化能力，从而起到增强免疫功能和延缓衰老的作用；锌的缺乏可累及消化、中枢、免疫、骨骼等多系统，也与多种慢性病的发生密切相关；铬可协助胰岛素发挥作用，摄入不足会可导致葡萄糖耐量降低。因此，老年人应适当摄入富含以上微量元素的食物，例如，鸡蛋、牡蛎、动物内脏、海鲜、坚果等。此外，需限制老年人钠盐的摄入，采用低盐饮食。

（六）维生素

1. 维生素 A   可以起到保护视力、维持上皮细胞的形态完整和功能健全等作用，推荐老年人每日膳食维生素 A 的摄入量为男性 800μg，女性 700μg。

2. 维生素 D   老年人户外活动减少，经皮肤合成的维生素 D 量降低，另外老年人肝、肾功能的衰退导致转化为 1,25（OH）$_2$D$_3$ 活性形式的含量减少，易出现维生素 D 缺乏。因此，老年人可通过饮食调整或药物补充的方式增加维生素 D 的摄入，推荐老年人每日维生素 D 的摄入量应达到 15μg。

3. 维生素 E   具有较强的抗氧化、调节脂质代谢、降低血脂含量等作用。推荐老年人每日维生素 E 的摄入量为 14mg，但维生素 E 不宜大剂量补充，每日摄入量不宜超过 700mg。

4. 其他维生素   B 族维生素可增加老年人的食欲。维生素 C 有助于提高机体免疫力和预防动脉粥样硬化。因此，应保证老年人摄入充足的各类维生素，促进机体代谢平衡和提高对疾病的抵抗力。

（七）膳食纤维

膳食纤维能起到促进胃肠道蠕动、预防老年便秘、改善肠道菌群、促进消化吸收以及调节血糖、血脂代谢等作用；它还能对心脑血管疾病、糖尿病、癌症等慢性非传染性疾病的预防起到积极作用。因此，膳食纤维对维持老年健康非常重要。推荐老年人每日膳食纤维的摄入量为 30g。

（八）水

脱水是老年人群常见的营养问题，易被忽视但又很重要。受到长期卧床、活动受限以及药物的影响等，老年人常常会发生饮水不足、机体缺水等问题，继而导致压疮、跌倒及泌尿系统感染等问题，以及增加肾结石、膀胱癌、结肠癌等疾病的风险。但是，过多饮水也会增加心、肾负担。因此，老年人每日饮水量应控制在 30mL/kg 为宜。

二、老年人饮食原则

（一）平衡膳食

《中国老年人膳食指南（2022）》对 65 岁及以上老年人提出的首条核心推荐即为"食物品种丰富，动物性食物充足，常吃大豆制品"，还要做到"餐餐有蔬菜"。针对 80 岁以上高龄老年人，推荐"食物多样，多吃鱼禽肉蛋奶和豆，适量蔬菜配水果"。根据老年人的生理特点、健康状况、生活习惯等特征，老年人膳食应满足其营养与健康需要，膳食中能量、蛋白质、脂肪、矿物质及维生素需摄入量充足，搭配合理，比例适宜。应适当限制老年人饮食中总能量的摄入，增加富含某些重要营养素的食物，如富含优质蛋白的鱼、畜禽肉、蛋类、奶制品等，以及富含钙、铁、维生素的食物，如各种蔬果、木耳、海带、猪肝等。应尽可能选择不同种类的水果、动物性食品、奶类、豆类食物换着吃。

中医学主张杂食，认为饮食无所偏嗜才可使机体阴阳平衡，身体健壮。《黄帝内经》记载的"五谷为养，五果为助，五畜为益，五菜为充"的膳食原则与现代营养学的原则一致。老年人平衡膳食需注意丰富食物的品种，要做到粗粮与细粮搭配，动物性食物和植物性食物搭配，尽可能达到《中国居民膳食指南（2022）》中推荐的每天 12 种、每周 25 种食物的搭配要求，发挥食物间成分互补的协同作用。

（二）少量多餐

由于很多老年人存在牙齿缺损、消化功能下降等问题，容易出现早饱或食欲下降；加之老年人的肝糖原合成降低，贮存量下降，对低血糖的耐受力较差，易发生低血糖和感到饥饿。因此，老年人进食应做到饮食有节。宜少量多餐，根据老年人的身体情况及作息规律，定时定量用餐，不可过饱过饥或暴饮暴食，可采用三餐两点或三餐三点制。每次正餐供给的能量占全天总能量的 20%～25%，每次加餐提供 5%～10% 总能量。

（三）增进食欲

老年人的味觉、嗅觉、视觉等感官的灵敏度下降会影响他们的食欲。此外，长期患慢性病和服用药物也会引起食欲减退，导致营养不良。因此，可以采用不同的烹饪方式，尽量使食物的色、香、味俱全，既要尊重老年人的饮食习惯，也要遵循营养原则。此外，营造良好的就餐氛围，以及鼓励老年人与家人、亲友共同参与食物的选择、制作、品尝等过程，也有助于改善老年人的食欲。

（四）合理烹调

《养老奉亲书》指出："老人之食，大抵宜其温热熟软，忌其黏硬生冷。"高龄或衰弱的老年人咀嚼、吞咽、消化能力下降较为明显，因此，应尽量选择温热、松软、易消化的食材。食物切小切碎，煮软烧烂；蔬菜可切成丁状、丝状；肉类可做成肉丝、肉片、肉糜等；豆类可做成豆腐、豆浆等；质地较硬的水果可榨汁饮用，亦可将其切块煮软。烹调食物宜采取蒸、煮、炖、烩、焖、烧等方式，避免煎炸、熏烤。《灵枢·师传》记载："食饮者，热无灼灼，寒无沧沧。"老年人饮食的摄入还要注意温度适宜，过食寒凉或过食温热都有损脾胃，不利于老年人健康。

（五）及时评估调整饮食

中医学"天人合一"的整体饮食养护观念主张因时、因地、因人、因病而"辨证用膳"和"审因用膳"。老年人的身心状况、生活环境、社会交往等方面都会影响他们的营养需求和营养状态，使他们的营养状况不断发生变化。因此，需要及时评估老年人的营养状况，并适时调整饮食方案。应鼓励老年人定期测量体重，评估是否在正常范围内，以及短期内是否有明显的波动，目前专家、学者所形成的共识：建议老年人的体重指数（body mass index，BMI）应维持在 20.0～26.9kg/㎡。此外，还可以通过测量握力、上臂围、小腿围，以及测定人体成分等方式进行评估。对于罹患多种慢性病，身体功能显著下降，或因各种医学治疗手段有着特殊营养需求的老年人，可进一步进行医学营养评估，并综合老年人膳食情况、消化能力、临床表现，以及各项体格及生化检查结果得出营养诊断，并在专业人员的指导下及时进行科学精细的膳食调整。

三、老年人的饮食评估与照护

（一）一般饮食的评估与照护

随着年龄增长，老年人的消化、吸收、代谢等各项身体功能有所下降，会影响营养的摄入与吸收。另外，老年人常患有各种慢性病，对食物和营养素的摄入有着较为严格的要求。因此，照护人员需要根据老年人的营养和健康状况、饮食习惯、文化需求、饮食原则，为其制订科学化、多样化、个体化的饮食照护方案。

1. 一般饮食的评估　评估老年人的进食及消化能力、营养状况、患病情况、社会心理状态、饮食习惯，对制订和执行老年人的饮食计划具有重要意义，评估内容主要包括：

（1）**进食及消化能力**　老年人的味觉、嗅觉情况会影响其食欲；牙齿松脱或缺损、佩戴义齿会影响其进食体验，吞咽、咀嚼、消化功能降低会影响其消化功能。因此，需充分评估他们的进食和消化能力，并制订相应的饮食计划。

（2）**营养状况**　营养状况可以在一定程度上反映老年人的健康情况和对营养素的需求，评估老年人的营养状况可以从体重指数、握力、上臂围、小腿围，以及测定人体成分等方面进行。此外，老年人营养评估可采用微型营养评定简表（mini nutritional assessment，MNA）或营养风险筛查表（nutrition risk screening，NRS 2002）作为筛查工具。因此，照护人员应根据老年人的营养状况制订饮食计划。

（3）**患病情况**　老年人常患有不同种类、不同程度的慢性病，很多疾病对食物的种类有着特殊要求。因此，需评估老年人是否患有肥胖症、糖尿病、心脑血管疾病、肾病、痛风等慢性病，根据患病情况为老年人制订有针对性的饮食计划。

（4）**社会心理状态**　老年人的认知能力、心理状态，以及是否存在独居、丧偶等情况都会影响其进食。因此，充分评估老年人的社会心理状态，有助于老年人饮食照护方案的制订。

（5）**饮食习惯**　老年人饮食习惯是制订个性化饮食照护方案的重要依据之一。因此，要重点评估老年人的口味偏好、进餐时间、进食顺序，以及是否存在民族和风俗禁忌等情况。

2. 一般饮食的照护

（1）**进餐前准备**　①进餐环境：照护人员应为老年人提供清洁、舒适的就餐环境，营造轻松愉悦的就餐氛围，保持室内空气新鲜，具体措施可包括开窗通风、移去就餐视野内杂物，清洁餐桌、餐椅，根据老年人的生活习惯备好餐具，并尽可能专人专用，必要时为老年人准备围兜，鼓励养老机构的老年人自主安排餐方，鼓励家庭养老的老年人与家人和亲友共同进餐，感受来自他们的关爱与支持，促进身心健康。②洗手及湿润口腔：督促或协助老年人餐前洗手，老年人的唾液分泌减少，口腔黏膜干燥，就餐前可以先漱口或喝水湿润口腔。③体位管理：根据老年人的身体状况，为其安排合适的进餐体位，尽量采取坐位或半坐位，长期卧床的老年人，根据病情采用相应的辅助措施，如使用枕头、坐垫、靠背架协助老年人保持坐位，并放置床上餐桌；偏瘫的老年人可协助其采取健侧卧位。

（2）进餐时照护　①鼓励自主进食：照护人员应鼓励能够自理的老年人自行进餐，并根据老年人的自理能力、身心状态、吞咽功能、认知能力等，为有需要的老年人提供必要的协助，包括陪同进餐、送餐或喂餐等。②尊重老年人的饮食习惯：根据老年人的饮食习惯、进食次序和方法等予以照护，应安排每日相对固定的用餐时间，且预留充足的进餐时间，配合其所适应的进餐速度和每口的进食量，不可强迫老年人过快进食，鼓励他们充分咀嚼，细嚼慢咽，协助老年人进餐的照护人员应用手腕部触碰餐具外壁，判断食物的温度是否适宜。③进餐巡视：照护人员应在老年人就餐过程中注意观察巡视，评估老年人的进餐情况，特别观察是否出现吞咽困难、呛咳、噎食等反应。

（3）进餐后处理　①及时整理周围环境，清理食物残渣并将餐具撤除，督促或协助老年人漱口，或为其进行口腔清洁。②每次评估食物的剩余量和影响就餐的不良因素，定期评估体重变化情况，并与老年人饮食管理团队成员共同调整和制订营养干预计划，通过纠正进餐阻碍因素，实施营养健康教育，或调整膳食方案等措施，改善老年人的营养状况。

（二）功能障碍老年人的饮食评估与照护

1. 功能障碍的评估　根据老年人功能障碍的类型和严重程度予以饮食照护。评估要点包括：

（1）肢体功能　评估老年人肢体障碍存在的部位、肌力情况、运动和感觉障碍，是否有上肢麻痹、震颤、肌力低下、肌萎缩或变形等情况，对进食的影响程度如何，能否自主进食，以及进餐时能否保持坐位和躯体平衡。

（2）视力水平　评估老年人的视力是否会影响其进食，以及能否通过配镜矫正视力。

（3）吞咽功能　通过饮食试验、唾液吞咽试验等方法评估老年人的吞咽功能；评估老年人进食时是否出现呛咳及呛咳频率，并记录进食完整一餐所需的时间。

2. 不同功能障碍老年人的饮食照护

（1）肢体功能障碍老年人的照护　对于有部分肢体障碍的老年人，仍应鼓励他们自主进食；对于下肢行动不便的老年人，可协助其推轮椅到餐桌前用餐；对于存在上肢麻痹、震颤、肌力低下、肌萎缩或变形等上肢功能障碍，且有意愿自行进餐者，可以借助老年人专用辅助餐具，例如，手无法握紧的老年人，可采用柄把较粗的专用勺、叉，或在勺、叉的柄把上缠绕布条或纱布；照护人员亦可为老年人准备专用的碗碟，能够有效地防止食物打翻、泼洒。

（2）视力障碍老年人的照护　由专业人士对有视力障碍的老年人进行视力评估与检测，可通过佩戴眼镜改善视力。对于配镜矫正视力效果不理想的老年人，照护人员可准备色彩鲜艳明亮的餐桌、餐具提高辨识度；准备好餐食后，需向老年人描述餐桌上的食物种类和放置的位置，并协助其用手触摸进行确认；对于容易引起烫伤的食物需提前予以提醒，确保安全；若有鱼刺鱼骨需帮助老年人剔除干净。由于视力障碍的老年人无法通过视觉感官刺激食欲，提高食物的香味以刺激食欲就显得尤为重要。

（3）吞咽障碍老年人的照护　吞咽功能障碍易导致食物误入气管，引起吸入性肺炎、肺部感染，甚至窒息等不良后果，因此，有吞咽功能障碍的老年人一般采取坐位或半坐位，保持头颈部处于自然前倾位；每次进食以少量、小口为宜；进餐过程中不与老年人谈论不愉快的事件，避免情绪波动；进餐全程需有专人观察和协助，以防止食物误入气管而发生事故。此外，应尽早对有吞咽障碍的老年人开展吞咽训练，尽可能最大程度地恢复或维持其吞咽功能。

（三）特殊饮食的评估与照护

对于各种原因导致的正常经口进食不能满足营养需求，或不能经口进食的老年人，为了保证其营养供给，可由老年营养支持团队为其实施胃肠内营养支持，胃肠内营养包括口服营养补充和管饲饮食。胃肠内营养是居家、社区、机构养老中常用的营养支持方式。

1. 特殊饮食的评估　评估老年人的吞咽功能、胃肠道功能、正常经口进食的营养摄入量、病情、意识状态和配合程度，并结合实验室检查指标、体重、人体成分、老年综合评估等方面。全面评估老年人的营养状况，以便于照护人员为老年人选择合适的胃肠内营养支持方式，制订针对性的特殊饮食照护方案。

2. 口服营养补充的照护　口服营养补充（oral nutritional supplements，ONS）是除了正常食物以外，经口途径补充性地摄入特殊医学用途配方食品（food for special medical purpose，FSMP）或肠内营养制剂。对于能够经口进食且具有一定的消化吸收能力，但存在营养不良或营养不良风险，正常经口进食所摄入的营养低于60%目标需求量的老年人，口服营养补充是其首选的营养干预方案。口服营养补充简单、方便、价格低，且保持经口进食状态有助于维持老年人良好的心理状态。照护人员为老年人实施口服营养补充应遵循以下原则。

（1）对于大多数老年人，口服营养补充推荐使用全营养制剂，在不影响正常膳食摄入量的基础上，每日由口服营养补充提供400～600kcal和（或）30g蛋白质，餐间分次口服。

（2）照护人员可根据老年人的偏好，调整口服营养补充制剂的质地和口感。

（3）给予口服营养补充干预时，应根据老年人的耐受情况，遵循剂量由少到多、浓度由稀到浓的原则。可采取少量多次、在正常餐食中添加等方式，根据老年人肠道的适应性，逐步过渡到稳定、足量、浓度适宜的制剂。

（4）口服营养补充需适当加热，以40～50℃为宜，避免引起腹泻。

（5）照护人员应为老年人开展口服营养补充健康教育，帮他们树立正确的认识，从而提高他们的依从性。在有效沟通的基础上，结合老年人的自我意愿，鼓励他们共同参与口服营养补充方案的制订。

（6）口服营养补充使用期间，照护人员需要定期观察、记录、评估老年人的接受程度、营养指标的改善情况等，从而按需调整制剂的类型、口感、剂量。

3. 管饲饮食的照护　管饲饮食（tube feeding）是通过导管插入胃肠道输入营养制剂的营养支持方法。对于不能经口进食，或存在营养不良或营养不良风险，胃肠道功能基本正常，但口服营养补充仍然不能满足60%以上目标营养需求的老年人，可予以管饲饮食。管饲方式主要包括口胃管、鼻胃管、鼻肠管、胃造瘘管及空肠造瘘管，置管方式应遵循简单、便捷、舒适、减少对老年人损害的原则。鼻胃管简单、易行、经济实用、并发症少，是居家、养老机构和住院老年人最常用的管饲途径。管饲的照护有以下注意事项：

（1）标准整蛋白配方管饲液适用于大多数老年人，管饲液中膳食纤维摄入量≥25g/日有益于老年人的肠道功能，减少腹泻和便秘，以及改善老年人健康情况。

（2）对于能活动、胃肠道功能良好的老年人，宜采用定时推注的方式给予管饲营养液；胃肠功能障碍及误吸风险较高的老年人，宜采用重力滴注法。

（3）管饲营养液需遵循由低浓度、少剂量、慢速度逐渐提高浓度、剂量和灌注速度的原则。

（4）配制及灌注管饲营养液时，需严格执行无菌操作原则。

（5）管饲液不可高温蒸煮，可适当加热至 41 ～ 42℃为宜。为了避免被细菌污染，配制好的营养液宜置于 4℃以下的冰箱内保存，并于 24 小时内使用完毕。

（6）每次注入管饲液前后都需要用温开水冲管，保持管道洁净通畅。

（7）经鼻胃管饲的老年人，每次注入管饲液前应将床头抬高 30°～ 45°，注入完后嘱咐老年人维持原体位 20 ～ 30 分钟，防止反流，减少吸入性肺炎的发生。

（8）注入过程中照护人员要加强对老年人的观察和巡视，出现腹泻、腹胀、恶心、呕吐等症状时，应及时评估液体温度，调整灌注速度，必要时暂停注入。

（9）停用管饲营养需逐渐减少用量，防止骤然停止所导致的低血糖反应。

（10）应定期评估老年人的营养情况、对管饲的耐受程度等，及时调整营养方案和处理不良反应。鼻饲的老年人应定期监测胃残余量，若＞ 250mL，则应考虑通过更换置管位置或喂养途径、降低管饲频率或停用管饲营养支持。

（11）对于居家养老且接受管饲营养的老年人，应从管饲的原理、具体操作方法，到相关注意事项及并发症的预防等，对老年人及其家属做好健康教育，并进行定期随访。

第三节　排泄照护

一、正常排泄生理及变化

（一）正常排泄生理

1. 排尿的生理　当膀胱贮尿量达 400 ～ 500mL 时，膀胱内压上升，膀胱壁牵张感受器受刺激而兴奋，冲动沿盆神经传入脊髓排尿中枢，同时冲动上传到大脑皮层，大脑皮层发出排尿信息，膀胱逼尿肌收缩，内外括约肌松弛，尿液排出体外。

2. 排便的生理　肠蠕动将粪便推入直肠时，刺激直肠壁内感受器，冲动经传入神经至脊髓腰骶部的排便中枢，同时上传至大脑皮层，引起便意和排便反射，降结肠、乙状结肠和直肠收缩，肛门内外括约肌舒张，粪便排出体外。

（二）老年人排泄变化

老年人排泄功能受生理、心理、气候、社会文化、饮食摄入，以及疾病、药物等因素影响而出现异常。由于机体老化会使膀胱肌肉萎缩，膀胱容量减少，排尿反射减弱，缺乏随意控制能力，出现尿频、尿急、尿意延迟、尿潴留，甚至尿失禁；老年人胃肠道蠕动减弱，腹腔及盆底肌肉乏力，肛门内外括约肌肌力减弱，胃结肠反射减弱，直肠敏感性下降，易引起便秘、腹泻、肠胀气、大便失禁。

有资料显示：60 岁以上的老年女性尿失禁发生率高达 53.3%；老年人便秘发生率为 5% ～ 30%，长期卧床老年人可高达 80%。

二、老年人异常排尿的评估与照护

（一）异常排尿的评估

1. 尿失禁的原因及分类　尿失禁是指排尿不受意识控制，尿液不由自主流出。根据临床表现可分为四种。

（1）完全性尿失禁　尿液持续地从膀胱或尿道中流出，膀胱处于空虚状态。多见于昏迷、截瘫和手术所致的尿道括约肌损伤、无力的老年人。

（2）充盈性尿失禁　膀胱内储存尿液过多达到一定压力时，即不自主溢出少量尿液，当膀胱内压力降低时，排尿停止。多见于创伤、感染、肿瘤引起的神经性排尿功能障碍，以及膀胱以下的尿路梗阻所致，如前列腺增生、尿道狭窄等。

（3）压力性尿失禁　当咳嗽、打喷嚏或运动等引起腹部压力增高，膀胱内压力达到一定程度，即可使尿液外溢。多由于膀胱括约肌老化松弛、张力减退，盆底肌肉及韧带松弛所致，常见于肥胖老年人及老年妇女。

（4）急迫性尿失禁　由于膀胱局部炎症，出口梗阻的刺激，使老年人反复不由自主排尿，常伴有尿频和尿急；或大脑皮质对脊髓排尿中枢抑制减弱，引起膀胱逼尿肌不自主收缩或反射亢进，使膀胱收缩不受限制。常见于下尿路感染、前列腺增生、子宫脱垂，以及脑血管意外、脑瘤、帕金森病的老年人。

2. 尿潴留的原因及分类　尿潴留是指尿液大量存留在膀胱内而不能自主排出。尿潴留的常见原因主要有以下几种。

（1）机械性梗阻　如前列腺肥大或肿瘤压迫尿道使排尿受阻。

（2）动力性梗阻　如外伤、疾病、麻醉、中枢神经病变等原因所致的排尿受阻。

（3）其他　各种手术后由于伤口疼痛、不习惯卧床排尿、过度紧张、焦虑等，均可引起排尿受阻。

（二）异常排尿的照护

1. 尿失禁的照护

（1）健康教育　加强老年人及其家属对尿失禁的认识，指导老年人养成良好的卫生习惯；指导进行有效的功能锻炼，掌握改善尿失禁的技巧，提高生活质量。

（2）心理照护　尊重和关心老年人，保护其隐私；关注老年人情绪变化，鼓励老年人积极配合治疗，参加社交活动。

（3）皮肤照护　保持皮肤干燥，可使用尿垫和一次性纸尿裤；经常用温水冲洗会阴部皮肤，勤换衣裤、床单、尿垫；变换体位，加强营养，避免压疮。

（4）外部引流　必要时用接尿装置引流尿液。老年女性可用女式尿壶，老年男性可用尿壶，也可用阴茎套连接集尿袋，接取尿液，但不宜长时间使用，每天定时取下，清洗会阴部。

（5）帮助重建排尿功能　病情允许时，指导老年人摄入液体 2000 ～ 3000mL/d，促进排尿反射，预防泌尿系统感染；定时使用便器，建立规则排尿习惯，刚开始每 1 ～ 2 小时使用一次便器，之后可逐渐延长间隔时间，以促进排尿功能恢复；指导老年人进行盆底肌训练，增强排尿控制能力。方法：老年人取立、坐或卧位，试做排尿或排便动作，持续收紧盆底肌肉不少于 3 秒，松弛休息 2 ～ 6 秒，连续做 15 ～ 30 分钟，每天重复 3 遍，或每天做 150 ～ 200 次缩肛运动，以不觉疲乏为宜。

（6）留置尿管照护 长期尿失禁可行留置导尿，避免尿液浸渍皮肤，发生皮肤破溃。留置尿管期间应定时放尿，以锻炼膀胱壁肌肉张力。

2.尿潴留的照护

（1）健康教育 向老年人讲解尿潴留相关知识，指导其养成定时排尿的习惯。

（2）保护隐私 关闭门窗，无关人员回避，使老年人安心排尿。

（3）心理照护 与老年人加强沟通，安慰并消除老年人焦虑、紧张情绪。

（4）调整体位和姿势 协助卧床老年人取适当体位，略抬高上身或坐起，尽可能使老年人以习惯姿势排尿。对需绝对卧床休息或行某些手术的老年人，事先要有计划地训练床上排尿，避免因不适应排尿姿势的改变而导致尿潴留。

（5）诱导排尿 利用条件反射诱导排尿，如听流水声或用温水冲洗会阴。亦可采用中医针刺中极、曲骨、三阴交穴位，艾灸关元、中极穴等方法。

（6）导尿术 若上述措施处理无效，积极配合医护人员实施导尿术。

三、老年人异常排便的评估与照护

（一）异常排便的评估

1.便秘 是指正常的排便形态改变，排便次数减少，排出过干过硬的粪便，且排便不畅、困难或常有排便不尽感。常见原因：老年人精神紧张、排便习惯不良、饮食结构不合理、饮水量摄入不足；长期卧床或活动减少；药物的不合理使用、某些器质性病变、中枢神经系统功能障碍等。

2.排便失禁 是指肛门括约肌不受意识的控制而不自主地排便。常见原因：神经肌肉系统的病变或损伤，如瘫痪、胃肠道疾患、精神障碍、情绪失调等。

3.腹泻 是指正常排便形态改变，肠蠕动增快，频繁排出松散稀薄的粪便，甚至水样便。常见原因：饮食不当、情绪紧张、焦虑；胃肠道疾病、某些药物作用、免疫力低下；营养障碍等。

4.肠胀气 是指胃肠道内有过多气体积聚而不能排出。常见原因：胃肠道功能异常、摄入过多产气性食物、肠梗阻及肠道手术后、药物副作用等。

（二）异常排便的照护

1.便秘的照护

（1）健康教育 向老年人及家属讲解便秘相关知识，指导其养成良好排便习惯；生活规律，定时排便；合理饮食，多食蔬菜、水果、粗粮等高纤维素食物，多饮水，若病情允许，饮水量需保证 2000 ～ 2500mL/d；适当运动。

（2）心理照护 安慰老年人，使其精神放松，避免因精神紧张刺激加重便秘。

（3）排便环境 提供隐蔽良好的环境；提供坐式马桶或坐便器，减轻排便不适感，保证安全。

（4）腹部按摩 用单手或双手的食指、中指和无名指，沿结肠解剖位置自右向左环形按摩，刺激肠蠕动，帮助排便。

（5）其他 遵医嘱使用缓泻药物，勿长期服用；使用简易通便法，如开塞露、甘油栓，必要时灌肠等。

2. 排便失禁的照护

（1）心理照护　排便失禁的老年人常感自卑和忧郁，照护人员应尊重老年人，给予安慰和支持，帮助其树立信心。

（2）保护皮肤　床上铺一次性中单或隔尿垫，便后用温水洗净肛门周围及臀部皮肤，保持清洁干燥，肛周涂搽软膏以保护皮肤，避免破损感染。观察局部皮肤情况，预防压疮发生。

（3）重建排便能力　了解老年排便规律，定时督促其排便；遵医嘱定时使用导泻栓剂或灌肠，定时刺激排便；教会老年人进行肛门括约肌及盆底肌收缩锻炼。

（4）环境舒适　保持床褥、衣物干净；定时开窗通风，散去异味，保持空气清新。

3. 腹泻的照护

（1）遵医服药　协助老年人遵医嘱服用止泻剂、口服补液盐、抗生素等，治疗肠道感染，防止水、电解质紊乱。

（2）心理照护　主动关心安慰老年人，消除其焦虑不安的情绪，保持床褥、衣物的清洁、干燥。

（3）卧床休息　减少肠蠕动，注意腹部保暖，提供安静、舒适的休息环境。

（4）饮食照护　鼓励老年人多饮水，酌情给予低脂少渣、清淡的流质或半流质饮食；严重时暂禁食。

（5）保护肛周皮肤　每次便后用软纸轻擦，温水清洗，并在肛门周围涂软膏，以保护局部皮肤。

（6）健康教育　解释引起腹泻的原因和防治措施；饮食宜清淡并注意饮食卫生；指导老年人观察排便情况，有异常时及时与医护人员联系。

4. 肠胀气的照护

（1）健康教育　指导老年人及家属养成良好的饮食习惯，进食时细嚼慢咽，勿食产气多的食物和饮料。

（2）适当活动　协助老年人下床活动，长期卧床者可做床上活动或变换体位，以促进肠蠕动。

（3）协助治疗　轻微肠胀气时，可进行腹部热敷、按摩和针刺疗法；严重时可进行药物治疗或肛管排气。

四、相关技术

（一）老年人如厕照护

1. 实施步骤

（1）准备　卫生间有坐便器、扶手、纸巾，必要时备便携式马桶。

（2）解释　向老年人解释以取得合作。

（3）如厕照护　照护人员搀扶或用轮椅推行老年人至卫生间；协助老年人面对照护人员，让其一手扶便器两侧的扶手，另一手脱下裤子（老年人不能自理者协助脱裤）；双手环抱老年人的腋下，使其坐上便器；双手抓稳扶手排便；备纸巾，再次确认环境情况，嘱老年人安心排泄，擦净肛门（不能自理协助），便后呼叫；照护人员注意守护，排完后协助老年人抓住扶手站立，穿好裤子。

（4）整理用物　冲净便器，开窗通风。

（5）洗手记录　七步法洗手；记录大便或尿液的颜色、性状、量。

2. 注意事项

（1）老年人排泄时注意遮挡，保护隐私，鼓励老年人完成力所能及的部分。

（2）卫生间设有坐便器及扶手，方便老年人排便。

（二）协助老年人使用接便器

对于因身体功能低下、相关疾病影响或治疗需要而不能离床的老年人，照护人员协助其使用接便器在床上排泄。

1. 实施步骤

（1）准备　备好接尿器（或便盆）、护理垫、纸巾。

（2）解释　确认老年人有排泄需要，向老年人解释以取得合作。

（3）铺护理垫　嘱老年人屈膝，抬高臀部，照护人员一只手托其臀部，另一只手将护理垫垫于老年人臀下。

（4）协助脱裤　协助老年人取仰卧位，松开盖被折向远侧，将裤子脱至膝部。

（5）放接便器　根据男女特点和体位放置接便器。接尿器：将接尿器开口边缘贴紧会阴部（男性老年人将阴茎插入接尿器内），固定接尿器，盖好被子。男性老年人取侧卧位比仰卧位更容易排尿。便盆：协助老年人取仰卧位，嘱其屈膝抬高臀部，照护人员一只手托起老年人的臀部，另一只手将便盆置于老年人臀下，调整位置。

（6）整理用物　协助老年人穿上裤子，取出护理垫，倾倒污物、冲净便器，开窗通风。

（7）洗手记录　七步法洗手；记录大便或尿液的颜色、性状、量。

2. 注意事项

（1）不能使用破损便盆，放置时避免拖拉，以防损伤皮肤。气温较低时，适当将便盆用热水冲洗或垫上衬垫，以减轻不适感。

（2）便器使用后要及时倾倒并清洗消毒，减少异味。

（3）观察排泄物颜色、性状、量，如有异常，及时报告医护人员。

（三）更换纸尿裤

为卧床或大小便失禁的老年人更换纸尿裤，可以使局部皮肤清洁，预防并发症的发生。

1. 实施步骤

（1）准备　备好纸尿裤、盛温水的水盆、毛巾、护理垫。

（2）解释　携用物至床旁，核对并解释以取得合作。

（3）撤污染纸尿裤　帮助老年人仰卧，铺护理垫于臀下，脱裤至膝下，解开黏胶片，将纸尿裤内面对折于臀下。

（4）清洁会阴部　取温湿毛巾擦净会阴部，观察会阴及臀部皮肤。

（5）穿清洁纸尿裤　将清洁纸尿裤前后对折的两片平铺于老年人臀下，从两侧拉平，再从两腿间向上兜起纸尿裤前片；整理纸尿裤大腿内侧边缘至服帖，将前片两翼向两侧拉紧，后片粘扣粘贴于纸尿裤前片粘贴区；协助老年人穿好裤子。整理用物。

（6）整理用物　处理污染纸尿裤，开窗通风。

（7）洗手记录　七步法洗手；记录大便或尿液的颜色、性状、量。

2. 注意事项

（1）尽可能掌握老年人的排泄规律，定时查看尿垫或纸尿裤是否浸湿。

（2）观察局部皮肤情况，保持局部皮肤清洁干燥，避免压疮。

（3）选择尺寸适宜的纸尿裤，防止漏尿。

（四）留置尿管更换引流袋

1. 实施步骤

（1）准备　备好引流袋、碘伏、棉签、弯盘、止血钳、护理垫。

（2）核对解释　携用物至床旁，核对并解释以取得合作。

（3）暴露引流管　取舒适卧位，暴露导尿管与引流袋连接处，连接处下铺护理垫，置弯盘。

（4）更换引流袋　打开引流袋放尿端口，排空余尿，关闭放尿端口，夹闭引流管上的开关；用止血钳夹住留置尿管开口上端 3 ～ 5cm 处，分离引流袋与尿管；用碘伏消毒尿管端口及外周后，将新引流袋引流管端口插入导尿管内。

（5）固定引流袋　松开止血钳，观察尿液引流情况；检查放尿端口是否关闭，固定引流袋于床旁。

（6）整理用物　撤除弯盘、护理垫、污尿袋。

（7）洗手记录　七步法洗手；记录尿液颜色、性状、量，更换引流袋时间等。

2. 注意事项

（1）更换引流袋，要严格无菌操作，导尿管与引流管连接处的消毒应遵循"由内向外消毒"的原则。

（2）固定时，引流袋的高度不得超过膀胱高度，避免尿液逆流造成感染；注意留有足够长度，方便老年人翻身活动，避免引流管受压、扭曲、反折、脱落。

（3）防止泌尿系感染，发现尿道口有分泌物时，做好消毒。

（4）尿袋定期更换，更换周期参考不同类型尿袋使用说明，一般每周更换 1 ～ 2 次。

第四节　休息与睡眠照护

一、休息

休息（rest）是指在一定时间内相对地减少活动，使身心得到放松，减轻或消除疲劳感，以及恢复精力和体力的过程。

（一）休息的内涵

休息的本质是精神和身体的放松，它并不仅指暂停活动，也可以通过改换活动内容，使身心得到放松，例如，脑力劳动后进行一些文体活动，或通过散步、唱歌、与家人或朋友聊天、静坐或静卧等方式起到休息的作用。老年人身体功能下降，需要更多的时间休息，应在每日的活动中合理安排休息项目与休息时间。有效地休息需满足三个基本条件：充足的睡眠、心理的放松、生理的舒适。

（二）老年人休息的评估与照护

1. 休息的评估

（1）身体评估　照护人员应评估老年人的身体条件，根据老年人的患病情况、认知能力、听力、视力水平，以及关节、肌肉活动情况，身体各部位是否有疼痛或感觉异常，各组织器官功能是否健全等情况制订休息计划。

（2）心理评估　老年人的情绪和心理状态都会影响休息的质量。因此，照护人员需评估老年人是否存在不良情绪，包括焦虑、烦躁、抑郁、沮丧等。

（3）环境评估　老年人休息环境的温度、湿度、光线、噪音、空气质量等因素都可能影响他们的休息，因此，照护人员应全面评估老年人的休息环境。

（4）兴趣爱好评估　评估老年人的文化水平、生活方式、兴趣爱好与特长，结合这些特点为老年人制订适宜的休息计划。

2. 休息的照护

（1）应根据老年人的健康状况、兴趣爱好、生活方式等，采取形式多样、有趣的休息方式，而非单纯通过卧床或静坐的方式。过度限制活动反而容易激发老年人的厌恶情绪，且会导致运动功能障碍，严重时出现压疮、静脉血栓、胃肠功能紊乱、肺部及泌尿系统感染等并发症。可以根据老年人的喜好，鼓励他们通过参与体育锻炼、书法、绘画、唱歌、下棋、聊天、看书、看电视等多种形式的活动，以达到丰富生活、保持活力、放松身心、缓解疲劳的作用。

（2）需注意老年人在看书、看电视、打牌、下棋时经常长时间久坐不动，容易增加老年人的躯体和心理的疲劳感，故此类休息方式不宜超过 4 小时，在其过程中还可通过变换体位、活动肢体、极目远眺、闭目养神等方式进行调节。

（3）在休息与活动的过程中，老年人应避免突然改变体位，以免引发体位性低血压，可建议老年人在转换体位前适当做一些过渡活动，例如，睡醒后不宜立即起身，而应在床上适当活动肢体，再缓慢由卧位转为坐位，再过渡到立位。

二、睡眠

睡眠（sleep）是人类生命活动的一种生理现象，它与觉醒交替出现，呈周期性，是中枢神经系统内产生的一个主动性抑制过程，伴随一定时间内各种有意识的主动行为消失和对外界环境刺激的反应减弱。睡眠是休息的一种深度状态，是缓解疲劳、改善身体功能、促进疾病康复的重要方式。老年人的睡眠要讲求充足的"量"，更重要的是满足对"质"的要求。良好的睡眠应起到消除疲劳、恢复精力和体力的效果。

（一）老年人睡眠特点

1. 睡眠时间减少　随着年龄的增长，老年人大脑皮质功能衰退，新陈代谢降低，身体活动减少，所需睡眠时间也相对减少，从而导致睡眠时长缩短，一般老年人每日实际睡眠时间为 6 小时左右。

2. 睡眠模式改变　由于老年人褪黑素分泌减少，容易受到外界干扰，导致昼夜节律紊乱，出现睡眠模式的改变，其特点：睡眠 – 觉醒节律变化，表现为早睡、早醒、入睡时间延长、睡眠中途觉醒多；亦可出现多相性睡眠模式，重新分配睡眠时间，例如，夜间睡眠时长变短，白天睡眠时长延长。

3. 深睡眠减少　老年人会出现深度睡眠时长缩短，浅睡眠时间延长的现象。在青年人群中深睡眠时间占全部睡眠时间的 20%～25%，60 岁以上的老年人深睡眠时长占整个睡眠过程的 10% 以下，而 75 岁以上的老年人深睡眠几乎完全消失。

（二）影响老年人睡眠的因素

1. 身心健康状况　随着年龄的增长，老年人大脑皮质功能减退，新陈代谢减慢，分泌的褪黑素减少，都是造成睡眠质量下降的重要生理因素。此外，老年人罹患各种慢性病的概率显著增加。其中，心脑血管疾病、呼吸系统疾病、关节炎或风湿病、青光眼或白内障、泌尿系统疾病、精神性疾病等都会显著影响睡眠质量。此外，由于社会及家庭角色的改变，老年人承受着退休、经济波动、丧偶、子女问题等负性事件，可能造成一定的心理负担，易导致老年人抑郁及焦虑的发生，继而诱发失眠，或加重失眠程度。

2. 不良睡眠卫生　不良睡眠卫生主要包括可能降低睡眠质量的行为习惯与生活环境。老年人不合理的睡眠行为主要有：睡眠不规律、白天睡眠时间过长、睡前饮用咖啡或浓茶、睡前 2 小时内剧烈活动，或睡前躺在床上看书、看电视时间过长等，这些因素都容易导致失眠。此外，老年人对环境因素的刺激更为敏感，居住环境较为嘈杂，睡眠环境的温度、湿度、光线、噪音、空气洁净度等不适宜，或对养老院或住院环境不熟悉等不良因素，也可导致老年人失眠。

3. 药物影响　由于药物的不良反应，服用抗抑郁药、降压药、抗心律失常药物、平喘药、抗感染药物、利尿剂等药物的老年人容易发生失眠症。此外，很多老年人长期使用催眠镇静类药物辅助睡眠，容易形成依赖性和耐药性，停药时可诱发反跳性失眠。

（三）老年人常见睡眠障碍

睡眠障碍（sleep disorder）是指睡眠的质或量存在异常，包括入睡困难、节律紊乱、睡眠减少或过多，以及异常的睡眠相关行为。睡眠障碍是老年人最常见的危害身心健康的症状之一，约 40% 的老年人存在睡眠障碍。长期反复睡眠障碍会影响老年人生活质量，降低认知功能和免疫力，增加抑郁、焦虑等精神类疾病的发病率，诱发或加重某些躯体症状，不利于原发病的治疗。老年人最常见的睡眠障碍包括失眠和睡眠呼吸暂停综合征。

1. 失眠　失眠（insomnia）是老年人最常见的睡眠障碍。它是指睡眠时长和（或）质量不能满足患者正常需求，且影响患者社会功能的一种主观体验，可分为"入睡困难性失眠""睡眠维持障碍性失眠""早醒性失眠"。大多数老年人为混合性失眠，即同时存在以上两到三种表现。精神压力、躯体不适、不良睡眠习惯、药物影响、环境因素等，都可能是老年人失眠的诱因。

2. 睡眠呼吸暂停综合征　睡眠呼吸暂停综合征（sleep apnea syndrome，SAS）是以睡眠中反复出现呼吸暂停和（或）低通气等异常呼吸事件为特征的一组综合征，表现为睡眠时因憋气或气促而醒来，睡眠期间存在习惯性打鼾、呼吸中断或暂停，由呼吸暂停致醒后再难以入睡，起床后感到困倦乏力等症状。睡眠呼吸暂停综合征在中老年人群中发病率达 20%～40%，是仅次于失眠症的第二大类老年人常见睡眠障碍。睡眠呼吸暂停综合征会造成心、脑、肾、肺等重要器官不同程度的损伤，影响患者身心健康，严重时可致睡眠时猝死。老年人睡眠呼吸暂停综合征的危险因素主要包括：肥胖、吸烟、老年衰弱、药物作用、心脑血管疾病或帕金森等疾病的影响、上呼吸道结构异常导致的机械性阻塞等。

（四）老年人睡眠评估与照护

1. 老年人睡眠评估　对老年人睡眠状况的评估有助于了解其身心健康状态、病情变化情况，以及睡眠障碍类别，是制订科学、合理的睡眠干预计划的基础。因此，照护人员应通过观察、问诊、辅助检查等方式对老年人的睡眠情况进行综合评估，评估内容包括：

（1）评估可能影响老年人睡眠的身心因素，包括有无疾病导致的身体不适或疼痛、是否有频繁夜尿、有无负性生活事件所导致的精神压力等因素。

（2）评估老年人是否正在服用影响睡眠的药物，以及是否存在催眠镇静类药物突然停药导致的反跳性失眠。

（3）应向老年人及其家属了解老年人的睡眠时间、节律及质量，初步判断老年人是否存在睡眠障碍及睡眠障碍的类型；评估是否有不利于老年人睡眠的环境因素；了解其睡眠习惯，包括午睡时长、睡前进食进水、服药、睡前放松形式等。

（4）借助匹兹堡睡眠质量指数、失眠严重指数、睡眠时间问卷、Richards-Campbell 睡眠问卷、Epworth 嗜睡量表（Epworth sleepiness scale，ESS）等进行老年人睡眠评估；Epworth 嗜睡量表和睡眠呼吸暂停初筛量表（STOP-Bang questionnaire）适用于老年人睡眠呼吸暂停综合征初筛。

（5）睡眠日记可以通过监测和追踪老年人的睡眠状况，较为准确地反映出其睡眠质量。记录内容主要包括上床时间、入睡时长、夜间觉醒次数及时间、清醒和起床时间、起床后的体力及精神状态等。

（6）多导睡眠监测（polysomnography，PSG）可以识别睡眠异常事件，为睡眠障碍的诊断、分类、治疗提供客观依据，是多种睡眠障碍诊断的"金标准"。

2. 促进老年人睡眠的照护措施

（1）**改善原发性疾病导致的躯体症状**　照护人员应积极治疗影响老年人睡眠质量的原发性疾病，改善其躯体症状。例如，患有睡眠呼吸暂停综合征的老年人应养成侧卧位睡觉的习惯，睡前避免服用镇静催眠药或摄入含酒精的饮料，保持呼吸道通畅。患有慢性阻塞性肺疾病、肺气肿、哮喘等呼吸道疾病的老年人夜间易出现胸闷、气促、呼吸困难，继而影响睡眠。照护人员应为此类老年患者安排清淡饮食，注意保暖，避免受凉，避免环境中的烟雾、粉尘、刺激性气体加重呼吸道症状，吸烟的老年人要鼓励他们戒烟。患糖尿病的老年人夜尿增多，应通过改善生活方式、饮食控制、药物治疗等干预方式积极控制血糖，睡前尽量控制饮水量，从而减少夜尿次数。患有冠心病的老年人夜间平卧时膈肌上抬，心脏负担加重，心脏泵血能力下降，容易出现胸闷、胸痛、脑部供血供氧不足等现象，引起失眠；对于此类老年人，照护人员可为其安置头高脚低右侧卧位睡眠，并安排专人陪同，降低老年患者因疾病产生的心理负担。

（2）**睡眠卫生教育**　老年人睡眠障碍的干预应首先考虑非药物措施，其中睡眠卫生教育有效、实用，易于被接受且成本低，可作为初始干预方法。睡眠卫生教育可以通过在社区设置宣传栏，在养老院或社区举办睡眠知识讲座，或对居家养老的老年人及家属进行个性化健康教育等方式实施。照护人员应充分掌握睡眠相关知识，协助老年人判断不良睡眠卫生习惯的影响因素，并指导他们建立良好的睡眠习惯。睡眠卫生建议包括：①鼓励老年人建立规律的生活作息，固定时间就寝和起床，日间睡眠时间限定在 1 小时以内，有严重夜间失眠等睡眠障碍的老年人不建议午睡。②尽量避免摄入含咖啡因的饮料、浓茶、香烟等物质。睡前应适当限制饮水量，并可少量进食易于消化的食物，避免空腹入眠影响睡眠质量。③提醒老年人睡前排尽大小便，并可通过睡前热水泡脚、按摩足背及足底涌泉穴起到助眠作用。④鼓励老年人经常锻炼，可采用瑜伽、太极、广场舞等有氧运动的方式改善睡眠状况，但在睡前应避免高强度的体育锻炼。患有睡眠呼吸暂停综合征的肥胖者应通过增强运动，配合饮食控制，达到减重的目的。⑤创造良好的睡眠环境，选择舒适、整洁、软硬适中的床品，枕头高度适宜，减少夜间灯光及噪音刺激，根据老年人情况通过调节室内温、湿度，保持室内空气流通，营造有利于老年人睡眠的环境。

（3）认知干预　由于对睡眠的认识偏差，有些老年人会产生因睡眠质量下降导致的焦虑、不安、忧愁等情绪，进一步加重睡眠障碍，进入恶性循环。因此，照护人员要善于观察老年人的心理变化情况，耐心倾听他们对自己心理状态的叙述，通过换位思考，与他们共同探讨可能影响睡眠质量的原因。纠正老年人强迫自己入睡的想法，通过心理暗示、心理疏导、情感支持、转移注意力等方式，帮助老年人改变对睡眠错误的认知，重塑他们对睡眠的理性信念，从而更好地调整情绪和配合睡眠干预活动。

（4）行为干预　照护人员经过专业的指导和实操训练，可通过睡眠限制疗法或刺激控制疗法等干预方式，改善老年人的睡眠质量。睡眠限制疗法通过限制老年人的卧床时间，人为地轻微剥夺睡眠，从而提高入睡驱动力和睡眠效率。刺激控制疗法则基于建立床与睡眠之间的条件反射，例如，仅在有困意时躺在床上；尽量避免在床上看手机、看电视、看书，或进食、思考等；若卧床较长时间却无法入睡，可起床去从事一些简单的活动，待有困意再回到床上。刺激控制疗法有助于帮助老年人恢复床的睡眠诱导功能，建立良好的睡眠 – 觉醒生物节律。

（5）其他非药物干预　照护人员亦可运用光照疗法、音乐疗法、放松技术，也可以通过中医非药物干预手段促进老年人睡眠。光照疗法运用不同强度、时间、光谱的光线照射，作用于下丘脑松果体，调控分泌褪黑素的节律，从而起到调节昼夜节律的非药物治疗效果。对于患有阿尔茨海默病的老年人，光照疗法是治疗睡眠障碍使用最广泛的一种非药物疗法。音乐疗法简单易行，能够缓解老年人的抑郁、焦虑等不良情绪，适用于因心理症状导致入睡困难的老年人。放松技术亦可降低肌肉紧张，从而促进老年人睡眠质量，对于身心情况允许的老年人，照护人员可指导他们进行放松训练，包括冥想、正念减压、引导意象和呼吸技术，以及渐进式肌肉放松等方式。中医学的多种非药物治疗技术，包括针灸、艾灸、穴位埋线、耳穴贴压、足疗、熏蒸、拔罐、刮痧、推拿、药枕等方式，都属于安全、经济、有效的疗法，可采用多种方法综合运用的模式改善老年人睡眠。

（6）用药指导　老年人群中服用安眠药的比例较高，占 10.0% ～ 27.0%，并且大多数老年人需要长期服用。安眠药物会增加抑郁症等精神症状的发生；并会导致平衡能力和思维能力的下降，增加跌倒、骨折等风险，并影响记忆力和反应力；且长期服用安眠药易导致机体产生依赖性和耐受性。故老年人睡眠管理应在非药物干预方式的基础上，遵医嘱酌情予以药物治疗，结合药物的安全有效性及不良反应，采用最低有效剂量和最短疗程。中医药治疗失眠具有安全、有效、毒副作用小的特点，近年来被广泛应用于临床，并取得了良好的效果。中医药治疗失眠强调整体观和辨证分析，着重调治脏腑阴阳，调畅气血，因地、因人、因时采取不同的方法，从而起到改善睡眠的作用。照护人员应向老年人及其家属进行用药指导，介绍药物的作用、服用时间及方法、常见不良反应及预防措施等，并强调避免自行增减药量或停药，从而提高用药的依从性、安全性、有效性。

（7）主动参与　照护人员应重视发挥老年人的家庭成员、朋友、社区及其他社会支持的作用，鼓励他们积极参与到老年人的睡眠管理中，有助于缓解老年人的负性情绪，调节其抑郁、焦虑等症状，改善睡眠质量。此外，鼓励老年人自身参与制订和调整睡眠管理方案，有利于及时反馈睡眠体验，积极落实睡眠卫生措施，配合治疗方案，改善照护措施。

第五节　参与社会活动照护

一、社会活动概述

（一）基本概念

社会活动是个人与社会保持联系的一种形式，主要包括经济活动、政治活动、志愿活动、休闲文化活动等。

从 20 世纪 80 年代至今，参与社会活动的老年人群主体大致有以下三个阶段的变化：第一阶段，参与社会活动的主体仅为离休老干部；第二阶段，参与社会活动的对象扩大到科技工作者；第三阶段，参与社会活动的对象扩大到广大老年人群。本节主要介绍休闲文化活动中适合广大老年人群参与的雅趣娱乐活动和运动保健活动。

（二）社会活动的内涵

1. 政策层面　《中华人民共和国国民经济和社会发展第十四五规划和 2035 年远景目标纲要》《"健康中国 2030"规划纲要》和《"十四五"健康老龄化规划》明确提出：人口老龄化是社会发展的重要趋势，也是我国今后较长一段时期的基本国情，完善养老服务体系，提升老年人文化体育服务质量，是积极应对人口老龄化的重大国家战略之一，其中促进老年人积极参与社会活动，是提升老年人文化体育服务质量的前提。

2. 社会经济发展层面　从社会经济发展的内容上看，老年人参与社会活动就是参与社会的物质文明建设和精神文明建设，可以反映一个国家和社会的文明进步程度，是中国特色社会主义现代化建设的重要内容。

3. 个人层面　从老年人的自身特点和参与社会活动的动机来看，参与社会活动是满足其精神娱乐、养生保健、人际交往等自我需求的一种途径。

（三）社会活动的意义

1. 丰富老年人的晚年生活　参与社会活动是老年人接触社会、进行人际交往、保持社会联系的重要途径，与他人互动能使老年人感受到归属感，从而使其更有动力，建立或保持积极的人际交往行为，并且在参加社会活动中培养广泛的兴趣爱好，挖掘潜力，增加见闻和生活体验，使晚年生活更加丰富和充实。

2. 促进老年人的身心健康　参与社会活动可以从生理、心理、认知能力等多方面促进老年人的身心健康。老年人可以根据自身的条件和兴趣爱好选择参加社会活动的类型，如广场舞、健身操、健身球、门球等运动保健活动，可以锻炼身体、增强体质，起到防治疾病的作用；音乐、绘画、书法、园艺、棋牌等雅趣娱乐活动，不仅能开阔视野，陶冶情操，丰富精神生活，还能有效地帮助老年人摆脱空虚、消沉、失落、孤独和抑郁等不良情绪。

二、社会活动契机

驱动老年人参与社会活动的机会，被称为参与契机。主要包括：

（一）自我寻找

老年人通常会结合自身兴趣爱好，主动从身边资源中寻找参与社会活动的契机，达到自我参与的目的。

（二）他人推荐

老年人通过他人推荐、介绍等被动方式获取参与社会活动的契机，并对契机进行综合分析后做出是否参与的决定。

（三）原生活状态的延续

老年人参与社会活动的契机，也可以是原生活状态的延续。即退休前参与的社会活动，退休后继续保持，如退休前喜欢打羽毛球，退休后仍然坚持。

三、社会活动类型

（一）雅趣娱乐

1. 音乐欣赏　聆听美妙的音乐，可以提高大脑皮质神经细胞兴奋性，消除外界精神心理因素所造成的紧张情绪，还能通过神经体液调节机制，促进血液循环，改善心、脑、肝等器官功能，增加胃肠蠕动和消化腺分泌，增强新陈代谢。同时，音乐养生是中医养生的一个重要组成部分，中医古籍《黄帝内经》中记载"天有五音，人有五脏；天有六律，人有六腑"，即音律与人的五脏六腑相联系，五行的相生相克也是脏腑之间的相辅相成，音乐可以疏通经络、调节气血、平衡阴阳，达到预防和治疗疾病的养生作用。

2. 书法、绘画　书画是一种以静为主、静中有动的娱乐活动。书画，对外注重指、腕、肘、臂的协调动作；对内注重运气调息、心意引导，是一种有助于气血流通、经络循行的锻炼方式。可自己动手，或习字或作画，也可以欣赏古今名家的书画碑帖，融学习、健身及艺术欣赏于一体，可以使老年人在享受艺术中调整精神状态，解脱郁闷，平复情绪。

3. 棋牌　下棋打牌属于益智类活动。与朋友切磋技艺，能缓解孤独感、增进朋友之间的感情、愉悦心情、益智健脑、提高记忆力、预防认知障碍。

4. 垂钓　垂钓的地点应选择群山环抱或秀水清溪的环境，这种环境可以令人心神安宁、悠然自得、恬淡凝注；垂钓时脑、手、眼配合，静、意、动相助，眼、脑专注于浮标，形体虽静而内气实动，这种动静结合使一少部分神经兴奋，大部分神经得到充分休息，有益于提高头脑灵敏性及肢体的协调感。建议与志同道合的朋友结伴同行，既可相互照应，又可闲谈交流。

5. 培植花卉、驯养宠物　通过培植花卉、驯养宠物，达到愉悦身心的目的。侍弄花草、逗弄鸟儿可使情绪平稳、转移注意力，起到放松身体、调节心境的作用；驯养宠物可活动肢体，促进全身血液循环，加快新陈代谢，恢复和增强老年人的心肺功能。老年人以宠物为伴，还可以减轻孤独感。

（二）运动保健

1. 散步　该运动方式对老年人造成的身体负担最小，安全性最高。在空气清新的环境中散步的同时，可做扩胸、深呼吸等运动，可以提高老年人心肺功能，起到促进血液循环、减肥降脂、缓解不良情绪的作用。散步的种类多种多样，主要包括：

（1）普通散步　以 60 ~ 70 步 / 分钟（慢速）或 80 ~ 90 步 / 分钟（中速）的速度，每次散步 30 ~ 60 分钟为宜。

（2）快速散步　散步时昂首挺胸、阔步向前，以 90 ~ 120 步 / 分钟的速度，每次散步 30 ~ 40 分钟为宜。

（3）摆臂散步　步行时自然呼吸，双臂用力前后摆动，可增进肩部及胸廓活动，速度以 60 ~ 90 步 / 分钟为宜。

（4）拍打散步　散步时拍打肩、胸、腰、背等部位，可起到穴位按摩的功效，舒筋活血，缓解疲劳。

（5）摩腹散步　为中医养生法，散步时将双手重叠放于腹部，做顺、逆时针旋转按摩各 100 次，步行速度以 30 ~ 60 步 / 分钟为宜。

2. 广场舞　是舞蹈动作与音乐相结合的集体运动，在欢快、有节奏感的音乐旋律中运动，不仅可以起到防治冠心病、高血压、骨关节病、肥胖症、便秘等作用，还可以使老年人在人际交往中获得精神上的愉悦感和满足感。

3. 健身操　可以改善老年人的体态及心肺功能，延缓机体衰老，增强机体的抗病能力，同时，健身操有利于延缓老年人平衡功能的衰退，对降低跌倒风险、促进老年人健康有积极的作用。适合老年人的健身操有"毛巾操"和"椅子操"，具有简单易学、取材方便的特点。

（1）毛巾操　是专门为中老年人设计，利用毛巾进行练习的健身操，通过练习可以增强肌肉力量，提高关节灵活性、柔韧性，改善身体的稳定性，预防跌倒。

（2）椅子操　是利用普通椅子进行练习的健身操，特别适合于刚刚开始进行体育锻炼的中老年人群，在练习过程中用椅子作为支撑，可以减少练习难度，防止运动过程中出现意外，经常练习可以提高肌肉力量，改善机体柔韧性，增强平衡能力，提高老年人抗跌倒能力，一般以 2 ~ 3 次 / 周的锻炼频率较为安全，每次锻炼的时间应控制在 1 ~ 2 小时。

4. 球类运动　球类运动是趣味性较强的集体运动，在锻炼身体的同时，还可以调节大脑皮质兴奋性和小脑的灵活性与协调性，有利于减轻老年人的孤独感。球类运动的种类多种多样，主要包括：

（1）健身球　具有增强指、腕关节的韧性、灵活性和协调性的作用，可预防老年人指关节和腕关节僵直，锻炼时，手持两个健身球，沿顺时针或逆时针方向有节奏地转动，每次可练 10 分钟左右，每天的练习次数视自身情况而定。

（2）乒乓球　可增强四肢、腰部、背部和胸部肌肉的力量，有效增强心肺功能，延缓衰老，但时间不宜过长，运动每隔 30 分钟休息一次，最好每天不要超过 2 小时，包括中间的休息时间。

（3）羽毛球　可以增强腰背肌、腹肌和四肢肌的力量，提高大脑皮质的兴奋性及小脑的灵活性和协调性，一般来说，运动后的心率以保持在 110 ~ 120 次 / 分钟为宜。

（4）门球　具有比赛时间短、运动量适宜、趣味性强的特征，是比较适合老年人的一种运动，可增强腰、背、四肢的肌肉力量和神经系统功能，但打门球极易入迷，因此，照护人员应合理安排运动时间，不要影响老年人休息。

5. 中医传统功法　中医传统功法以阴阳、脏腑、气血、经络等理论为基础，以养精、练气、调神为要点，注重意守、调息和动形的协调统一，融导引、气功、武术、医理为一体，通过吐故纳新、调和脏腑、畅通气血经络、充养筋骨，达到运动养生的目的。中医传统功法主要包括：

（1）太极拳　是我国传统的健身项目，打太极拳时心静体松、动作连贯、虚实分明、呼吸自然，对调节大脑皮质和自主神经系统功能具有独特的作用，太极拳的动作缓慢柔和，柔中有刚，肌肉有节奏地舒缩，有利于保持和改善关节运动的灵活性，太极拳种类繁多，其中 24 式简化太极拳是应用最多的拳种。

（2）八段锦　是我国民间流传很广的一种健身功法，属于中等强度的有氧运动，共包括双手托天理三焦、左右开弓似射雕、调理脾胃臂单举、五劳七伤往后瞧、摇头摆尾去心火、双手攀足固肾腰、攒拳怒目增气力、背后七颠百病消等八套系列运动，其动作柔和缓慢，松紧结合，通过姿势调整、呼吸锻炼、意念控制，使身心融为一体，可增强人体各部分功能，激发人体内在潜力，达到防病、治病、益智、延年的作用，需要注意的是，老年人在锻炼过程中的最高心率不能超过 120 次 / 分钟。

（3）五禽戏　是我国古代传统导引养生功法的代表之一，是一套高级的保健气功，其动作模仿了虎、鹿、熊、猿和鸟五种动物，通过肢体运动和呼吸吐纳的有机结合，使体内逆乱的气血恢复到正常状态，不仅有利于神经细胞的修复和再生，提高神经系统功能，还能提高肺功能、促进胃肠蠕动，以及分泌功能，促进消化吸收。

四、社会活动的评估与照护

（一）雅趣娱乐的评估与照护

1. 娱乐能力的评估　评估老年人参与娱乐活动的能力，对帮助老年人选择娱乐活动的种类，实施个性化的活动照护具有重要意义。对老年人娱乐能力的评估主要包括：

（1）疾病评估　患有心血管系统疾病的老年人不宜参加竞争性较强的娱乐活动，容易造成情绪激动、血压升高，从而导致病情加重；患有神经系统疾病的老年人，尤其是患有认知障碍、语言障碍、听力障碍的老年人，应建议其选择受疾病影响程度较小的娱乐活动，以免老年人因参与娱乐活动时的不良体验出现自卑心理。因此，应详细评估老年人是否患有基础疾病及用药情况，嘱咐老年人参与娱乐活动时随身携带相应的急救药物，避免疾病发作时错过最佳抢救时机。

（2）文化程度评估　受教育程度较高的老年人更倾向于选择益智类、音乐、书法、绘画等需要一定文化素养的娱乐活动，因此，评估老年人的文化程度和感兴趣的娱乐活动种类有利于给予针对性的活动引导，有利于提高老年人参与社会活动的积极性。

（3）家庭因素评估　老年人可分配的娱乐活动时长越长、经济支配能力越强、子女支持程度越高，老年人对娱乐活动的参与率就越高，尤其是一些经济和时间投入较多的娱乐活动，因此，不可忽略家庭经济情况、子女支持程度的评估。

（4）活动条件评估 老年人参与娱乐活动的场所、环境、设施、人数等，是保证雅趣娱乐活动安全的重要条件，因此，活动条件评估至关重要。

2. 雅趣娱乐的照护

（1）音乐欣赏 ①选曲建议：根据老年人的兴趣爱好进行选择，一般来说，进餐时听轻松活泼的乐曲有利于消化吸收，临睡前听缓慢悠扬的乐曲有利于入睡，体弱者适宜听慢节奏的乐曲。②心理照护：照护人员要关注老年人在音乐欣赏过程中的情绪变化，当发现老年人出现负性情绪时，要有针对性地给予心理疏导。

（2）书法、绘画 ①规范姿势：提醒老年人练习书画时要保持正确的姿势，头部端正，两肩平齐，胸张背直，两脚平放，使全身松紧有度。②劳逸结合：书画练习不宜长时间保持固定的用眼状态和身体姿势，照护人员可以指导老年人通过闭目养神、极目远眺、转腰踢腿、按摩肩颈的方式，舒缓眼部和肢体肌肉的疲劳感。

（3）棋牌 ①把握时机：饭后不宜立即下棋打牌，应稍事休息，以便食物消化吸收，更不要占用夜间休息时间，增加老年人的疲劳感。②劳逸结合：照护人员要提醒老年人控制下棋打牌时间，应适当活动，不可久坐，以免老年人下肢静脉血液回流不畅，出现下肢麻木、疼痛等症状。③心理照护：告知老年人下棋打牌应以切磋技艺、休闲娱乐为目的，正确对待输赢，避免情绪波动。

（4）垂钓 ①注意安全：应选择天气暖和、气候适宜的季节，建议患风湿病的老年人应避免在潮湿、近水处久待，以免加重病情，避免选址偏僻、无人知晓、夜间钓鱼。此外，还要注意财物及食品安全。②劳逸结合：专注钓鱼时间不可过长，应适当活动，避免久坐引起下肢麻木，导致起身时站立不稳、跌倒，甚至落水。③心理照护：照护人员应告知老年人垂钓的主要目的是修身养性、调节心境、放松身体，不要因鱼的数量和大小而影响心情。

（5）培植花卉、驯养宠物 ①预防过敏：老年人及其家人对花粉、动物毛发过敏时，不建议其在家庭中培育和驯养。②规范行为：提倡和引导文明养宠，注意宠物卫生，及时清理打扫粪便与毛，注意预防宠物传染病，定期消毒、接种疫苗，不建议驯养体型过大的宠物，以免宠物失去控制，伤害到自己及他人。

（二）运动保健的评估与照护

1. 运动能力的评估 评估老年人的运动能力对制订适合老年人的运动计划具有重要意义。对老年人运动能力的评估主要包括：

（1）疾病评估 肌肉骨骼系统的老化和疾病（如骨质疏松），会导致老年人的骨骼支撑力降低，运动的耐受力下降；神经系统的老化和疾病（如帕金森病）可造成老年人步态迟缓、身体平衡感丧失，运动时容易跌倒；心血管系统的老化和疾病（如高血压）会导致老年人的心排血量降低，无法满足高强度运动所需的耗氧量。因此，对老年人进行疾病评估时，要注重对肌肉骨骼系统、神经系统、心血管系统的评估，特别是老年人的身体协调情况及步态表现，充分了解老年人现存的运动能力。需要注意的是，每次给予新的运动内容时，都应评估老年人对该项目的耐受性，是否出现心率过度增加、呼吸急促、疲惫不堪等情况。

（2）兴趣爱好评估 了解老年人感兴趣的运动类型，为其提供针对性的运动指导，可以提高老年人参与运动的积极性和持久性，使老年人在运动中收获更多的益处，因此，了解老年人感兴趣的运动类型，对制订适合老年人的运动计划至关重要。

（3）**支持系统评估**   运动支持系统的强弱程度可以决定老年人最终能否参与运动。因此，照护人员应根据老年人所选的运动类型，重点评估运动的场所、环境、设施，运动的人数、时间、知识储备等，能否给予老年人足够的运动支持。

2. 运动保健的照护

（1）**项目适宜**   根据老年人的运动能力评估结果，为老年人提供适宜的运动项目和运动量建议，尽量选择能使身体各关节、肌肉群、身体各部位都得到锻炼的运动项目，不提倡老年人参加激烈或对抗性强的运动项目，防止发生意外。

（2）**运动量监测**   指导老年人进行运动心率自我监测，以运动时心率不超过最高心率为衡量标准，最高心率（次/分钟）=170－年龄（身体强壮者可用180作被减数），测量心率时可采用测10秒心率再乘以6的方法。运动结束后在3分钟内心率恢复到运动前水平，表明运动量较小，可以适当增加运动量；在3～5分钟之间恢复到运动前水平，表明运动适宜；在10分钟以上才能恢复到运动前水平，或出现疲乏、头晕、胸闷、气促、心悸者，表明运动量过大，应减少运动量；如果在运动中出现严重的胸闷、气喘、心绞痛或心率减慢、心律失常等症状，应立即停止运动，并告知照护人员，及时送医治疗，同时嘱咐老年人，不可再进行此类强度的运动，防止发生意外。

（3）**时间适宜**   老年人运动时间以每日1～2次，每次30分钟左右，一天总时间不超过2小时为宜。运动时间应选择清晨日出后，此时绿色植物开始光合作用，释放出氧气，空气较为新鲜，有利于运动，当空腹情况下进行晨练时，运动量不宜过大，时间也不宜太久，否则容易引起低血糖而产生不适感，饭后不宜剧烈运动，以免造成胃肠道功能紊乱，引发腹痛、阑尾炎等；运动时间也可选择在下午或晚上，以17:00～20:00为宜。此外，还应注意气候变化，老年人对气候适应调节能力较差，夏季高温炎热，户外运动要防止中暑，冬季寒冷冰冻，户外运动要防止跌倒、摔跤和受凉。

（4）**场地适宜**   为老年人选择运动场地时，无论是室内或是室外，都应该选择安静整洁、空气清新、光线明亮的环境，并保证地面平整防滑，避免跌倒；此外，还应注意室内外温差变化，注意防寒保暖，尽量不要让老年人独自到陌生的运动场地进行锻炼。

（5）**循序渐进**   应遵循运动量由小到大，动作由简单到复杂的原则，逐渐增加运动量、时间、频率，逐渐缩短每一次的时间间隔；运动之前做5分钟的热身运动，以减少肌肉受伤的风险；运动应缓慢停止，不可立即停止。

（6）**持之以恒**   告知老年人运动效果是一个逐渐积累的过程，要想通过锻炼达到增强体质、防治疾病的目的，一般需要坚持数周、数月，甚至数年，在获得运动效果后，仍需坚持运动巩固效果。

（7）**运动效果评价**   经过一段时间的运动，照护人员应再次系统、全面评估老年人的身体及心理状况，并和运动前进行比较，评价运动效果，以调整或修改原来的运动项目及强度。

（8）**体现自主性**   老年人参与运动的过程可能是与照护人员一起完成的，这期间要充分尊重老年人的个人意愿，鼓励老年人积极参与制订自己的运动计划，从而体现自主的照护原则。

（三）**特殊老年人社会活动的照护**

由于某些疾病导致活动能力严重受限的老年人，其活动问题尤其值得关注。

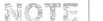

1.偏瘫的老年人 照护人员应为这类老年人提供辅助其站立或移位的器具,如助行器、多脚拐杖、站立机、电动爬楼椅等,辅助老年人出行或参与社会活动。

2.制动状态的老年人 制动状态多见于肢体损伤,很容易出现肌力下降、肌肉萎缩等并发症。因此,照护人员在辅助老年人康复治疗的同时,还应帮助其参与简单的娱乐活动(如听音乐、看电视等),并为其提供心理照护,使其保持愉快、乐观、开朗、自信的健康情绪。

3.活动意愿不足的老年人 针对不愿意参与社会活动的老年人,照护人员要耐心地向这类老年人说明参与社会活动的重要性,可邀请其共同参与活动计划的制订,并尽量提供安全的活动环境和轻松的活动氛围,使其感受到活动带来的实际效果,主动积极地参与到社会活动中。

4.认知障碍的老年人 照护人员应根据认知障碍老年人的失智失能程度,在保证安全的基础上为其提供参与社会活动的场所,提供促进心智康复的活动,既能减缓机体功能的退化速度,又能使认知障碍老年人得到有尊严的尊重,以及人性化的关怀。

五、社会活动的促进策略

(一)加强心理照护

角色理论认为,老年人适应衰老的途径有两种:一是正确认识角色变换的客观必然性;二是积极参与社会活动,寻求新的次一级角色,依靠自己的力量适应老年生活。照护人员应结合老年人过往的经历和对未来生活的期待,对其实施个性化的心理照护,帮助其适应角色转换,引导其参与社会活动,在参与社会活动中联系老朋友,结交新朋友,丰富老年生活,增强其对未来生活的信心,维持身心健康。

(二)推进环境建设

适宜老年人出行和生活的环境可以促进老年人更加积极地参与社会活动,因此,应从居住、出行、生活等多方面出发,加强老年宜居环境建设,适当地为老年人参与社会活动提供必要的场所和设备。

(三)丰富参与途径

借助科技产品,可以丰富老年人参与社会活动的途径。通过网络可以让老年人接触真实或虚拟世界的活动内容;通过电话可以与远方的亲朋好友保持联络,增进感情;使用智能辅助设备(如多功能轮椅、智能站立架、肌肉外甲等)可以帮助失能老年人参与社会活动。

(四)加强活动宣传

通过多种途径,展示老年人参与社会活动的精神面貌和参与社会活动时的喜悦心情及健康状态,使老年人对参与社会活动充满向往,增强其参与社会活动的动机;通过举办社区或养老机构联谊活动,让老年人获得参与社会活动的体验,提高老年人参与活动的兴趣,增强其参与社会活动的信心。

(五)为老年人制订个性化活动方案

不同特征的老年人对参与社会活动的需求和能力存在差异,参与活动前为其制订个性化的活动方案,会让老年人在参与活动中有方向感、有目标,这种体验越明确,越能激发老年人参与社会活动的动机和兴趣,参与社会活动才能越有效果和意义。

案例分析

回顾本章案例：杨某，女，72岁。高血压病史10年，6天前入住养老机构后，很少外出活动、食欲不振、睡眠欠佳，存在口腔溃疡及便秘。作为照护人员，应指导杨奶奶多饮水，多进食水果蔬菜，饮食清淡、荤素搭配，饭后及时清洁口腔，改善口腔卫生，饭后2小时可进行摩腹散步，促进食物消化；经常与其沟通建立良好关系，了解其内心想法，鼓励她积极参加养老机构组织的联谊活动，平时可与机构内其他老年人一起打牌、聊天、散步等，消除老伴去世和环境改变导致的不良情绪，保持身心健康；有针对性地给予她睡眠照护，入睡前可为其提供热牛奶、温水泡脚、播放助眠音乐等，提高其睡眠质量。

[本章小结]

本章介绍了老年人生活照护中清洁、饮食、排泄、休息与睡眠、参与社会活动的概念及意义，重点介绍了清洁、饮食、排泄、休息与睡眠、参与社会活动的评估方法及照护要点，同时也介绍了相关的照护技术及注意事项。

[思考题]

1.简述老年人床上擦浴的注意事项。

2.简述老年人饮食照护的要点。

3.简述尿失禁老年人的照护要点。

4.促进老年人睡眠的主要照护措施有哪些？

5.如何评估老年人参与雅趣娱乐活动的能力？

第六章　生命体征照护

扫一扫，查阅本章数字资源，含PPT等

【学习要求】

1. 掌握体温、脉搏、呼吸、血压的正常值、测量方法、注意事项；老年人异常体温、脉搏、呼吸、血压的评估及照护；体温过高、脉搏短绌、潮式呼吸、高血压的概念。

2. 熟悉体温、脉搏、呼吸、血压的生理变化；体温过低、稽留热、间歇热、心动过速、心动过缓、呼吸增快、呼吸减慢、低血压的概念；相应健康指导；冷热疗法。

3. 了解体温、脉搏、呼吸、血压的相关生理知识。

案例导入

张某，73岁。高血压病史10年，能够坚持服降压药，血压维持在正常水平。4天前张爷爷自己上厕所，地面有水没有看到而滑倒，导致右侧手臂骨折，到医院治疗后回到养护中心。昨夜气温突然降低，因右手臂骨折，不方便自行拿取厚被，又不愿意打扰别人而受凉。今晨出现流涕、咳嗽，测体温37.5℃。养护院医生诊断为感冒，给予抗病毒等治疗，建议多饮温水、保证休息，定时监测生命体征。

作为老年照护人员，此时要如何进行照护？

生命体征（vital sign）是评价生命活动存在与否及其质量的指标，是体温（body temperature，T）、脉搏（pulse，P）、呼吸（respiration，R）和血压（blood pressure，BP）的总称，是机体内在活动的一种客观反映，是衡量机体身心状况的可靠指标。通过监测生命体征，可以了解老年人相关疾病的发生、发展、转归及心理状况的变化，为预防、诊断、治疗、康复和照护提供依据。

第一节　体温

一、正常体温及生理变化

（一）正常体温

体温分为体核温度和体表温度。通常所说的体温是指体核温度，即身体内部胸腔、腹腔和中枢神经的温度，具有相对稳定且较皮肤温度高的特点。皮肤温度也称体表温度，指皮肤表面的温度，可受环境温度和衣着情况的影响且低于体核温度。通常人的体温在某个范围内保持恒定，恒定的体温是维持机体新陈代谢和正常生命活动的必要条件。

通过腋测法、口测法和肛测法进行体温测定，正常体温的范围见表 6-1。

表 6-1　成人体温平均值及正常范围（℃）

部位	平均值	正常范围
口腔	37.0	36.3 ～ 37.2
腋下	36.5	36.0 ～ 37.0
直肠	37.5	36.5 ～ 37.7

（二）生理性变化

性别、年龄、昼夜节律、环境等多种因素会影响老年人体温而发生生理性变化，但波动范围很小。进食、运动、沐浴、情绪激动、精神紧张等对体温也会产生一定影响。

老年人因代谢功能低下，体内产热相对不足，体温会比年轻人低 0.5 ～ 0.7℃。据临床观察，多数老年人的体温在 36.0 ～ 36.5℃；若老年人的体温达 37.5℃，则相当于年轻人发热 38℃以上。老年人体温在 24 小时内会呈现周期性波动，具有昼夜节律，一般清晨 2 ～ 6 时体温最低，午后 1 ～ 6 时体温最高，其变动范围在 0.5 ～ 1℃。老年人体温夏季高于冬季。麻醉药物可抑制体温调节中枢或影响传入路径的活动并能扩张血管，增加散热，降低机体对寒冷环境的适应能力，因此，对需要手术的老年人在术中、术后应注意保暖。

二、老年人异常体温评估与照护

（一）体温过高的评估

体温过高又称发热，机体在致热原作用下，体温调节中枢的调定点上移而引起的体温升高超过正常范围。分为感染性发热和非感染性发热两大类。感染性发热较多见，主要由各种病原体感染引起，如细菌、病毒、真菌、螺旋体、支原体、寄生虫等；非感染性发热由病原体以外的各种因素引起，主要包括无菌性坏死物质的吸收所引起的吸收热、变态反应性发热、体温调节中枢功能紊乱引起的中枢性发热等。

1. 发热程度划分　见表 6-2。

表 6-2　发热程度（以口腔温度为例）

发热程度	低热	中等度热	高热	超高热
体温值（℃）	37.3 ～ 38.0	38.1 ～ 39.0	39.1 ～ 41.0	＞ 41

人体能耐受的最高温度为 40.6 ～ 41.4℃，体温最高达 43℃则很少人能够存活。直肠温度持续超过 41℃，可引起不可逆脑损伤，高热持续 42℃以上 2 ～ 4 小时可导致休克及严重并发症。

2. 发热的过程及表现　一般发热过程包括三个阶段。

（1）体温上升期　此时产热大于散热。主要表现是疲乏无力、皮肤苍白、畏寒、干燥无汗，严重者可有寒战。数小时内即升至高峰为体温骤升，多见于肺炎球菌肺炎、疟疾等；数日内达到高峰为体温渐升，多无明显寒战，常见于伤寒等。

（2）高热持续期　此时产热和散热在较高水平上保持相对平衡。主要表现是皮肤灼热、颜面潮红、呼吸和脉搏加快、口唇干燥、头痛、头晕、食欲缺乏、全身不适、软弱无力，严重者可出现谵妄、昏迷。

（3）退热期　此时散热增加而产热趋于正常，直至体温恢复正常水平。主要表现为大量出汗、皮肤潮湿和皮肤温度降低。在数小时内降至正常为体温骤退，多见于肺炎球菌肺炎、疟疾等。在数天内降至正常为体温渐退，多见于伤寒、风湿热等。

3. 常见热型　各种体温曲线的形态称为热型。加强观察有助于疾病的诊断。须注意，由于目前抗生素的广泛使用，或由于应用解热药、肾上腺皮质激素等的使用，使热型变得不典型。

（1）稽留热　体温维持在 39 ～ 40℃，持续数天或数周，24 小时内波动范围不超过 1℃。多见于肺炎球菌肺炎、伤寒等。

（2）弛张热　体温在 39℃以上，波动幅度大，24 小时内温度差可以达到 1℃以上，体温最低时仍高于正常水平。多见于败血病、风湿热、严重化脓性疾病等。

（3）间歇热　体温骤升至 39℃以上，持续数小时或更久，然后迅速下降至正常或正常以下，经过一个间歇，体温又升高，并反复发作，即高热期和无热期交替出现。多见于疟疾、急性肾盂肾炎等。

（4）不规则热　发热无规律，持续时间不等。多见于流行性感冒、癌性发热和各种发热使用退热药后。

（二）发热老年患者的照护

1. 降低体温　用物理降温或药物降温。物理降温有局部冷疗和全身冷疗两种方法。局部冷疗可采用冷毛巾、冰袋等通过传导方式散热；全身冷疗可采用温水或者乙醇拭浴方式，达到降温目的。

药物降温时应注意药物的剂量，尤其对体弱和患有心血管疾病的老年患者，应防止出现虚脱或休克现象。实施降温措施 30 分钟后应复测体温，做好记录。

2. 观察病情

（1）观察生命体征变化。定时测体温，一般每日测量体温 4 次，高热时应每 4 小时测量一次。注意发热类型、程度及过程，同时注意呼吸、脉搏和血压的变化。

（2）观察发热的原因及诱因是否消除。发热的诱因可有受寒、饮食不洁、过度疲劳、服用某些药物等。

（3）观察治疗效果，比较治疗前后全身症状及实验室检查结果。

（4）观察饮水量、饮食摄取量、尿量及体重变化。

（5）观察四肢末梢循环情况。高热而四肢末梢厥冷、发绀等提示病情加重；或因大量出汗，体液丢失过多，而出现血压下降、脉搏细速、四肢冰冷等虚脱现象；如出现抽搐，立即报告医生，给予相应处理。

3. 生活照护

（1）创造舒适环境　为高热老年患者提供温湿度适宜、环境安静、空气流通的舒适休息环境。

（2）保持口腔清洁　鼓励和协助老年患者在晨起、餐后、睡前漱口，必要时遵医嘱给予特殊口腔护理，保持口腔清洁。

（3）皮肤照护　退热期，往往大量出汗，应及时擦干汗液，更换衣服和床单，防止受凉，保持皮肤的清洁、干燥。对持续高热者，应协助其改变体位，防止压疮、肺炎等并发症出现。

（4）饮食、水照护　给予高热量、高蛋白、高维生素、易消化的流质或半流质食物，不宜进食黏滑、油腻、生冷食物。注意食物的色、香、味，鼓励少食多餐，以补充高热引起的消耗，增强机体抵抗力。鼓励老年患者多饮水，以每日 3000mL 为宜，以补充高热消耗的大量水分，并促进毒素和代谢产物的排出。

（5）休息照护　发热时能量消耗大，休息可减少能量的消耗，有利于机体康复。高热老年患者体质比较虚弱，需卧床休息，低热时可酌情减少活动，适当休息。

4. 安全照护　高热老年患者可能会出现躁动不安、谵妄、惊厥，应注意防止坠床、舌咬伤等意外，必要时可使用床挡或约束带。

5. 心理照护　向老年患者耐心解释发热过程中出现的各种症状，耐心解答并协助处理老年患者的问题，消除其紧张、焦虑、不安等不良情绪。高热时会有诸多身体上的不适感，应尽量满足老年患者的合理要求，缓解其病痛，增加心理舒适感。

6. 健康指导　老年人体温调节中枢的功能明显减退，体温调节能力降低。因此，老年人应根据环境温度变化及时增减衣物及被子。冬天气温低时需适当提高室内温度，夏季气温高时需注意通风、降低室温，避免中暑。

（三）体温过低的老年人评估

体温过低是指各种原因引起产热减少或散热增加导致体温低于正常范围，体温低于 35℃ 称为体温不升。体温过低常见于全身衰竭的危重老年患者，因其体温调节中枢功能障碍所致，常是临终前的表现；某些休克、极度衰弱、重度营养不良老年患者可出现体温过低。体温过低常常提示疾病的严重程度和不良预后。

1. 体温过低程度划分　体温过低程度可划分为轻度、中度、重度、致死低温。见表 6-3。

表 6-3　体温过低程度划分

程度	轻度	中度	重度	致死温度
体温值（℃）	32.1～35.0	30.0～32.0	< 30.0 瞳孔散大，对光反射消失	23.0～25.0

2. 临床表现　老年患者可出现发抖，皮肤苍白冰冷、呼吸减慢、心律不齐、皮温下降、脉搏细弱、血压下降、感觉和反应迟钝，严重者可出现昏迷。

（四）体温过低老年患者的照护

1. 环境温度　提供合适的环境温度，室温维持在 22～24℃。

2. 保暖措施　给予毛毯、棉被、电热毯、热水袋，添加衣服，防止体热散失。还可给予热饮，提高机体温度。

3. 加强监测　观察生命体征，持续监测体温的变化，至少每小时测量一次，直至体温恢复至正常且稳定。同时注意呼吸、脉搏、血压的变化。

4. 健康指导　教会老年人及家属认识导致体温过低的因素并尽量避免，如营养不良、衣服穿着过少、供暖设施不足、某些疾病等。

三、相关技术

（一）体温测量

常规测量体温的方法有腋测法、口测法和肛测法，在三种测量方法中，直肠温度（即肛温）最接近于人体深部温度，而日常工作中，采用口腔、腋下温度测量更为常见、方便。近年来还出现额测法。

1. 测量方法

（1）腋测法　将体温计头端置于患者腋窝深处，嘱患者用上臂将体温计夹紧，10分钟后读数。这是最常用的体温测定方法。

（2）口测法　将消毒后的体温计头端置于患者舌下，让其紧闭口唇，3分钟后读数。用于神志清楚老年患者。

（3）肛测法　让患者取侧卧位，将肛温体温计头端涂以润滑剂后，徐徐插入肛门内达体温计长度的一半为止，3分钟后读数。多用于神志不清者。

（4）额测法　是应用红外线测温计，测量额头皮肤温度，此法仅用于体温筛查。

2. 记录方法

体温测定的结果，应按时记录于体温记录单上，描绘出体温曲线。

3. 注意事项

测量前将体温计的汞柱甩到35℃以下。腋测法：腋窝处应无致热或降温物品，将腋窝汗液擦干。口测法：应嘱患者不用口腔呼吸，测量前10分钟内禁饮热水和冷饮。

（二）冷热疗

冷热疗是将低于或高于体温的物质作用于人体皮肤，激发机体产生一系列效应，从而促进止血、抗炎、缓解疼痛、缓解疲劳等的临床治疗方法。根据作用面积与方式，可分为局部冷热疗和全身冷热疗。依据热交换介质不同，可分为干冷热疗（空气介导）和湿冷热疗（通常用水介导）。冷热疗作为重要的物理治疗方法，广泛应用于养生保健、慢病管理和疾病康复等领域。

1. 冷疗

（1）目的　降温、减轻局部充血和促进止血、缓解疼痛、控制炎症。

（2）适应证　高热、中暑、急性扭挫伤（48小时内）、局部急性软组织感染、骨关节术后肿痛、烧伤、烫伤、鼻出血等。

（3）禁忌证　血液循环障碍时，慢性炎症或深部化脓性病灶处，大面积或严重组织损伤、破裂或有开放性伤口处，对冷过敏者；其他情况，如昏迷、糖尿病伴神经病变、皮肤黏膜感觉异常、极度衰弱、严重心脏病、高血压、闭塞性脉管炎、雷诺病、红斑狼疮等老年患者，应慎用冷疗。

禁忌部位主要区域如下：①枕后、耳郭、阴囊处。②心前区。③腹部。④足底。

（4）冷疗法　冷疗法可分为局部冷疗法和全身冷疗法两种。常用的局部冷疗法有冰袋、冰囊、冰帽、冰槽、冷湿敷和化学致冷袋等；全身冷疗法有乙醇拭浴、温水拭浴。

2. 热疗

（1）目的 促进炎症的局限和消散；缓解疼痛；取暖、镇静催眠、缓解疲劳；减轻深部组织充血，改善局部组织营养；促进伤口愈合；通经络，除寒湿；缓解痉挛；调节内分泌腺和内脏器官的功能。

（2）适应证 疲乏、肌肉疲劳或痉挛、低体温等亚健康状态；亚急性、慢性炎症后期及多种疼痛；亚急性、慢性损伤；慢性无菌性炎症；其他适宜进行热疗的情况。

（3）禁忌证 软组织扭伤、挫伤初期，发生扭伤、挫伤后 48 小时内；未经确诊的急性腹痛；鼻周围三角区的急性感染；各种脏器出血。另外，给老年人实施热疗时要格外谨慎，使用前必须对老年人的神经系统、痛温感知觉、认知功能、生命体征等情况进行综合评估。对昏迷、糖尿病伴神经病变、皮肤黏膜感觉异常、急性炎症、严重心脏病、认知障碍的老年人应慎用热疗。

禁忌部位：恶性肿瘤病变部位，有金属移植物的部位。

（4）热疗法 热疗法可分为干热疗法和湿热疗法两种。常用的干热疗法有热水袋、烤灯等；湿热疗法有热湿敷、热水坐浴、局部温水浸泡等。

第二节　脉搏

一、正常脉搏及生理变化

心脏的收缩与舒张会导致动脉管壁周期性搏动，称为脉搏。

（一）脉率

脉率：每分钟脉搏搏动的次数。正常成人在安静状态下脉率为 60 ～ 100 次 / 分钟。脉率的生理性波动受多种因素影响。成年女性脉率比同龄男性稍快。随年龄增长脉率逐渐减慢，老年人脉率比青壮年慢。体表面积越大，脉率越慢。运动、情绪激动、进食、使用兴奋剂、饮浓茶或咖啡时脉率增快，休息和睡眠、禁食、使用镇静剂、洋地黄类药物时脉率减慢。

（二）脉律

脉律：脉搏的节律性。正常脉律跳动均匀规律，间隔时间相等。

二、老年人异常脉搏评估与照护

（一）常见异常脉搏评估

1. 脉率异常 安静状态下脉率超过 100 次 / 分钟为心动过速。体温每升高 1℃，脉率约增加 10 次 / 分钟。常见于发热、甲状腺功能亢进、心力衰竭、血容量不足、疼痛等。

安静状态下脉率低于 60 次 / 分钟为心动过缓。常见于颅内压增高、甲状腺功能减退等。

2. 节律异常 指在一系列正常均匀的脉搏中，出现一次提前而较弱的脉搏，其后有一较正常延长的间歇称间歇脉。在同一单位时间内脉率少于心率称脉搏短绌。常见于各种器质性心脏病。

3. 强弱异常 脉搏变得强大有力称为洪脉。脉搏细弱无力，触之如细丝，称细脉。脉搏骤起骤落，犹如潮水涨落，急促而有力为水冲脉。节律正常而强弱交替出现的脉搏为交替脉。在平静吸气时脉搏明显减弱或消失称为奇脉。常见于器质性心脏病、甲状腺功能亢进等。

（二）脉搏异常老年患者的照护

1. 观察病情　观察老年患者的脉搏频率、节律和强弱，观察药物疗效和不良反应。发现异常，应立即通知医护人员救治。

2. 生活照护　脉搏异常老年患者增加卧床休息的时间，减少心肌的耗氧量。必要时给予氧气吸入。给予清淡易消化的饮食。

3. 心理照护　脉搏异常的老年患者常伴有心脏等病变，内心比较焦虑和恐惧，照护人员要关注老年患者的需求和心理变化，及时做好疏导和化解。

4. 急救准备　脉搏异常严重者，常提示为危重患者，需要备好急救设备及药品。

5. 健康指导　指导老年患者养成良好规律的生活习惯，保持良好稳定的情绪，戒烟限酒。多摄入高纤维、低盐、低脂、低胆固醇、易消化清淡饮食。勿用力排便。适量运动，避免过度劳累。教会老年患者及家属检测脉搏的方法及观察药物不良反应。掌握简单的自救技巧等。

三、脉搏测量

（一）测量的部位

凡靠近骨骼的表浅大动脉均可作为测量脉搏的部位。临床上最多选择的诊脉部位是桡动脉。

（二）测量方法

老年患者卧位或坐位，手腕伸展，手臂放舒适位置。照护人员用食指、中指、无名指的指端按压在桡动脉处，按压力量适中，以能清楚测得脉搏搏动为宜。脉搏测量为 30 ～ 60 秒。若发现脉搏异常，重复测量或请另一位人员协助。如脉搏短绌，由两名照护人员同时测量，一人听心率，另一人测脉率，由听心率者发出"起"或"停"口令，计时 1 分钟。

（三）记录

记录到体温单或输入到移动护理信息系统的终端设备。脉搏短绌记录方式为心率/脉率，如 200/60 次/分钟。

（四）注意事项

1. 如果老年患者有剧烈活动、情绪激动、紧张恐惧等情况，需要安静休息 30 分钟后再测。

2. 要评估老年患者的意识状态、合作程度、身体情况，有无偏瘫及功能障碍。如果老年患者有偏瘫，应选择健侧肢体测量脉搏。

3. 不可用拇指诊脉，因拇指小动脉搏动明显，易与老年人动脉搏动相混淆。

4. 当脉搏细弱无法测量清楚时，可用听诊器听心率 1 分钟。

5. 注意安全风险因素：为卧床老年患者测量脉搏过程中，要及时抬起床挡。

6. 水冲脉触诊时，将老年患者手臂抬高过头，照护人员用手紧握其手腕掌面，便可明显感到急促有力的冲击。

7. 脉搏短绌心脏听诊部位可选择左锁骨中线内侧第 5 肋间处。

第三节　呼吸

机体在新陈代谢过程中，需要不断地从外界环境中摄取氧气，并排出体内产生的二氧化碳，这种气体交换的过程称为呼吸。

一、正常呼吸及生理性变化

（一）正常呼吸

正常成人在安静状态下呼吸为 16～20 次 / 分钟，节律规则，频率与深度均匀平稳，呼吸运动无声，不费力。男性以腹式呼吸为主，女性以胸式呼吸为主。正常情况下呼吸与脉搏的比例为 1：4。

（二）生理性变化

女性呼吸频率略快于男性。年龄越大，呼吸频率越慢。强烈的情绪波动，如恐惧、愤怒、悲伤等情绪、剧烈疼痛可以引起呼吸改变。剧烈活动、高温环境或海拔增高等，可以使呼吸运动加快加深；休息、睡眠时呼吸运动减慢。血压升高，呼吸减慢变弱；血压降低则相反。

二、老年人异常呼吸评估及照护

（一）异常呼吸的评估

1. 频率异常　在安静状态下呼吸频率超过 24 次 / 分钟为呼吸过速，也称气促。见于发热、疼痛、甲状腺功能亢进等。一般体温每升高 1℃，呼吸频率增加 3～4 次 / 分钟。呼吸频率低于 12 次 / 分钟为呼吸过缓。见于颅内压增高、麻醉剂或镇静剂过量等。

2. 节律异常

（1）潮式呼吸　呼吸由浅慢逐渐变为深快，然后再由深快逐渐变为浅慢，经过一段时间的呼吸暂停（5～20 秒）后，又开始重复如上变化的周期性呼吸，其形态就如潮水涨落般，又称陈 – 施呼吸。潮式呼吸的周期可达 30 秒～ 2 分钟。多见于中枢神经系统疾病及巴比妥类药物中毒。

（2）间断呼吸　其特点是有规律的呼吸几次后，突然停止呼吸，间隔一个短时期后又开始呼吸，如此反复交替出现。常在临终前发生。

（3）叹气样呼吸　其特点是在一段浅快的呼吸节律中插入一次深大的呼吸，并伴有叹息声。偶尔一次叹息属于正常情况，可扩张小肺泡，多见于精神紧张，神经衰弱的老年人，若反复发作则是临终前的表现。

3. 深度异常

（1）深度呼吸　又称库斯莫呼吸，表现为呼吸深大而规则。多见丁糖尿病、尿毒症等引起的代谢性酸中毒的老年患者。

（2）浅快呼吸　呼吸浅表而不规则，有时呈叹息样。多见于呼吸肌麻痹和某些肺与胸膜疾病，也可见于濒死的老年人。

4. 声音异常

（1）蝉鸣样呼吸　由于细支气管、小支气管阻塞，使空气吸入发生困难，导致吸气时发出一种高音调的似蝉鸣样的声响。常见于喉头水肿、喉头异物等。

（2）鼾声呼吸　由于气管或支气管内有较多的分泌物积蓄，引起呼气时发出粗大的鼾声。多见于昏迷老年患者。

5. 形态异常

（1）胸式呼吸减弱，腹式呼吸增强：正常女性老年人以胸式呼吸为主。当胸部或肺部发生病变时，如肺炎、胸膜炎、胸壁外伤等产生剧烈的疼痛，均可见胸式呼吸减弱，腹式呼吸增强。

（2）腹式呼吸减弱，胸式呼吸增强：正常男性老年人以腹式呼吸为主。当腹腔内压力增高，如腹膜炎、大量腹水、肝脾极度肿大、腹腔内巨大肿瘤等，使膈肌下降受限，会造成腹式呼吸减弱，胸式呼吸增强。

6. 呼吸困难　呼吸困难是指呼吸频率、节律、深浅度均出现异常，老年患者主观上感觉空气不足、胸闷，客观上表现为呼吸费力，烦躁不安，可出现发绀，鼻翼扇动、端坐呼吸。临床上可分为以下三种：

（1）吸气性呼吸困难　其特点是吸气费力，吸气时间延长，有显著的三凹征（吸气时胸骨上窝、锁骨上窝、肋间隙出现凹陷）。主要原因是上呼吸道部分梗阻，气流进入肺部不畅，导致肺内负压极度增高所致。常见于气管内异物、喉头水肿等。

（2）呼气性呼吸困难　其特点是呼气费力，呼气时间延长。主要原因是呼吸道部分梗阻，气流呼出不畅所致。常见于支气管哮喘、阻塞性肺气肿等。

（3）混合性呼吸困难　其特点是吸气、呼气均感费力，呼吸表浅、呼吸频率增加。主要原因是广泛性的肺部病变使呼吸面积减少，影响换气功能所致。常见于肺部感染、广泛性肺纤维化、大面积肺不张、大量胸腔积液、气胸等。

（二）呼吸异常老年人的照护

1. 病情观察　观察老年患者的呼吸状况、伴随症状和体征，及时发现异常情况。

2. 保持气道通畅　及时清除呼吸道内分泌物，保持呼吸道通畅。根据病情给予氧气吸入，体位引流，叩背排痰或吸痰。

3. 生活照护　充分休息，病情严重的老年患者应卧床休息。根据病情取半卧位或端坐位，以利于呼吸。提供足够的营养和水分，选择易于咀嚼和吞咽的食物，避免过饱或食用产气食物，以免膈肌上升而影响呼吸。

4. 创造舒适环境　保持室内空气新鲜，调节适合的室内温湿度，增加老年患者的舒适感。

5. 心理照护　消除老年患者的紧张情绪，使其主动配合治疗及照护。

6. 健康指导　老年患者戒烟限酒，教会老年患者正确呼吸及有效咳嗽的方法。让老年患者和家属学会正确测量呼吸的方法，并使老年患者及其家属具有识别异常呼吸的能力。针对异常呼吸进行自我照护。

三、呼吸测量

（一）呼吸测量方法

将手放在老年患者的诊脉部位似诊脉样，眼睛观察患者胸部或腹部的起伏。女性以胸式呼吸为主，男性以腹式呼吸为主。一起一伏为一次呼吸，观察呼吸频率、深度、节律、音响、形态及有无呼吸困难。正常呼吸测 30 秒，乘以 2。

（二）注意事项

1. 若测量前老年人有剧烈活动、情绪波动等情况，待安静休息 30 分钟后再测。

2. 由于呼吸受意识控制，故测量时要分散老年人注意力，使其呼吸状态自然，以保证测量的准确性。

3. 危重老年患者呼吸微弱，可将少许棉花放于鼻孔前，观察棉花纤维被吹动的次数，计数 1 分钟。

第四节　血压

血管内流动的血液对单位面积血管壁的侧压力为血压。一般指上臂测得的肱动脉血压。心室收缩时，动脉内的血液对动脉管壁所形成的最大压力为收缩压。当心室舒张末期，动脉内的血液对动脉管壁所形成的最小压力为舒张压。收缩压与舒张压之差称为脉压差。

一、正常血压及生理变化

（一）正常血压

1. 血压值　以肱动脉血压为标准。正常成人在安静状态下血压范围比较稳定，其正常范围为收缩压 90 ～ 139mmHg，舒张压 60 ～ 89mmHg，脉压 30 ～ 40mmHg。

2. 影响血压的因素　在其他因素不变的时候，心率加快，心脏舒张期缩短，脉压差减小，舒张压明显升高。在心率和外周阻力不变时，每搏输出量增大，收缩压明显升高，脉压差增大。在心排血量不变时，外周阻力增加，舒张压明显升高，收缩压升高的幅度比舒张压小，脉压差相应减小。循环血量减少或血管容积增大，则会造成血压下降。大动脉管壁弹性扩张可以缓冲血压，老年人由于动脉管壁增厚，管壁的弹性纤维减少而胶原纤维增多，导致血管顺应性降低，大动脉的弹性贮器作用减弱，对血压波动的缓冲作用也就随之减弱，因而收缩压增高而舒张压降低，脉压差明显增大。

动脉血压保持相对稳定具有重要的生理意义。稳定的动脉血压可以保证全身各器官有足够的血液供应，各器官的代谢和功能活动才能正常进行。若动脉血压过高，则心室射血所受阻力过大，心肌后负荷加重，长期持续的高血压可以导致组织器官产生一系列的病理生理改变，是脑卒中、冠心病的主要危险因素之一。若动脉血压过低，则不能满足机体组织代谢的需要，导致组织缺血、缺氧，从而造成严重后果。

（二）生理性变化

正常人的血压保持相对恒定，可以在一定范围内出现波动，多以收缩压改变为主。

血压会随着年龄的增长而增高，其中收缩压的升高比舒张压的升高更为显著。女性在更年期前，血压低于男性；更年期后，血压升高，与男性差别不大。血压呈现明显的昼夜波动。夜间血压降低，清晨起床活动后血压迅速升高。大多数人的血压凌晨 2 ～ 3 时最低，上午 6 ～ 10 时和下午 16 时至晚上 20 时各有一个高峰，晚上 20 时后血压就逐渐下降，表现为"双峰双谷"，这一现象称为动脉血压的日节律。老年人这种血压的日夜高低现象更为显著，有明显的低谷与高峰。睡眠不佳、过度劳累时血压稍有升高。通常高大、肥胖者血压偏高。卧位血压小于坐位血压，坐位血压小于立位血压。对于长期卧床或使用某些降压药物的老年患者，若突然由卧位改为立位时，可出现眩晕、血压下降等直立性低血压的表现。一般血压右上肢高于左上肢，右侧血压比左侧高 10 ～ 20mmHg。下肢血压高于上肢 20 ～ 40mmHg。另外，剧烈运动、情绪激动、吸烟、饮酒、排泄、摄盐过多、疼痛、药物等对血压均有影响。

二、老年人异常血压评估及照护

（一）异常血压的评估

1. 高血压　在未使用降压药物的情况下，非同日 3 次测量结果中，成人收缩压≥ 140mmHg 和（或）舒张压≥ 90mmHg 为高血压。具体见血压水平分类和定义，见表 6-4。

表 6-4　血压水平分类和定义

分级	收缩压 /mmHg		舒张压 /mmHg
正常血压	< 120	和	< 80
正常高值血压	120 ～ 139	和（或）	80 ～ 89
高血压	≥ 140	和（或）	≥ 90
1 级高血压（轻度）	140 ～ 159	和（或）	90 ～ 99
2 级高血压（中度）	160 ～ 179	和（或）	100 ～ 109
3 级高血压（重度）	≥ 180	和（或）	≥ 110
单纯收缩期高血压	≥ 140	和	< 90

2. 低血压　指血压低于 90/60mmHg。常见于大量失血、休克、急性心力衰竭等疾病。

3. 脉压差异常　脉压差超过 40mmHg 称为脉压差增大，常见于主动脉硬化、主动脉瓣关闭不全、甲状腺功能亢进症等疾病。脉压差低于 30mmHg 称为脉压差减小，常见于心包积液、缩窄性心包炎、末梢循环衰竭等疾病。

（二）血压异常老年人的照护

1. 观察病情　了解老年人血压异常时的不适感觉，监测老年患者的血压变化。正确判断服药后降压效果，并观察药物疗效和不良反应。及时向医护人员反馈血压情况。

2. 生活照护

（1）提供舒适环境　提供适宜的温度、湿度环境，通风良好，注意保暖、避免冷热环境刺激等。

（2）合理饮食　给予高血压老年患者进食低盐、低脂、低胆固醇、高维生素、高纤维素的易消化食物。避免辛辣刺激性食物，每天食盐摄入量不超过 5g。

（3）规律作息　按时作息、保证足够的睡眠，养成定时排便的习惯。

（4）坚持运动与劳动　鼓励老年患者参加如快走、步行、慢跑、游泳、太极拳等力所能及的运动锻炼及体力劳动，以改善血液循环，增强心血管功能，要量力而为，循序渐进。

3. 心理照护　高血压老年患者应注意控制情绪，保持心情舒畅，避免精神紧张、情绪激动、烦躁、焦虑、忧愁等诱发高血压。

4. 健康指导　指导老年人及家属学会自我监测血压。遵医嘱要按时服药并学会观察药物

NOTE

的不良反应。戒烟戒酒，饮食清淡，保持大便通畅，注意保暖，避免冷热刺激，养成规律的生活习惯。适当运动，肥胖者控制体重。保持情绪稳定和积极乐观的心态。

三、血压测量

（一）血压计

1. 血压计种类 常用血压计有水银血压计、无液血压计和电子血压计。

2. 血压计构造

（1）水银血压计 由输气球和压力活门、袖带、测压计三部分组成。输气球可向袖带气囊充气，压力活门可调节压力大小。袖带由外层布套和内层长方形扁平的橡胶袋组成。气囊袖带的宽度至少应包裹 80% 上臂。袖带的长度以能完全包绕肢体并固定为度。橡胶袋上有两根橡胶管，一根与输气球相连，另一根与测压计相通。测压计由玻璃管、标尺、水银槽三部分组成。水银血压计的优点是测得数值准确可靠，但玻璃管部分易碎裂，且体积较大携带较不方便。水银血压计应定期校验，准确定标。

（2）无液血压计 又称弹簧式血压计、压力表式血压计。外形呈表状，正面盘上标有刻度，表上的指针指示血压数值。

（3）电子血压计 袖带中传感器收集血压声音，将信号经数字化处理，在显示屏上直接显示收缩压、舒张压、脉搏数值。此种血压计有一个按钮来启动加压过程，操作方便，清晰直观，不用听诊器，省略放气系统，排除听觉不灵敏和噪声干扰等造成的误差，但准确性有待提高。

（二）血压测量方法（以肱动脉为例）

手臂位置与心脏呈同一水平，坐位时手臂平第四肋，仰卧位时手臂平腋中线。手掌向上，肘部伸直。打开血压计，开启水银槽开关。驱尽袖带内空气，将袖带平整置于上臂中部，下缘距肘窝 2 ~ 3cm，松紧以能插入一指为宜。触摸肱动脉搏动，将听诊器胸件置肱动脉搏动最明显处，一手固定，另一手握加压气球，关气门，充气至肱动脉搏动消失再升高 20 ~ 30mmHg。缓慢放气，速度以水银柱下降 4mmHg/ 秒为宜，注意水银柱刻度和肱动脉声音的变化。听诊器出现的第一声搏动音，此时水银柱所指的刻度即为收缩压；当搏动音突然变弱或消失，水银柱所指的刻度即为舒张压。

（三）注意事项

1. 避免影响测量血压的因素 房间需保持安静，温度舒适；测量前 30 分钟避免吸烟、喝咖啡、进食和运动；坐位测量时保持坐姿并放松 5 分钟，倚靠在椅背上，双腿不交叉，双脚平放于地面；测量期间应避免交谈。

2. 需持续监测血压者，应做到"四定" 即定时间、定部位、定体位、定血压计，有助于测定的准确性和对照的可比性。

3. 正确选择测量部位 偏瘫、肢体有损伤的老年患者测血压时应选择健侧肢体；避免选择静脉输液的一侧肢体，以免影响液体输入。

4. 规范测量减少误差 老年人的肱动脉应与心脏相平，若高于心脏水平，由于重力原因，会使测得血压值偏低，反之则偏高；袖带松紧以伸入一指为宜，袖带过紧会使测得血压值偏低，袖带过松测得血压值偏高。

5. 发现血压听不清或异常应重测　重测时，待水银柱降至"0"点，应相隔 1～2 分钟重复测量，取两次读数的平均值记录。如果收缩压或舒张压的两次读数相差 5mmHg 以上，应再次测量，取 3 次读数的平均值记录；必要时进行双侧对照。首诊时要测量两上臂血压，以后以较高读数一侧的上臂测量为准。

6. 注意安全风险

（1）血压计水银泄漏　测量前，未检查血压计玻璃管有无裂损、水银是否充足、有无断裂；测量时充气过猛过快；测量后未关闭血压计或者未右倾 45° 关闭血压计。

（2）测量肢体麻木、压伤　袖带缠得过紧、充气和放气时间太久、过度充气、反复多次测量等，均可导致被测肢体受压过久而引发不良反应。

（3）其他　操作时动作粗暴，可能导致骨质疏松老年人发生骨折。血压计袖带要有效消毒。

案例分析

回顾本章案例：张某，73 岁。高血压病史 10 年，右侧手臂骨折治疗已 4 天，今晨被诊断为感冒，体温 37.5℃。作为老年照护人员，要定时对张爷爷进行生命体征的测量与评估，尤其是体温的测量，发现温度再次升高或是出现末梢循环、虚脱等问题，应立即报告医护人员。要给予张爷爷积极有效的照护。例如，用冷疗法进行降温，给予色、香、味较好的易消化流质或半流质食物，少食多餐，鼓励他多饮水，每日 2000mL 左右。以爷爷为中心进行积极主动、耐心的沟通，与他建立良好关系，用语言和非语言方式关爱他，消除他的不安情绪等。

[本章小结]

本章介绍了老年人生命体征，即体温、脉搏、呼吸和血压的正常值、生理性变化；重点介绍了异常体温、脉搏、呼吸和血压情况及照护内容，同时也介绍了体温、脉搏、呼吸和血压的测量方法及注意事项。

[思考题]

1. 如何对生命体征异常进行评估？

2. 发热老年患者的照护要点有哪些？

3. 血压异常老年患者的照护要点有哪些？

第七章　安全用药照护

【学习要求】

1. 掌握老年人安全用药原则及用药照护。
2. 熟悉老年人常见药物不良反应及原因；熟悉老年人安全用药评估。
3. 了解老年人药物代谢和药效学特点。
4. 指导老年人安全用药，提高其正确处理药物不良反应的能力。

案例导入

李某，女，78岁，因"反复头晕1月余，加重3天，伴右侧肢体麻木3小时"入院。李奶奶3年前开始出现头晕，呈阵发性发作状态，诊断为脑动脉供血不足、房颤，予华法林口服至今。李奶奶平时生活自理；有高血压、糖尿病病史多年，不规则用药，治疗依从性较差。体格检查：体温36.7℃，心率62次/分钟，呼吸16次/分钟，血压180/90mmHg，心律绝对不齐，各瓣膜听诊区未闻杂音。

作为老年照护人员，如何对李奶奶进行安全用药照护？

随着年龄的增长，老年人的身体功能逐渐下降，患病率高、合并多种疾病是必然趋势，而老年人的身心状态、自理能力、营养水平、慢性病变和药物治疗史均会不同程度地影响老年人的药物治疗。同时，老年人身体不断老化，老年人药物代谢受到一定影响，因此，对药物的耐受及安全程度明显下降，使药物不良反应的发生率比年轻人高出2～5倍。因此，在照护老年人时，熟悉老年人的用药特殊性，正确掌握老年人用药原则及指导用药的健康教育尤为重要。

第一节　老年人药物代谢和药效学特点

由于老年人身体器官生理功能的衰退，用药后的药动学与药效学均发生明显变化，所以为老年人用药照护时一定要注意此种变化，使之既能达到治疗目的，又能避免发生因药物蓄积而导致药物中毒的现象。

一、老年人药物代谢特点

老年人药物代谢总的特点是药代动力学过程的减慢或降低，所谓药代动力学，简称药动学，是指研究药物在人体内的吸收、分布、代谢和排泄过程及药物浓度随时间变化规律的科学。老年药动学的改变体现在被动转运吸收的药物吸收不变，但是主动转运吸收药物减少，药物代谢能力减弱，药物排泄功能降低，药物消除半衰期延长、血药浓度增高等。老年人药物代谢的变化直接影响着人体组织中的药物浓度和维持有效药物浓度的时长，而组织中的药物浓度大小决定着药物作用的强弱程度，与药物疗效和毒性大小有着密不可分的关系。因此，用药照护时需要了解老年人药物代谢特点，更好地发挥药物的疗效和减少不良反应发生。

（一）药物吸收

药物吸收（drug absorption）是指药物从用药部位通过不同途径进入血液循环的过程。口服给药是老年人最常用的给药方式，绝大多数药物经口服后通过简单扩散的方式被吸收。虽然老年人胃肠活动减退，胃酸分泌减少，胃肠血流量下降，但通过扩散方式吸收的药物却无明显影响，如扑热息痛、保泰松和磺胺甲基异恶唑等。不过对经主动转运方式吸收的药物，由于吸收载体减少等原因导致吸收减慢、减少，如维生素类、糖类和氨基酸类等。影响老年人药物胃肠道吸收的因素主要包括以下几点。

1.胃液 pH 值升高　老年人胃黏膜萎缩，胃壁细胞功能下降，胃酸分泌减少导致胃液的 pH 升高，女性尤为明显，胃液 pH 升高可影响部分药物离子化程度。如酸性药物阿司匹林类药物在胃内 pH 值正常的情况下不易离解，吸收良好；pH 值升高时则离子化程度增大，吸收减少。

2.胃排空速度减慢　老年人因胃的平滑肌萎缩、肌纤维减少，导致胃蠕动减慢，使胃排空速度减慢，药物到达小肠的时间延长，而小肠是口服药物吸收的最主要场所，因此药物吸收延缓，有效血药浓度到达的时间延迟，特别对在小肠尾端吸收的药物或肠溶片有着较大影响。

3.肠运动减弱　老年人肠蠕动减慢，使药物存留在肠道的时间延长，与肠道表面接触时间增加，理论上可使药物吸收率升高。但是老年人肠蠕动减慢导致其容易便秘，常服油性润便药或口服液体石蜡，可使脂溶性维生素溶于其中而快速排出，再加上乳化脂肪的胆汁分泌减少，影响脂溶性维生素的吸收，造成脂溶性维生素 A、D、E、K 的缺乏，易导致各种疾病，如维生素 A 缺乏易导致夜盲症，维生素 D 缺乏可引起骨质疏松，维生素 K 缺乏则可引起凝血障碍等。

4.胃肠道和肝血流减少　胃肠道和肝血流量随年龄增长而减少，相关研究表明，60 岁以上的老年人，其肝脏血流量减少至年轻时的 40% ～ 50%。胃肠道血流量减少可影响药物吸收速率，肝血流量减少使药物首关消除效应减弱，肝脏解毒功能降低，增加药物的毒性，如普萘洛尔（心得安）主要经肝脏氧化消除的速度减慢，其血药浓度升高，易发生药物中毒反应。因此，老年人在使用首关消除比较明显的药物时，半衰期明显延长，副作用和毒性大大加剧。因此，照护需要服用主要经肝脏氧化消除药物的老年人时，应密切注意药物的毒副作用，在遵医嘱的前提下，适当延长服药的间歇期或减少药物剂量。

（二）药物分布

药物分布（drug distribution）是指药物吸收后随着血液循环运到各组织器官的毛细血管中，然后进入组织间液和细胞内液的过程。药物分布的差异不仅关系到药物的贮存蓄积、消除速率，也影响药效和毒性。影响药物分布的因素很多，除药物本身的性质外，主要有机体组成成分（如蛋白质、脂肪等）、血浆蛋白结合率、组织器官的血液循环、体液 pH 值和组织器官对药物的结合率等。而在这些因素中，最重要的因素是机体的组成成分和血浆蛋白结合率。

老年人药物分布的特点：水溶性药物分布容积减小，脂溶性药物分布容积增大，与血浆蛋白结合率高的药物游离药物浓度升高、分布容积增大。老年人血浆中白蛋白浓度随年龄增大而减低，肝脏合成白蛋白的量比年轻人少 18% ～ 20%。一般情况下药物进入机体后，大多都与血浆白蛋白结合成为无活性的贮存型，仅小部分游离而具有药物作用。游离药物被机体消除后，再由贮存型药物游离而加以补充，处于一种动态平衡状态。由于老年人血浆白蛋白的浓度下降，没有足够的白蛋白与药物结合，使得很多药物贮存型减少，游离型增多，血液中药物浓度就会增加，如杜冷丁、保泰松、苯妥英钠等，此类药物易出现药物副作用增强。如分别给一个年轻人和老年人按每千克体重 1.5mg 的用量肌内注射杜冷丁，则老年人的药效明显升高，呼吸抑制风险增大，毒性也增加，同时也会在体内清除速度加快，药效维持时间变短。此外，老年人细胞内液减少，外流增加，使机体总体液量减少，使水溶性药物如乙醇、氨酰心安等分布容积变小，血药浓度增高。此外，老年人脂肪组织增加，导致药物分布容积增大，血药浓度降低。除上述外，老年人使用洋地黄毒苷、地高辛、安定等，由于它们分布减少，代谢减慢，所以要注意减量或延长时间间隔给药。

（三）药物代谢

药物代谢（drug metabolism）是指药物在多种酶（尤其肝药酶）的作用下，其化学结构发生变化的过程，又称生物转化。药物在体内代谢后可能产生两种结果：一是药物失活，即药物转化为无药理活性的物质；二是药物活化，即由无药理活性转变为有药理活性或有毒副作用的物质。肝脏是药物代谢的主要器官，很多药物都必须在肝脏经肝微粒体药物代谢酶（如细胞色素 P450）的作用下，结合成水溶性络合物从肾脏排出。随年龄增长，肝脏重量减轻、肝血流量减少，功能性肝细胞数量减少、肝微粒体酶活性下降等因素，使某些药物代谢和清除减慢，易造成某些主要经肝脏代谢的药物蓄积，导致半衰期延长、药物作用和不良反应增加，即使肝脏正常的老年人服用某些损害肝脏的药物，如呋喃妥因、四环素、红霉素、异烟肼、利福平、氯丙嗪等，也会很容易引起胆汁郁积和肝细胞损害的症状。

值得注意的是，因为肝脏器官的功能代偿能力很强，在小部分肝脏出现功能减退时，其他功能正常的部分可以代替发挥效应，所以肝功能正常不一定说明肝脏代谢药物的能力正常。因此，照护者判断老年人的药物代谢是否正常，不能仅用定期检测肝功能等生化指标来实现，而是结合其单次用药后的药效反应及药效时长等方面来综合判断。

（四）药物排泄

药物排泄（drug excretion）是药物在体内经吸收、分布、代谢后，最终以原形药物或其代谢产物的形式通过排泄或分泌器官排出体外的过程。老年人对药物的排泄能力下降，如肾脏是大多数药物排泄的重要器官，一位 70 岁的老年人，其肾单位的数目只有 40 岁中年人的一半，其肾单位的功能也发生退化，肾小球的滤过率和肾小管的分泌功能相对减弱。由于老年人肾脏的肾小球滤过率降低、肾血流量减少、肾小管的主动分泌功能和重吸收功能降低，导致肾排泄药物减少，药物半衰期延长，这是老年人易发生药物蓄积中毒的主要原因。因此，老年人使用主要经肾脏排泄的药物，如洋地黄类、氨基糖苷类抗生素、地高辛、心得安、头孢类和磺胺类抗生素药物，应注意减量。此外，药物也可以从胆汁排泄，需胆道引流的老年人，某些药物如氯霉素、洋地黄等，其在血浆中的半衰期将显著缩短。此外，某些药物也可从肺、乳腺、唾液或汗腺排出，挥发性药物及气体主要从呼吸道排出，如乙醇等。根据大多数研究的结果证实，下列药物（见表7-1）在老年人体内代谢或排泄减少，易导致不良反应，用药照护过程中应密切观察。

表 7-1　老年人代谢或排泄减少的药物

药物类别	在肝内代谢减少	经肾脏排泄减少
抗生素		阿米卡星、庆大霉素、妥布霉素、环丙沙星、呋喃妥因、链霉素
止痛药和消炎药	右丙氧芬、布洛芬、哌替啶、吗啡、萘普生	
心血管药	氨氯地平、硝苯地平、地尔硫卓、维拉帕米、奎尼、普萘洛尔	卡托普利、依那普利、喹那普利、地高辛、普鲁卡因胺
精神活性药	丙咪嗪、地昔帕明*、去甲替林、曲唑酮	
镇静催眠药	阿普唑仑*、三唑仑*、氯氮卓、地西泮、苯二氮䓬类、巴比妥类	
利尿药		呋塞米、氢氯噻嗪、氨苯蝶啶、阿米洛利
其他	左旋多巴	金刚酰胺、氯磺丙脲、西咪替丁、雷尼替丁、甲氨蝶呤

注：*只存在男性老年人中。

综上所述，老年人用药必须根据不同情况做到个体化用药，根据病情及时调整用药剂量或停药。

二、老年人药效学特点

药效学（pharmacodynamics）是研究药物对机体的作用及其规律，阐明药物防治疾病的机制。随着人体的老化，其内环境也随之发生变化，机体效应器官对药物的反应也会发生相应变化。另外，老年人基础疾病多，使用药物的种类多，药物之间的相互作用增强，毒副反应的发生风险提高。老年人药效学的改变主要包括以下几个方面。

（一）对多数药物敏感性增高，作用增强

1. 对中枢神经系统药物的敏感性增高　老年人脑萎缩，脑神经细胞数目减少，脑血流量降低，高级神经功能亦衰退。因此，对于中枢神经系统药物特别敏感，包括镇痛药物、抗精神病药物、抗抑郁药物及镇痛药物等。如服用巴比妥类催眠药后，常见兴奋躁狂或次晨的宿醉现象；吗啡的镇痛作用时间显著地长于年轻人，呼吸更易抑制；地西泮引起的醒后困倦或定位不准反应；中枢抑制性降压药利血平或氯丙嗪、抗组胺药及皮质激素等引起明显的精神抑郁和自杀倾向；氨基糖苷类抗生素、依他尼酸易致听力损害等。特别是老年人缺氧、发热时更为明显，在地西泮血药浓度相似的情况下，老年人易出现精神运动障碍性的不良反应。

2. 对抗凝血药物的敏感性增高　老年人肝脏合成凝血因子的能力衰退及血管的弹性变小等因素，导致止血反应减弱，故对肝素和口服抗凝血药物非常敏感，一般治疗剂量可引起持久性血凝障碍，并有自发性内出血的危险。例如，70岁以上的老年人使用浓度相同的华法林的剂量是50岁的患者30%，老年人的维生素K依赖性凝血因子合成抑制作用更强。

3. 对利尿药物、抗高血压药物敏感性增高　老年人心血管系统与维持水电解质平衡功能减弱，一方面，各种利尿药与抗高血压药物的药理作用增强；另一方面，许多药物包括吩噻嗪类、β受体阻滞剂、血管扩张药物、三环类抗抑郁药物、苯二氮䓬类与利尿药物等，都可引起体位性低血压，其发生率与严重程度都较年轻人高。

（二）对少数药物的敏感性降低

老年人每搏心输出量、心脏指数及动脉顺应性下降，总外周阻力上升，压力感受器的敏感性降低，对缺氧、儿茶酚胺等刺激的反应明显下降。例如，65岁老年用药者需要增加每分钟心率25次时，需要的异丙肾上腺素静滴剂量为25岁所需剂量的5倍，老年人动脉内灌注异丙肾上腺素增加前臂血流的作用较年轻人弱等。此外，抗感染药对老年人的疗效差，容易导致耐药菌株的出现，感染引起的死亡随衰老而增加。

（三）对某些药物的耐受性降低

1. 对多种药物联合使用易不耐受　如不减少药物剂量则容易引起不耐受，如利尿药、镇静药、催眠药各自单独服用，耐受性较好，但如果同时使用则极易产生不耐受，容易出现直立性低血压等现象。

2. 对胰岛素和葡萄糖的耐受力下降　老年人对胰岛素的耐受能力下降，大脑耐低血糖能力较差，使用胰岛素易发生低血糖反应或昏迷。因此，要指导老年糖尿病患者和家属学会识别低血糖的症状，随身携带糖果、饼干和糖尿病爱心救助卡，以便于糖尿病患者能够得到及时救治。

3. 对肝脏有损害的药物耐受性下降　如异烟肼、利血平等耐受性下降，故慎用于老年患者。某些中药或中成药，因其药物成分不单一，其中的某一或几种成分可能对肝脏有损害，如雷公藤、土三七等。

4. 对排泄慢或易引起电解质紊乱的药物耐受性下降　由于老年人的肾调节功能和酸碱代偿能力下降，故对此类药物的耐受性较差。因此，老年人使用此类药物时应剂量稍小，间隔时间宜长，同时经常检查老年人的肾功能及药物的肌酐清除率。

5. 对易引起缺氧的药物耐受性低　因为老年人的呼吸、循环功能降低，应尽量避免使用，如哌替啶对呼吸有抑制作用，禁用于患有慢性阻塞性肺疾病、支气管哮喘、肺源性心脏病等患者，也慎用于老年患者。

第二节　老年人常用药物的不良反应及原因

药物不良反应（adverse drug reaction，ADR）是指在常规用药剂量用于预防、诊断、治疗疾病或调节生理功能时发生与防治目的无关的、不利或有害的反应，包括副作用、毒性反应、变态反应、继发性反应、后遗效应、致畸作用等。该定义排除有意的或意外的过量用药及用药不当引起的反应。药物不良反应的发生既与药物本身的药理活性有关，亦与个人的身心特点及其对药物的敏感性有关。老年人各系统器官的功能代偿能力下降、患病率上升等，导致其对药物的耐受程度及安全幅度均明显下降，因而药物不良反应发生率较高。据统计资料，老年人的药物不良反应率为15.4%，药物不良反应的发生率是年轻人的2～7倍。同时，老年人药物不良反应一旦出现，其程度亦较年轻人严重，甚至导致死亡。相关调查结果表明，因药物不良反应而住院治疗的患者中，老年患者占到30%，与药物有关而死亡的有50%发生在老年人中，说明药物不良反应对老年人的影响较成年人更为严重。因此，了解老年人常用药物的不良反应，指导老年人安全用药是照护人员的重要职责。

一、老年人常用药物的不良反应

（一）直位性低血压

老年人血管运动中枢的调节功能减退，即使没有外来药物的影响，也会因体位突然改变而产生头晕。当使用降压药吩噻嗪类、利尿剂、血管扩张药尤易发生体位性低血压，因此，照护使用此类药物的老年人时，应特别注意其体位变化时的不适反应，以防跌倒等不良事件发生。

（二）精神症状

老年人脑细胞数量减少，脑血流量下降和脑活力减退，因此，对中枢神经抑制药的反应敏感性增高。随着年老精神与体力均趋下降，每增龄 10 岁，体力和脑力恢复时间逐渐延长 10% 左右。在此情况下，很多药物可引起精神错乱、定向障碍、阿尔茨海默病等症状。例如，年轻人服用 600mg 利眠宁可引起站立不稳、左右摇摆等共济失调的临床表现，而老年人只需服用年轻人约 10% 的剂量即可能引起共济失调、尿潴留等。又如抗病毒药盐酸金刚烷胺，如果每天剂量＞ 0.2g 即可引起失眠、不安、共济失调、头痛、口干、语言不清等精神神经症状，并使脑动脉硬化、阿尔茨海默病，以及其他中枢神经系统疾患者病情加重。

（三）耳毒性

老年人由于内耳毛细胞数目减少，听力都有不同程度的减退，易受药物影响而产生前庭功能和听力下降，前庭损害的主要症状为眩晕、耳聋，若内耳柯蒂氏器上毛细胞被药物侵害坏死就难以再生，可产生永久性耳聋，如氨基糖苷类抗生素。因此，照护老年人用药时除考虑年龄与肝肾功能情况外，还应严格控制本类药物之间或与其他种影响内耳功能的药物，如水杨酸类、保太松、氯化喹啉、奎宁、速尿等在联合用药时应特别注意。

（四）尿潴留

老年人常因精神抑郁服用三环抗抑郁药，震颤麻痹使用中枢抗胆碱药。这两类药均有阻断副交感神经的作用，对伴有前列腺肥大及膀胱颈纤维性变的老年患者易致尿潴留。

（五）肝肾毒性

老年人的各个重要器官的生理功能减退，或这些器官本身就患有相关疾病，导致其排毒功能或排泄功能下降，因此，老年人用药容易产生肝毒性反应和肾毒性反应。

（六）皮肤过敏症状

皮肤过敏症状表现为各种皮肤症状，如荨麻疹、血管性水肿、猩红热样与斑丘疹型药疹等，如五味子、当归、丹参等可引起荨麻疹，蟾酥、苍耳子、蓖麻子可诱发剥脱性皮炎，黄柏、天花粉、大黄等可引起湿疹样药疹。

（七）其他

洋地黄、吗啡、麻黄碱等能导致心律失常；链霉素、磺胺类药物、异烟肼等可引起周身药疹或过敏性紫癜；氯霉素、干扰素、抗癌药等可抑制骨髓造血功能，导致白细胞和血小板减少。

二、老年人药物不良反应的原因

（一）多种药物联合使用

由于老年人所患疾病较多，不同疾病合并用药更为突出，40% ~ 50% 的老年人每日用药可达 3 ~ 5 种。合用药物种类越多，药物不良反应发生率越高。另外，中药和西药联合应用也易发生药物不良反应。中药注射剂的成分比较复杂，制剂纯度不易保证，且临床用药时间相对较短，医师对可能发生的药物不良反应认识不足，这些都是造成中药注射剂不良反应增多的原因。常用药物联合用药可导致的不良反应见表 7-2。

表 7-2　常用药物联合用药可导致的不良反应

药物类别	联合用药可导致的不良反应
阿司匹林	可增强口服抗凝剂、口服降糖药、类皮质醇药物、青霉素和苯妥英的作用；可降低丙磺舒、安体舒通的作用；大量维生素 C 可使阿司匹林药效增强，但抗酸剂、苯巴比妥和利血平可降低其药效
阿片类药物	可增强抗抑郁药、镇静剂、镇定剂和其他镇痛剂的作用；抗抑郁药、吩噻嗪类药物可增强其药效效果；哌替啶可以降低治疗青光眼的眼药水的作用
抗酸剂	大多数抗酸剂可降低巴比妥类药物、氯丙嗪、地高辛、铁制品、异烟肼、口服抗凝剂、青霉素、苯妥英、保泰松、水杨酸盐、磺胺类药物、四环素、维生素 A 和维生素 C 的作用
地高辛	地高辛的作用可被以下药物增强疗效：阿普唑仑、两性霉素、苯二氮䓬类药物、红霉素、苯妥英、普萘洛尔、奎尼丁、四环素、曲唑酮、维拉帕米；可被以下药物减弱：抗酸剂、考来烯胺、缓泻剂、新霉素、苯巴比妥、保泰松和利福平；洋地黄类药物与可的松、利尿剂、注射用利血平钙和甲状腺制品通用时，中毒风险会增加
利尿剂	可增强高血压药的作用，但降低别嘌呤醇、地高辛、口服抗凝剂、口服降糖药和丙磺舒的作用；镇静剂和巴比妥类药物可增强其药效，考来烯胺和大量阿司匹林可降低其药效作用
镇静、催眠药	可以增加口服抗凝剂、抗组胺类药和镇痛剂的作用，降低可的松和类可的松药物的作用；酒精、抗组胺类药和吩噻嗪类药物可增强其药效

（二）药动学和药效学改变

许多药物的半衰期随着年龄的增长而延长，由此导致血浆药物浓度增高，易发生药物不良反应。如 65 岁及以上老年人心输出量减少，致使消化道血流量减少约 40%，普萘洛尔可因肝血流量的减少而减轻首关效应，使血药浓度升高而易发生药物不良反应。因此，老年人应用药物治疗应严格遵医嘱，在医生的指导下适当减少剂量和（或）延长给药时间，以减少药物不良反应发生。

（三）内环境稳定功能改变

老年人内环境稳定功能减退，机体自我调节和代偿能力减弱，药物作用靶点的敏感性升高或降低，引起反应性发生相应改变，如苯二氮䓬类药物在老年人中更易引起精神错乱；降压药物在老年人中因心血管反射减弱，常引起直立性低血压等。

（四）滥用非处方药或不合理膳食

部分老年人缺乏系统的医药知识，同时因长期患病，积累了一些简单的医学常识，或是听信广告的虚假或夸大保健品等宣传，经常自行加药或服用保健品。老年人滥用滋补药及不合理膳食等，均易诱发药物不良反应或发生相互作用，具体见表 7-3。如服用降压药，不要与含加压胺的食物同服，如含酒精的饮料、香蕉、蚕豆、无花果、酸奶等同服，否则容易引起高血压危象。

表 7-3 常见食物与药物相互作用一览表

药物类别	潜在相关作用
盐酸氯丙嗪	大量碱性食物会延缓其排泄，增加血清胆固醇浓度
钙剂	合并使用大剂量维生素 D 可导致高钙血症，若同时服用草酸含量高的食物（如菠菜、花生等），其吸收率会降低
抗组胺类药物	大量碱性食物会延长其作用时间
洋地黄类药物	造成硫胺素、镁、锌缺乏，钙剂可增加洋地黄中毒的危险
雌激素类	加速维生素 C 分解
呋塞米	增加钙、镁、钾、锌的排泄
左旋多巴	高蛋白食物可使其药效降低，可导致钾、叶酸、维生素 B_6 和维生素 B_{12} 的缺乏
别嘌呤醇	影响铁的吸收，导致缺铁性贫血
钾制剂	乳制品可降低其吸收，影响维生素 B_{12} 的吸收
华法林	富含维生素 K 的饮食会降低其药物效果
秋水仙碱	饮食咖啡可降低其药物效果，某些草药茶如含有保泰松成分，会升高血液中尿酸的浓度，降低其痛风药物效果
噻嗪类利尿剂	增加钙、镁、钾、锌的排泄，降低血糖水平
碳酸钙抗酸剂	造成磷酸盐、叶酸、铁等的缺乏

（五）其他因素

部分老年人因记忆力差或认知功能障碍，引起服药的差错多，对需要有稳定血药浓度的药物，容易因为漏服而出现疾病症状加重，或因过量而出现不良反应。

第三节　老年人安全用药原则

老年人特有的感知觉变化、智力减退、孤独、自卑等生理心理特点，再加上社会环境、家庭状况、经济条件因素等影响，使得老年患者的药物照护更为复杂。老年人合理用药的基本要素如安全、有效、经济尤为重要。根据照护用药环节，应遵循以下用药原则。

一、受益原则

老年人免疫功能减退，多病共存现象普遍，务必先明确诊断，根据用药指征确定药物照护种类和方法，否则容易导致病情延误，或引起药物不良反应。药物不良反应对老年人的危害远超过人们的一般认识。给药方案应权衡利弊，尽量简化，易于依从，选择疗效确切而毒副作用小的药物，以确保用药对老年人有利。如果是轻微的头痛或肌肉酸痛等，可遵医嘱先使用非处方药物，如症状严重，甚至危及生命，要及时遵医嘱用处方药，并做好药物应用照护。

用药治疗疾病的同时，要考虑对老年人生活质量的影响。根据照护需要，通过正确口服、舌下含服、雾化吸入、注射等途径给药。特别是对视力、听力与记忆力减退的患者，对于患有抑郁症、阿尔茨海默病或独居的患者更应该警惕，防止误服、漏服或过量服药带来不良影响。

NOTE

抗菌药物庆大霉素、卡那霉素主要经肾脏排泄，老年人肾功能下降，药物排泄减慢，易引起耳毒性和肾毒性，故老年人尽量不选择该类药物。镇痛药非甾体抗炎药避免长期使用，防止消化不良和胃溃疡。利尿药用量过大，可引起有效循环血量不足和体内电解质平衡紊乱，噻嗪类利尿剂不宜用于糖尿病与痛风患者。老年人便秘长期服用高渗透性导泻药，可引起体内钙和脂溶性维生素 A、D、E、K 的缺乏，必要时可短期选用开塞露直肠给药，配合中药番泻叶泡饮，或大黄、芒硝中药敷脐外用。

老年人用药治疗应分轻重缓急，关注主要药物，了解药物的局限性，优先选用经典药物，后选用新药，新药由于应用时间短，其安全性尚未被人们充分认识，因此，老年人使用新药需慎重。

二、五种药物原则

由于老年人身体代谢特点和联合多种药物的使用，极易导致不良反应的发生。因此，在用药照护方面应遵循少而精的原则，选用尽可能少的药物。应结合患者生理、病理状况、用药史、既往史等，以缓解症状、减轻痛苦与对因治疗为目的，选择不良反应少的药物。

可单独用药时，绝对不联用多种药物，一般合用药物不宜超过五种，注意药物间潜在的相互作用，避免使用作用类型相同或不良反应相似的药物，例如，镇静药、血管扩张药、降压药、利尿药等合用后，可增加老年人体位性低血压发生的危险。

三、小剂量原则

老年人用药应从小剂量逐渐加大，选择合适的剂量。一般采用成年人 1/4 ～ 3/4 的剂量，避免使用治疗指数小的药物，要依据老年人年龄、身体状况、肝肾功能、用药反应，遵循个体化原则，选择最佳剂量。

四、择时原则

根据生物学及时间药理学原理，选择适当的用药时间，以提高药效，减少毒副作用，具体见表 7-4。

表 7-4   老年人的常用口服药物最佳服药时间

口服药名称	服药时间
降压药	非杓型、反杓型高血压分别在早晨和晚上服用长效降压药； 杓型高血压单用或联用的方式在早晨一次服用长效降压药
降糖药	磺脲类制剂应在餐前 30 分钟服用； 格列奈类制剂在餐前服用，不进餐不服药； 二甲双胍餐前餐后服用均可，为减少胃肠道反应可餐后服用，为增强降餐后血糖效果可餐前服用； SGLT-2 抑制剂及 DPP-4 抑制剂每日早晨定时服用，服药时间不受进餐影响
非甾体抗炎药	餐后服用
抗抑郁药物	早晨服用
胃药	抑制胃酸药空腹或餐前服用； 促胃动力药餐前半小时服用； 抗酸药片餐后 1 小时嚼碎服用

五、暂停用药原则

老年人病情好转后或用药期间，经密切观察考虑为药物不良反应出现等，都应暂停用药。老年高血压患者大多有动脉粥样硬化的因素，使用降压药将血压控制在 130 ~ 140/85 ~ 90mmHg 即可，如果降太低，会影响脑血管及冠状动脉的血液供应，诱发脑卒中等。老年糖尿病患者曾经发生过急性心脑血管病变、自我管理能力差者，血糖不宜控制太严格，严防无症状低血糖发生，所以必要时应暂停或减量使用降压药、降糖药。

第四节　老年人安全用药照护

随着年龄的增长，老年人记忆力减退，学习新知识的能力降低，对药物的照护目的、用药时间、用药方法和用药注意事项等，常常出现不能正确理解和记住的情况，影响用药安全和药物照护效果。且老年人对大多数药物敏感性增高，作用增强，药物耐受性下降，药物不良反应发生率增加。因此，给予指导并帮助老年人正确用药是老年照护的重要目标。

一、老年人安全用药评估

（一）了解老年人用药情况

详细评估用药史、过敏史、不良反应，并记录老年人对药物用法和注意事项的了解情况。

（二）评估生理功能衰退情况

仔细评估老年人各脏器的功能情况，如胃镜检查，肝、肾功能的生化指标等。

（三）观察自我服药能力和饮食、生活习惯、作息时间

观察自我服药能力和饮食、生活习惯和作息时间，包括老年人的视力、听力、阅读能力、理解能力、记忆力、吞咽能力、获取药物的能力、自我观察不良反应的能力和晨起及睡眠时间。了解适合照护对象的药物剂型（片剂、粉剂、液体、胶囊等），便于协助老年人服药。经常询问老年人是否掌握正确用药的间隔时间，预防漏服和过量。

（四）评价心理状态和社会关系状况

了解老年人的文化程度、家庭经济状况、家庭的支持情况，对照护方案的了解、认识、掌握程度，对药物有无依赖、期望、恐惧、焦虑等。

对于老年人安全用药的评估不能忽视，需认真仔细，注重个体差异，达到最佳药物照护目的。

二、老年人用药照护方法

（一）口服药物及外用药物照护

1.口服药物照护　老年人照护者应熟悉老年人所服用每种药物种类、剂量及药物使用原因。用药前要以老年人能够接受的方式，做好解释工作，反复强调正确服药的方法和意义。每天按时将早晨空腹、餐前、与餐同服、餐后、睡前服用的药物分别送到老年人面前，并看服到口。

具体发药步骤包括：

（1）环境清洁，光线明亮。避免影响核对药物。

（2）照护人员衣物整洁，洗净双手，正确取药。用药匙取出所用的片剂，放在药杯中；如为溶液，先将药液摇匀，再倒入药杯内，为保证药量准确，药杯刻度线与视线平齐；如为油剂或滴剂，先在药杯内倒入少许温开水，然后用滴管吸取药液，滴到药杯中，按15滴约等于1mL来计算药量。

（3）询问老年人症状，观察老年人体征，向老年人解释服药的要求，取得配合。协助取合适体位，一般情况下应采取站立位或坐位，对不能取坐位的老年人，取半卧位，在老年人服药10～15分钟后再恢复到平卧位，防止药物误入气管，引起呛咳甚至窒息。

（4）在口服药片或胶囊时，不能直接吞服，至少应该用半杯温开水（约150mL）送服，若水量过少药片易滞留在食道壁上，既刺激食道，诱发咳嗽和局部炎症，又延误疗效。

（5）有的药片不宜嚼碎或压碎，有的药片则需要嚼碎或打碎后服用，都必须严格按说明书使用。如是控释片、缓释片以及肠溶片等，切不可打碎后服用，应整片口服。

（6）规定适宜的用药时间和间隔，根据老年人的服药能力、生活习惯，给药方式应尽可能简单化。要注意有些食物和药物同时服用会导致彼此的相互作用而干扰药物的吸收，如含钠或碳酸钙的制酸剂，如碳酸氢钠等，不可与牛奶或其他富含维生素D的食物一起服用，以免刺激胃液过度分泌，影响中和胃酸药物作用，或造成血钙过高。不能用牛奶、茶水、可乐和酒等各种饮料送服药物，因为这些饮料可能会与药物发生相互作用，不仅影响疗效，甚至可能导致生命危险。牛奶中含有钙离子和铁离子，这些离子和某些药物作用后，会生成稳定的络合物或难溶性的盐，致使药物难以被胃肠道吸收，有些药物还可能被这些离子破坏，从而降低药物在血液中的浓度而影响疗效。果汁富含果酸，会导致如复方阿司匹林等解热镇痛药和小檗碱等糖衣片加速溶解，损伤胃黏膜，重者可导致胃黏膜出血。茶水含有鞣酸，鞣酸能与纠正贫血的铁剂发生化学作用，生成不溶性的沉淀物，进而降低药效。忌酒的药物有镇静和催眠的巴比妥类药物；三环类抗抑郁剂如丙咪嗪、阿米替林等；用于降低血糖的药物如胰岛素等；洋地黄类药物、硝酸甘油和有降血压作用的帕吉林、利血平等；这些药物均会与酒中的乙醇起作用，而降低药效或引起肝损伤。此外，由于酒中的乙醇在体内先被氧化成乙醛，然后转化为乙酸，而部分头孢类抗生素会抑制肝脏乙醛脱氢酶，阻碍酒精代谢，造成体内乙醛蓄积，出现"双硫仑反应"，轻者出现乏力、眩晕、嗜睡、幻觉、头痛、恶心、呕吐，严重者可有血压下降、呼吸抑制甚至休克危及生命。因此，切不能用酒送服药物，不能在服药2小时内饮酒。

此外，不可给药间隔过长，避免达不到药效；不可频繁给药，避免药物中毒。在安排用药时间和间隔时，既要考虑老年人的生活作息时间，又要保证有效的血药浓度。严格给药操作规程，按时服药，如每日两次，时间为早晨8时、下午16时各一次。

对于老年人及其家属，尤其对于空巢家庭的老年人或独居的老年人，需加强药物照护干预。老年照护者要通过口头或书面的形式向老年人说明口服药物名称、作用、用量、用药时间、不良反应等。用字体较大的标签注明用药的剂量和时间，使用专用的不同小格的口服药盒将不同时间药物分开放置，每个小格标明服药的时间，并放置在醒目的位置，必要时配备用药提醒器，以便老年人定时服药。此外，当药物未能取得预期疗效时，更要仔细询问老年人是否按医嘱服药，必要时及时就医。对于精神异常或不配合照护的老年人，老年照护者应取得家属协助，及时督促老年人按时口服药物，并确定是否将药物服下。

选用便于老年人服用的药物剂型，对于存在吞咽困难的老年人不宜选用片剂、胶囊剂，最好选用液体剂型或冲剂等。对神志清楚但有吞咽障碍的老年人，可将药物加工制成糊状用药勺喂服。对有吞咽障碍与神志不清的老年人，需选择可以碾碎的不影响药效时间的药物，碾成粉末溶解后通过鼻饲管定时注入给药。胃肠功能不稳定的老年人不宜服用缓释剂，因为胃肠功能的改变可影响缓释药物的吸收。

老年照护者需关注老年人药品管理方式，所用药品均应有清晰的药物包装和标签，确保在有效期内。药物储存应分门别类，以免弄混。对于治疗慢性疾病的长期药物，既要做到有充足的储备量，又不过多储存，以免过期或停用，从而导致浪费。由于存在动脉硬化，老年人身体功能老化，常患有高血压、冠心病、糖尿病等疾病，在天气变化、季节交替、情绪激动时易诱发心脑血管病变、哮喘急性发作等。还应储备紧急情况下的急救药品，可在遵医嘱或通过互联网医院问诊后及时用上。

关注药物的正确储存方法，保证药物疗效。特殊药品保管，如双歧杆菌四联活菌类口服药应按要求于 2～8℃冷藏；硝酸甘油舌下含片避光保存，以免药品失效或效价降低而发生药品使用安全问题。胰岛素未开封放在 2～8℃冰箱冷藏，决不可冷冻。已开封的胰岛素应放于阴凉处，避免受热和光照，室温不超过 30℃，如夏天室温过高，则必须放于冰箱冷藏格，注射前 30 分钟取出复温后注射，避免过冷引起不良反应。

老年照护者应定期清点整理检查老年人家中剩余药片的数目及有效期，对老年患者用药进行提醒、监督，杜绝发生漏服、忘服、错服，这也有助于评价用药正确性，提高老年人的服药依从性。

2. 外用药物照护 老年照护者应向老年人做好详细说明，并在药物盒子上外贴标签，注明外用药方法及频次，与口服药物分开区域放置，提醒老年人外用药切不可口服。

（二）用药行为照护

1. 可进行行为监测，要求老年人及家属简单记录服药日记，记录一些病情指标，如血压、血糖、血尿酸指标等。药物需长期服用者，需提醒老年人定期进行肝、肾功能检查，且根据检查结果遵医嘱优化调整用药处方。

2. 指导老年人不随意购买及服用药物，一般健康的老年人不需要服用滋补药、保健药、抗氧化药和维生素等。只需要注意调节好日常饮食，注意营养均衡，规律生活，保持良好平和的心态，即有助于达到健康的目的。对体弱多病的老年人，要在医生的指导下进行辨证施治，适当服用中药，以平衡阴阳、调补气血、化瘀通络。

3. 将老年人的用药行为与日常生活习惯逐渐联系起来。将药盒放置在醒目位置，将用药与就餐、活动、入睡等生活事件建立关联，进一步改善用药依从性。

4. 强化安全规范用药行为，当老年人服药依从性好时及时给予肯定，依从性差时及时提醒帮助。

5. 老年人用药依从性管理相关内容如下：

（1）用药依从性指遵照医嘱服药的程度，是保证疗效的重要原因之一。有研究表明，老年慢性病患者的治疗效果不满意，除与病因、发病机制不明、缺乏有效的治疗药物外，一个常常存在的问题就是老年人用药依从性差。影响用药依从性的因素：①患者因素。如个人特征，包括年龄、性别、种族、接受教育水平和社会活动频次、医疗费用支付方式、疗程、心理及认知等。由于衰老，老年人记忆力减退，常常忘记服药或错用药，还有经济基础差生活相对拮据者舍不得吃药，担心药物副作用，家庭社会支持不够等。②药物因素。如药物大小、包装易拆程度，均可能影响老年人用药能力和依从性。③社会因素。如医疗条件、家庭支持等。

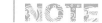

（2）老年患者用药依从性问题尤为突出，需加强评估和督促，具体评估内容包括：①是否有漏服、错服、忘记服药的情况。②是否有为了增加疗效，随意增加服药剂量的行为。③是否有因症状好转或无效果而随意停药或减量的行为。④当换用新药时，是否主动咨询医生或照护者。⑤服药时是否认真查看了药品说明书。⑥是否会主动询问医生或照护者药物的用法用量和注意事项。

（3）及时给予老年人心理鼓励和疏导，提高社会和家庭支持程度，以改善用药依从性。

（三）药物不良反应的预防

老年人由于组织器官生理功能下降，机体对药物吸收、分布、排泄随之发生改变，且并发症多，服用药物种类较复杂，易发生不良反应。老年照护者应掌握如何观察和预防药物不良反应，守护老年人的用药安全。

1. 观察药物不良作用　实时关注用药后有无异常症状，防止药物相互作用及药物不良反应出现，观察是否出现精神症状，因老年人中枢神经系统对药物的敏感性增加，可引起精神错乱、抑郁和反应迟钝等，如降压药、利尿药用后易引起体位性低血压。同时观察老年人有无尿潴留、耳毒性、肠胃不适、倦怠嗜睡，头晕、口干、心跳加速冒冷汗、失眠、持续干咳、便秘、排尿困难、视力模糊等症状。如有不适症状，应及时就医，同时调整用药照护方案。不可自己随意增减或更改药物。应严格遵医嘱调整药物，或更改药物剂量。

2. 预防药物不良反应　如对使用降压药的老年人，要注意提醒其直立、起床时动作要缓慢，避免直立性低血压发生。如用扩血管药物治疗心绞痛时，反而出现了心绞痛症状的加重，甚至诱发心律失常的矛盾反应时，要及时停药就诊，根据医嘱改服其他药物，并保留剩药以备检查。

服用止痛药要就诊确定病因后再用药，以免盲目用止痛药后掩盖病情，延误诊断治疗。非甾体抗炎药常用于治疗头痛、腰腿痛等。胃病者患感冒，出现头痛，可用对乙酰氨基酚。胃病者胃酸分泌过多，导致疼痛，不可使用非甾体抗炎药，而应该选择抑制胃酸分泌或中和胃酸药物。对于癌痛患者，止痛需遵循三阶梯镇痛原则，先用非甾体抗炎药，效果不显著时方可用中枢止痛药，最后才用阿片类药物。止痛药用量、给药间隔需在医生指导下严格进行。长期服用止痛药者，应定期检查胃、肝、肾功能，以便及早发现损害，如出现呕血黑便等消化道出血症状或肝肾功能损害，应立即停药。

老年人慎用麻黄、甘草和大黄。麻黄有中枢交感兴奋作用，易致老年人失眠、血压升高、心绞痛，且对于老年男性易引起尿潴留。甘草易引起血压升高、浮肿、血清钾降低，从而加剧高血压症状；高血压服用利尿药，可使血清钾降低，与甘草方剂并用时更要注意。要避免大黄等攻下通便药物的长期使用，一旦使用，应从小量开始，严密观察有无腹胀、腹泻、腹痛等，便秘症状改善即适时停用。

长期服用某一种药物的老年人要特别注意定期监测血药浓度。

在老年人服药的同时，还应考虑到老年人的个体差异，照护过程中要根据用药反应递增或递减用量，不可骤增防止不良反应增加，也不可骤减防止出现反跳现象。

三、老年人用药照护健康宣教

（一）加强老年人用药的解释工作

照护者应以有效沟通方式，解释清楚药物的种类、名称、剂量、用法、作用及不良反应

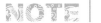

和用药疗程，必要时以醒目的书面方式或视频方式，方便老年人随时查看。反复强调正确规范用药的意义。

（二）鼓励老年人首选非药物治疗措施

指导老年人如果能以其他方式缓解症状的，暂时不要用药。如失眠、便秘和疼痛等常见老年健康问题，应重视并首选采用非药物性的措施，如穴位按摩、刮痧、耳穴贴压等中医康养技法，养成良好排便和睡眠习惯，避免久坐久立，适当锻炼如进行八段锦、保健操等，以改善上述健康问题，将药物中毒的危险性降至最低。如需用药，宜先外用，后内服。比如皮肤病、牙龈炎、骨性关节炎等，可先用外用药抗炎消肿、活血化瘀、通络止痛。如效果不佳，再进一步考虑遵医嘱内服消炎药、止痛药等。

（三）避免以下不正确的服药方式

1.每日三次服药，被简单地理解为随一日三餐服用。

2.躺着服药。

3.多种药物同时一次服用，而不是分片服用，易造成噎呛。

4.服药时喝水过多或喝水过少。

5.服药后马上运动。

（四）避免常见的老年人服药误区

1.看到药物有副作用就不用药。

2.看广告或跟着别人用药。

3.身体稍有异常就自行服药。

4.用保健品替代药物。

（五）加强家属的安全用药教育

对老年人家属进行相关安全用药照护知识的教育，帮助他们掌握知识，正确协助和督促老年人用药，杜绝用药不当造成的不良后果。

（六）开展多种形式的健康教育

开展用药专题小组讲座指导，发放常见降糖药、降压药、降血脂用药等宣传册。个体咨询时，鼓励老年人谈论对自身病情的看法和用药存在的问题，给予个体化照护指导。

● 案例分析

回顾本章案例：李某，女，78岁，反复头晕1月余，加重3天，右侧肢体麻木3小时入院；有高血压、糖尿病病史多年。作为老年照护人员，需要给李奶奶正确服用降压药、降糖药及抗凝药的安全用药指导，能够正确观察李奶奶药物的副作用及各种药物之间的相互作用。要在治疗期间对李奶奶进行定期监测，并根据老年人安全用药原则，对其进行恰当、有效的用药照护。例如，发放健康宣传册，给予正确服用降压药、降糖药及抗凝药的安全用药指导；实时关注李奶奶用药情况，及时观察药物的副作用及联合用药的药物耐受性；给予必要的心理鼓励，提高其用药依从性。

［本章小结］

本章主要从老年人药物代谢及药效学特点，老年人安全用药原则及安全用药评估，用药照护方法及注意事项等方面进行介绍。通过本章内容教学，使学生能够掌握老年人安全用药原则及用药照护，了解老年人药物代谢及药效学特点，具有正确处理药物不良反应的能力。

【思考题】

1.举例说明根据老年人的药物代谢和药效学的特点正确指导老年患者用药。

2.常见的老年人用药的不良反应有哪些？

3.老年人安全用药照护原则有哪些？

4.老年人用药照护要点有哪些？如何评价老年人服药的依从性？

第八章 感染防护

【学习要求】

1. 掌握常用消毒灭菌方法的种类、常用物理和化学消毒灭菌法的使用方法和注意事项；规范的洗手和手卫生消毒；感染、清洁、消毒、灭菌、无菌技术、隔离的概念。

2. 熟悉感染形成的基本条件，区分常见隔离类型及相应隔离措施。

3. 了解感染的因素及预防。

✐ 案例导入

万某，男，65 岁。近两周来自觉乏力、食欲下降，间断咳白色黏痰，伴有午后低热、夜间盗汗。以 "肺结核？" 收治入院。查体：面色苍白，呼吸急促，肺部可闻及细湿啰音。胸部 X 线检查示："两侧肺野密布粟粒状阴影，考虑为急性粟粒性肺结核。"

作为老年照护人员，你认为对万爷爷应采取何种隔离种类？如何划分所住病区的隔离区域？对此应采取哪些隔离措施？

感染是目前人类面临的突出公共卫生问题，感染发生既影响老年人身心健康，也给个人、家庭和社会带来了沉重负担。"清洁、消毒、灭菌、无菌技术、隔离、合理使用抗菌药物、消毒与灭菌的效果监测"，既是有效控制医院感染的关键措施，又与照护工作密切相关。因此，照护人员要正确掌握相关知识及各项技术。

第一节 感染因素及预防控制方法

感染的发生严重影响着老年人的健康安全，制约老年照护质量提升，应提高老年照护人员对感染的认识，加强对感染的控制和监测。

一、感染概述

（一）感染的概念

感染是指病原体侵入机体，与机体之间相互作用、相互斗争的过程。该概念强调疾病由病原微生物的入侵所引起。

（二）感染形成的基本条件

感染的发生与流行必须具备三个基本条件：感染源、传播途径和易感人群。当这三者同时存在并相互发生联系，就形成了感染链（infection chain），导致感染的发生。

1. 感染源（source of infection）　指病原体自然生存、繁殖并排出的宿主或场所。主要包括已感染的患者及病原体携带者、患者自身正常菌群、动物感染源、医院环境等。

2. 传播途径（modes of transmission）　指病原体从感染源传播到易感者的途径。主要传播途径有：①接触传播：指病原体通过手、媒介物（如污染的诊疗器械、携带病原微生物的昆虫、污染的食品和水源等）直接或间接接触导致的传播。②空气传播：指带有病原微生物的微粒子（≤5μm）通过空气流动导致的疾病传播。③飞沫传播：指带有病原微生物的飞沫核（＞5μm），在空气中短距离（1m内）移动到易感者的口、鼻黏膜或眼结膜等导致的传播。

3. 易感人群（susceptible hosts）　指对某种疾病或传染病缺乏免疫力的人群。常见的易感人群包括机体免疫功能受损者、接受侵入性诊疗或皮肤黏膜屏障损伤者、接受免疫抑制疗法者、长期使用抗生素者、老年人及婴幼儿等。

二、引发感染的主要因素

感染的发生与诸多因素有关，可大致分为机体内在因素和机体外在因素。

（一）机体内在因素

机体内在因素包括生理因素、病理因素及心理因素，这些因素可使老年人抵抗力下降、免疫功能受损，从而导致感染的发生。

1. 生理因素　包括年龄、性别等。老年人感染发生率高，主要原因为老年人脏器功能衰退、抵抗力下降。感染是否因性别不同而存在差异，目前尚无定论，但某些部位的感染存在性别差异，如泌尿道感染女性多于男性。

2. 病理因素　由于疾病使老年患者对病原微生物的抵抗力降低，如恶性肿瘤、血液病、糖尿病、肝脏疾病等造成个体自身抵抗力下降；放疗、化疗、皮质激素的应用等对个体的免疫系统功能产生抑制，甚至是破坏作用；皮肤或黏膜的损伤，局部缺血，伤口内有坏死组织、异物、血肿、渗出液积聚等均有利于病原微生物的生长繁殖，易诱发感染。个体的意识状态也会影响感染的发生，如昏迷或半昏迷患者易发生误吸而引起吸入性肺炎。

3. 心理因素　个体的情绪、主观能动性、暗示作用等，在一定程度上可影响其免疫功能和抵抗力。如患者情绪乐观、心情愉快、充分调动自己的主观能动性，可以提高个体的免疫功能，从而减少感染的机会。

（二）机体外在因素

机体外在因素主要包括诊疗活动、环境和老年照护相关机构管理体制与机制等，这些因素可为感染的发生创造条件。

1. 诊疗活动　现代诊疗技术和先进的药物应用对医学的发展具有强大的推动作用，在造福人类健康的同时，也增加了感染的危险性。

（1）侵入性诊疗机会增加　现代诊疗技术尤其是各种侵入性诊疗的增加，如器官移植、中心静脉插管、气管插管、血液净化、机械通气等破坏了机体皮肤和黏膜的屏障功能，损害了机体的防御系统，把致病微生物带入机体或为致病微生物侵入机体创造了条件，从而导致感染。

（2）抗菌药物使用不合理 治疗过程中不合理使用抗菌药物，如无适应证的预防性用药、术前用药时间过早、术后停药过晚、用药剂量过大或联合用药过多等，均易破坏体内正常菌群，导致耐药菌株增加、菌群失调和二重感染。由于抗菌药物滥用引起的感染，其病原体多以条件致病微生物、机会致病微生物和多重耐药细菌为主。

2.环境 如某些建筑布局不合理、卫生设施不良、污物处理不当等，会增加医院空气中病原微生物浓度，医院的设备、器械等受污染后适合病原体的生长繁殖和变异。而且居留愈久的病原体，由于其耐药、变异，病原微生物的毒力和侵袭性愈强，常成为医院感染的共同来源或持续存在的流行菌株。

3.管理体制机制 实施老年照护相关机构的感染管理制度不健全，或者虽然建立了感染管理组织，但是管理工作落实不到位；感染管理资源投入不足；管理人员缺乏感染相关知识，对感染的严重性认识不足、重视不够等，都会影响感染的发生。

三、感染分类及其控制

根据病原体来源，感染可分为外源性感染和内源性感染。

（一）外源性感染

外源性感染（exogenous infections）亦称交叉感染（cross infections），或可预防性感染，通常是指病原体来自患者体外，如其他患者、病原携带者，包括工作人员及探视者，以及医疗器械、血液制品、病房用物及环境等。近年来，有些人将引起感染的病原体来自他人的称为交叉感染；病原体来自环境的称为环境感染；病原体来自没有消毒灭菌的医疗器具、污染的血制品和药品等医疗行为所致的称为医源性感染（iatrogenic infections），统称为外源性感染。这类感染通过现代的消毒、灭菌、隔离和屏障护理、无菌技术等措施的应用，基本上能达到有效的预防和控制。

（二）内源性感染

内源性感染（endogenous infections）也称自身感染（autogenous infections），或不可预防性感染。引起这类感染的微生物来自患者体内或体表正常菌群或条件致病菌，包括虽从其他患者或周围环境中来的，但已在该患者身上定植（colonization）的微生物。例如，肠道、口腔、呼吸道、阴道、尿道及皮肤等部位常构成内源性感染的微生物"贮藏库"。在平时定植于这些部位的正常菌群对宿主不致病，形成相互依存、相互制约的生态体系。但是，当患者健康状况不佳，抵抗力下降或免疫功能受损，以及抗生素的应用等因素，可导致菌群失调或使原有生态平衡失调，菌群移位（易位），从而引发感染。针对具有内源性感染危险因素的患者，常采用以下原则预防：①避免扰乱和破坏患者的正常防疫机制。②严格执行合理使用抗生素的有关规定，注意保护正常菌群抗定植的能力。③仔细检查和明确患者的潜在病灶（如龋齿、鼻窦炎等）及金黄色葡萄球菌、沙门菌等带菌状态，并及时给予适当治疗。④对感染危险指数高的患者，采取保护性隔离和选择性去污染等措施，控制内源性感染的发生条件。

四、老年人感染的特点及治疗原则

老年人多存在器官功能衰退、免疫力下降、生理屏障、咳嗽反射等功能减退，再加上罹患多种慢性基础疾病、老年护理院住院史及各类医疗导管置入史等，获得感染的机会较普通成年人明显增加，其中最常见的是肺部感染、泌尿系统感染及皮肤软组织感染。但大多数老年人感染起病隐匿，症状不典型，感染情况严重，发生并发症及器官衰竭的可能性大，但超过30%的严重感染不伴有发热，早期诊断困难，造成老年人的感染病死率高。

（一）肺部感染

与中青年相比，老年人肺部感染的患病率和病死率高。在老年照护类机构中如老年护理院，老年人的肺炎感染概率是居家老人的数倍，其中高风险因素包括吞咽障碍、营养不良、低蛋白血症和使用抗精神病药物等。不同感染发生地和感染类型的病原体也有所不同，社区获得性肺炎的常见病原菌为病毒、肺炎链球菌和流感嗜血杆菌，医疗机构相关性肺炎和医院获得性肺炎的常见病原菌以革兰阴性杆菌为主。吸入性肺炎多为混合感染，主要包括厌氧菌、肺炎链球菌、金黄色葡萄球菌或流感嗜血杆菌，也可有部分革兰阴性菌感染。呼吸机相关性肺炎则多为铜绿假单胞菌、不动杆菌属或嗜麦芽窄食单胞菌等耐药菌，甚至为甲氧西林耐药金黄色葡萄球菌、耐万古霉素肠球菌、耐碳青霉烯类肠杆菌或多重耐药鲍曼不动杆菌等多重耐药菌。

（二）泌尿系感染

患病率与性别和年龄相关，其中前列腺增生是老年男性泌尿系感染的独立危险因素。老年女性的泌尿系感染的患病率高于老年男性，相当比例为无症状性菌尿，绝经后妇女的复发性尿路感染则可能与年轻时的尿路感染史或糖尿病有关。老年人泌尿系感染可无尿频、尿急、尿痛或局部叩击痛等泌尿系统症状体征，仅表现为发热，且上尿路感染极易并发感染性休克。老年人泌尿系感染与中青年的致病菌差异较大，大肠埃希菌、变形杆菌、克雷伯菌属和铜绿假单胞菌是老年人泌尿系感染的常见病原体。与年轻人群相比，反复抗菌药物使用史及医疗暴露者分离到的细菌株具有更高耐药性。

（三）皮肤软组织感染

在老年人尤其是在糖尿病、免疫功能低下、长期卧床或护理机构居住者中发病率高。金黄色葡萄球菌和链球菌属是社区获得性皮肤软组织感染的主要病原菌，金黄色葡萄球菌、铜绿假单胞菌和大肠埃希菌则是从医院获得性皮肤软组织感染患者中分离出的主要微生物。

老年患者应综合考虑药物的疗效、安全性和耐受性。老年人抗菌药物使用宜选用杀菌剂，避免使用毒性大的药物，如氨基糖苷类或万古霉素等，确有应用指征时，必须调整剂量和（或）进行血药浓度监测，使用经肾排泄药物需减量。此外，需要尽早明确感染部位和病原菌，应用针对性强的窄谱抗生素，严重医院感染或混合感染时，则建议联合用药达到协同效应，但应避免局部用药，特别是广谱抗菌药物。

第二节　清洁、消毒、灭菌

一、概念

（一）清洁（cleaning）

清洁是指用物理方法清除物体表面的污垢、尘埃和有机物，其目的是去除和减少微生物，并非杀灭微生物。常用的清洁方法包括水洗、机械去污和去污剂去污。适用于地面、墙壁、家具等物体表面的处理和物品消毒灭菌前的处理。

（二）消毒（disinfection）

消毒是指用物理或化学方法清除或杀灭除芽孢以外的所有病原微生物，使其数量减少到无害程度的过程。

（三）灭菌（sterilization）

灭菌是指用物理或化学方法杀灭全部微生物，包括致病的和非致病的微生物，以及细菌芽孢的过程。

二、消毒灭菌方法

消毒灭菌方法有两大类：物理消毒灭菌法和化学消毒灭菌法。

（一）物理消毒灭菌法

物理消毒灭菌法是利用物理因素作用于病原微生物，将之清除或杀灭。

1. 热力消毒灭菌法（cheat disinfection sterilization） 是利用热力破坏微生物的蛋白质、核酸、细胞壁和细胞膜，从而导致其死亡。分为干热法和湿热法。

（1）干热法 是由热源通过空气传导、辐射对物体进行加热，传热较慢，是在有氧而无水的条件下作用于微生物。因此，干热灭菌所需温度高，作用时间长。

①燃烧法：是一种简单、迅速、彻底的灭菌方法。常用于无保留价值的污染物品，如污纸及破伤风、气性坏疽、铜绿假单胞菌等特殊感染的敷料处理；某些金属器械和搪瓷类物品，急用时也可用燃烧法灭菌，但锐利刀剪禁用此法，以免锋刃变钝。金属器械可在火焰上烧灼20秒；搪瓷类容器可倒入少量95%以上乙醇，点火燃烧至熄灭。在此过程中不断转动容器，使火焰分布均匀，注意不可中途添加酒精，以免引起火灾。②干烤法：在特定的干烤箱内进行灭菌，其热力传播与穿透主要靠热空气的对流与介质的传导，灭菌效果可靠。灭菌条件为160℃持续2小时，或者170℃持续1小时，或者180℃持续30分钟。适用于高温下不变质、不损坏、不蒸发的物品，如油剂、粉剂、玻璃器具、金属制品等的灭菌。

（2）湿热法 湿热消毒灭菌法是通过水和水蒸气对物体进行加热。由于水和水蒸气传导热能的效率比空气大，传热快，穿透力强。因此消毒灭菌所需的时间缩短，温度也降低。

①煮沸消毒法：是应用最早的消毒方法之一，也是家庭常用的消毒方法之一。适用于耐湿、耐高温的物品，如金属、搪瓷、玻璃和橡胶类等。

方法：将物品全部浸没在水中，加热煮沸，从水沸开始计时，经5～10分钟可杀灭繁殖体，多数细菌芽孢煮沸15分钟可将其杀灭，但某些热抗力极强的细菌芽孢需煮沸更长的时间，如破伤风杆菌芽孢需煮沸60分钟方可杀灭，而肉毒杆菌芽孢则需煮沸3小时才能将其杀灭。将碳酸氢钠加入水中，配成1%～2%的浓度时，沸点可达到105℃，除增强杀菌作用外，还有去污防锈作用。

注意事项：煮沸消毒前，物品必须刷洗干净，空腔导管内预先灌水。玻璃类物品用纱布包裹，应在冷水或温水时放入，水沸后计时10～15分钟。橡胶类物品用纱布包好，水沸后放入，消毒时间为5分钟。器械轴节及容器盖要打开，大小、形状相同的容器不能重叠。如煮沸途中加入物品，则在再次水沸后开始计时。高山地区气压低、沸点低，应适当延长消毒时间，海拔每增高300米，延长消毒时间2分钟。

②流通蒸汽消毒法：在常压下用 100℃ 左右的蒸汽消毒；以产生蒸汽后开始计时，15～30 分钟即可达到消毒效果，常用于食具、便器的消毒。

③低温蒸汽消毒法：将蒸汽输入预先抽空的压力蒸汽灭菌器内，控制温度于 73～80℃，持续 10～15 分钟。用于不耐高热的器材，如内镜、塑料制品等消毒，可杀灭大多数致病微生物。

④压力蒸汽灭菌法：是热力消毒灭菌中效果最为可靠、临床使用最广的一种方法。主要用于耐高温、耐高压、耐潮湿物品的灭菌，如各类器械、敷料、搪瓷、橡胶、玻璃制品及溶液等。

根据排放冷空气的方式和程度不同，分为下排气式压力蒸汽灭菌和预真空压力蒸汽灭菌。下排气式压力蒸汽灭菌是利用重力置换的原理，使热蒸汽在灭菌器中从上而下，将冷空气由下排气孔排出，利用蒸汽释放的潜热使物品达到灭菌，其工作参数：温度 121～126℃，压力 102.97～137.30kPa，时间 15～30 分钟。预真空压力蒸汽灭菌是利用机械抽真空的方法，使灭菌柜室内形成 2.0～2.7kPa 的负压，蒸汽得以迅速穿透到物品内部进行灭菌，其工作参数：温度 132℃，压力 205.8kPa，时间 5～10 分钟。

注意事项：器械或物品灭菌前须洗净并晾干或擦干。灭菌包体积不可过大，用下排气式压力蒸汽灭菌时物品包不大于 30cm×30cm×25cm，用预真空压力蒸汽灭菌时物品包不得超过 30cm×30cm×50cm。灭菌包放置合理，各包之间留有空隙，布类物品放于金属、搪瓷类物品之上。盛装物品的容器应有孔，消毒前将容器孔打开，以利于蒸汽进入；消毒完毕，关上容器孔。被灭菌物品待干燥后才能取出。随时观察压力及温度情况。定期监测灭菌效果。

压力蒸汽灭菌效果的监测：①物理监测法：将甩至 50℃ 以下的 150℃ 或 200℃ 的留点温度计放入待灭菌包裹内，灭菌后检查其读数是否达到灭菌温度。②化学监测法：利用化学指示卡或化学指示胶带在 121℃、20 分钟或 135℃、4 分钟灭菌后观察颜色或性状的改变来判断灭菌效果。③生物监测法：是最可靠的监测法，利用对热耐受力较强的非致病性嗜热脂肪杆菌芽孢作为指示剂，灭菌后取出培养，全部菌片均无细菌生长表示灭菌合格。

2. 光照消毒法 又称辐射消毒，主要利用紫外线的杀菌作用，使菌体蛋白光解、变性而导致细菌死亡。包括日光暴晒法、紫外线灯管消毒法和臭氧灭菌灯消毒法。

（1）日光暴晒法 日光具有热、干燥和紫外线的作用，有一定的杀菌力。常用于床垫、毛毯、衣服、书籍等物品的消毒。将物品放在直射阳光下暴晒 6 小时，并定时翻动，使物品各面接受日光照射，达到消毒的目的。

（2）紫外线灯管消毒法 紫外线属于电磁波辐射，根据波长可分为 A 波、B 波、C 波和真空紫外线。消毒使用的是 C 波紫外线，其波长范围为 200～275nm，杀菌作用最强的波段为 250～270nm。

①作用机制：破坏菌体蛋白质使其光解变性；使 DNA 失去转化能力；降低菌体内氧化酶的活性；使空气中的氧电离产生极强杀菌作用的臭氧。

②使用方法：紫外线多用于空气和物体表面消毒。空气消毒：每 10m² 安装 30W 紫外线灯管一只，有效距离不超过 2 米，照射时间为 30～60 分钟。物品消毒：消毒时，有效距离为 25～60cm，照射时间为 20～30 分钟。

③注意事项：经常保持灯管清洁、无污垢，灯管表面至少每两周用无水乙醇擦拭一次。

紫外线对眼睛和皮肤有刺激作用，可引起眼炎或皮炎，照射过程中产生的臭氧对人体不利，故照射时人应离开房间，必要时给患者戴防护镜，肢体用被单遮盖。由于紫外线的穿透力差，消毒物品时应将物品摊开或挂起，并定时翻动，使其表面受到直接照射。紫外线消毒的适宜温度为 20～40℃，相对湿度为 40%～60%，消毒时间须从灯亮 5～7 分钟后开始计时，照射后病室应通风换气，关灯后如需再开启，应间歇 3～4 分钟。为保证消毒效果，应每隔 3～6 个月定时检测灯管照射强度，如灯管强度低于 70μW/cm² 时应更换，或建立使用登记卡，凡使用时间超过 1000 小时者应予以更换。定期进行空气培养，以监测消毒效果。

（3）臭氧灭菌灯消毒法 灭菌灯内装有臭氧发生管，在电场作用下，将空气中的氧气转换成高纯臭氧。臭氧以其强大的氧化作用杀菌。臭氧灭菌灯主要用于空气、医院污水、诊疗用水、物品表面等的消毒。臭氧对人体有害，有人情况下不能使用，消毒结束后 30 分钟人员方可进入。

3. 微波消毒灭菌法 微波是频率高、波长短的电磁波，在电磁波的高频交流电场中，物品中的极性分子发生极化，高速运动，并频繁改变方向，互相摩擦，使温度迅速上升，达到消毒灭菌的作用。微波可以杀灭各种微生物，包括细菌繁殖体、真菌、病毒和细菌芽孢、真菌孢子等，常用于食品及餐具的处理，医疗药品及耐热非金属材料、器械的消毒灭菌。

4. 电离辐射灭菌法 应用 γ 射线或电子加速器产生的高能电子束进行辐射灭菌。由于此法是在常温下进行，又称为"冷灭菌"，适用于不耐热的物品灭菌。金属、橡胶、塑料、高分子聚合物（如一次性注射器）、精密医疗器械、生物制品及节育用具等均可用此法灭菌。因放射线对人体有害，应选用机械传递物品。

5. 过滤除菌法 通过三级空气过滤器，选用合理的气流方式，除掉空气中 0.5～5μm 的尘埃，达到洁净空气的目的。

（二）化学消毒灭菌法

利用液体或气体的化学药物抑制微生物的生长繁殖或杀灭微生物的方法。凡不适用热力消毒灭菌的物品，都可采用化学消毒灭菌法，如患者皮肤、黏膜、排泄物及周围环境、光学仪器、金属锐器和某些塑料制品的消毒。

1. 化学消毒剂的作用原理

（1）与菌体蛋白质的氨基结合，使蛋白质变性、酶活性消失，如甲醛、碘酊。

（2）与菌体蛋白质的巯基、氨基结合，使蛋白质变性，如戊二醛。

（3）通过对菌体蛋白质分子的烷基化作用，干扰酶的正常代谢而杀灭微生物，如环氧乙烷。

（4）抑制细菌酶活性，破坏细胞代谢导致菌体死亡，如含氯杀菌剂漂白粉、优氯净。

（5）使菌体蛋白凝固变性，如 70%～75% 的乙醇。

（6）破坏细胞膜的酶活性，使胞浆膜破裂，如氯己定。

2. 化学消毒灭菌剂的种类

（1）灭菌剂（sterilant） 可以杀灭一切微生物，包括细菌芽孢，使其达到灭菌效果的制剂。如甲醛、戊二醛、过氧乙酸、环氧乙烷等。

（2）消毒剂（disinfectant） 指能杀灭传播媒介上的微生物，并达到消毒要求的制剂。按消毒水平又可分为高效消毒剂、中效消毒剂和低效消毒剂三类。①高效消毒剂（high-efficacy disinfectant）指能杀灭一切细菌繁殖体（包括分枝杆菌）、病毒、真菌及其孢子等，对细菌芽孢也有一定杀灭作用的消毒制剂。如含氯消毒剂、二氧化氯、甲基乙内酰脲类化合物和一些复配的消毒剂等。②中效消毒剂（intermediate-efficacy disinfectant）指能杀灭细菌繁殖体、分枝杆菌、真菌和病毒等微生物的消毒制剂。如碘类、醇类、酚类消毒剂等。③低效消毒剂（low-efficacy disinfectant）指仅能杀灭细菌繁殖体和亲脂病毒的消毒剂。如苯扎溴铵、氯己定等。

3. 化学消毒灭菌剂的使用原则

（1）能用物理方法消毒灭菌的，尽量不使用化学消毒灭菌法。

（2）根据物品的性能及病原微生物的特性，选择合适的消毒灭菌剂。

（3）严格掌握消毒灭菌剂的有效浓度、消毒时间及使用方法，保证消毒效果的可靠。

（4）使用新鲜配制的消毒灭菌液，以免消毒灭菌剂因性质不稳定在贮存过程中浓度逐渐降低，影响消毒效果。

（5）消毒液应储存于无菌容器中，易挥发性的消毒液应加盖保存，并定期检测，以确保有效浓度。

（6）消毒液中不得放置纱布、棉花等物，以免吸附消毒剂，降低消毒液的效力。

（7）待消毒的物品在消毒前必须洗净擦干，去除油脂及血、脓等有机物。

（8）消毒灭菌后的物品须用无菌生理盐水冲洗干净后方可使用，以免残留消毒剂刺激人体组织。

4. 化学消毒灭菌的方法

（1）浸泡法（immersion）　是将待消毒的物品洗净、擦干后浸没于规定浓度的消毒液内一定时间，以达到消毒灭菌的方法。浸泡时，物品的轴节或套盖要打开，管腔内要灌满药液，应使物品全部浸没在消毒液中，并注意加盖以保持其密封性。浸泡中途如另加入新的待消毒物品，则应重新计算消毒时间。

（2）熏蒸法（fumigation）　是指在密闭空间内将一定浓度的消毒剂加热或加入氧化剂，使其产生的气体在规定的时间内对污染的物品或空间进行消毒灭菌的方法。常用于手术室、换药室、病室的空气消毒，在消毒间或密闭的容器内，也可用于被污染的物品进行消毒灭菌。

（3）喷雾法（nebulization）　是用喷雾器将一定浓度的化学消毒灭菌剂均匀地喷洒于空间或物体表面以达到消毒灭菌的方法。常用于地面、墙壁、周围环境等的消毒，喷洒化学消毒剂时，必须使物体表面完全湿透，才能起到消毒作用。

（4）擦拭法（rubbing）　是用规定浓度的化学消毒灭菌剂擦拭被污染物体表面或皮肤，以达到消毒灭菌的方法。常用于墙壁、厕所、家具及皮肤等的消毒。宜选用易溶于水或其他溶剂、渗透性强、无显著刺激性的消毒灭菌剂。如可用含氯消毒液擦拭墙壁、地面，用75%乙醇溶液消毒局部皮肤等。

第三节　手卫生

手卫生是指照护人员等在从事职业活动过程中的洗手、卫生手消毒和外科手消毒的总称。照护人员在接触患者前后、清洁或无菌操作前，暴露患者体液风险（包括接触患者黏膜、破损皮肤或伤口、血液、体液、分泌物、排泄物、伤口敷料等）后、接触患者周围环境后，均应进行洗手或手的消毒。

一般情况下，当手部有血液或其他体液等肉眼可见的污染时，应用流动水和洗手液（肥皂）揉搓冲洗双手；当手部无肉眼可见污染时，可使用速干手消毒剂揉搓双手进行消毒。若遇到下列情况时应先洗手，再进行卫生手消毒：①接触传染病患者的血液、体液和分泌物，以及被传染性病原微生物污染的物品后。②直接为传染病患者进行检查、治疗、护理或处理传染患者污物之后。需要注意的是，戴手套不能代替手卫生，摘手套后应进行手卫生。

第四节 传染病的隔离

传染病的发生与流行是因为传染链的存在，预防与控制传染病的主要手段就是利用各种医疗措施来阻止传染链的形成，隔离技术是阻断传染链最直接而有效的措施之一。

一、概述

（一）隔离的概念

隔离（isolation）是采用各种方法和技术，防止病原体从患者及携带者传播给他人的措施。通过隔离将传染源、高度易感人群安置在指定地点或特殊环境中，暂时避免和周围人群接触，同时切断传播途径，防止病原体对外传播。

（二）隔离区域的划分

1. 清洁区（clean area） 指不易受到传染病患者血液、体液和病原微生物等物质污染及传染病患者不应进入的区域。如家庭中患者未接触的洗手间、厨房、家庭其他成员的卧室，医护人员的值班室、卫生间、更衣室、浴室，以及储物间、配餐间等。

2. 潜在污染区（potentially contaminated area） 指位于清洁区与污染区之间，有可能被传染病患者血液、体液和病原微生物等物质污染的区域。如家庭中的客厅、餐厅，医务人员的办公室、护士站、治疗室、患者用后的物品或医疗器械等的处理室、内走廊等。

3. 污染区（contaminated area） 指传染病患者和疑似传染病患者被其血液、体液、分泌物、排泄物污染的物品暂存和处理的场所，接受诊疗的区域。如家庭中患者卧室、洗手间，病室、处置室、污物间，以及患者入院、出院处理室等。

4. 缓冲间（buffer room） 指清洁区与潜在污染区之间、潜在污染区与污染区之间设立的两侧均有门的小室。主要用于呼吸道传染病诊治的病区中为医务人员或照护人员的准备间。

5. 两通道（two passages） 指医务或照护人员通道和患者通道。前者通道、出入口设在清洁区一端，后者通道、出入口设在污染区一端。主要用于呼吸道传染病诊治的病区中工作人员与患者、清洁物品与污染物品分通道进出，避免人流、物流交叉导致感染。

二、隔离预防系统

随着传染病流行病学的发展，人们对不断涌现出的传染病及其流行病学特征有了重新的认识。我国卫生部在 2000 年《医院感染管理规范（试行）》中首次提出并解释了标准预防的概念及其基本特点。2009 年，卫生部颁布《医院隔离技术规范》，明确提出隔离的实施应遵循

"标准预防"和"基于疾病传播途径的预防"的原则。

（一）标准预防

标准预防（standard precaution）是基于患者的血液、体液、分泌物（不包括汗液）、非完整皮肤和黏膜均可能含有感染性因子的原则，针对医院所有患者和照护人员采取的一组预防感染措施。包括手卫生，根据预期可能的暴露选用手套、隔离衣、口罩、护目镜或防护面罩，以及安全注射，也包括穿戴合适的防护用品处理患者环境中污染的物品与医疗器械。

标准预防的基本特点是强调双向防护，既要防止疾病从患者传至照护人员，又要防止疾病从照护人员传至患者。其主要措施包括：

1. 手卫生 接触患者及其体液、污染的物品，脱手套后，脱隔离衣（防护服）后，都应立即洗手或进行手卫生消毒。

2. 戴手套 进行有可能接触患者血液、体液、分泌物、排泄物的诊疗、护理、清洁等工作时应戴清洁手套，接触患者黏膜或破损皮肤时应戴无菌手套。患者间接触或接触同一患者的身体清洁部位、污染部位时应更换手套。

3. 使用防护用具 在诊疗、护理及照护操作过程中，有可能发生血液、体液、分泌物等喷溅到面部时，应戴医用外科口罩、护目镜或防护面罩。

4. 穿隔离衣 在诊疗、护理及照护操作过程中，有可能发生血液、体液、分泌物大面积喷溅或污染身体时，应穿戴具有防渗透性能的隔离衣或围裙。

5. 妥善处理锐器 使用后针头不应回套针帽，确需回帽应单手操作或使用器械辅助；不应用手直接接触污染的针头、刀片等锐器。废弃的锐器物应直接放入耐刺、防渗漏的专用锐器盒中；重复使用的锐器，应放在防刺的容器内密闭运输和处理。

6. 保护环境 应密封运送被血液、体液、分泌物、排泄物污染的被服。有呼吸道症状（如咳嗽、鼻塞、流涕等）的患者、探视者、医务及照护人员应采取呼吸道卫生（respiratory hygiene）措施，即呼吸道感染者佩戴医用外科口罩，在咳嗽或打喷嚏时用纸巾盖住口鼻，接触呼吸道分泌物后实施手卫生，并与其他人保持1米以上距离的一组措施。

（二）**基于疾病传播途径的预防**

基于疾病传播途径的预防（precaution based on modes of transmission）又称额外预防（additional precaution），是指对已确诊或疑似的感染患者或有重要流行病学意义的病原体，在标准预防的基础上增加的基于传播方式（空气、飞沫、接触传播）的隔离预防。当一种疾病可能有多种传播途径时，应在标准预防的基础上，联合采取多种传播途径的表隔离与预防。照护人员接触不同传播途径感染时，应选择适宜的个人防护用品，见表8-1。

1. 接触传播的隔离与预防 对诊断或怀疑由接触传播疾病的患者，如肠道感染、多重耐药菌感染、皮肤感染等，以及存在大小便失禁、伤口引流、分泌物、压力性损伤、安置引流管和有皮疹的患者，在标准预防的基础上，还应采用接触传播的隔离与预防。其主要的隔离措施包括：

（1）患者的隔离 ①安置单间病室。无条件时，同种病原体感染患者可同居一室，每间病室不应超过4人，病床间距应不少于1.1米。②病室通风良好，自然通风或安装通风设施。③限制患者的活动范围。④减少患者的转运。如需要转运时，应采取有效防护措施，减少对其他患者、照护人员和环境表面的污染。

表 8-1　接触不同传播途径感染时照护人员个人防护用品的选择要求

	工作帽	外科口罩	医用防护口罩	护目镜或防护面屏	手套	隔离衣	防护服	鞋套或防水靴
接触传播	+	±[a]	-	±[a]	+	±[b]	-	±[c]
飞沫传播	+	+	±	+	+	+	±[d]	±[c]
空气传播	+	-	+	+	+	+	±[d]	±[c]

注："+"指需采取的防护措施。

"±"根据工作需要可采取的防护措施。

a：预计可能出现血液、体液、分泌物、排泄物喷溅时使用。

b：大面积接触患者，或预计可能出现血液、体液、分泌物、排泄物喷溅时使用。

c：接触霍乱、传染性非典型肺炎、人感染高致病性禽流感、埃博拉病毒病、新型冠状病毒感染等疾病时按需使用。

d：为疑似或确诊感染经空气传播疾病的患者进行产生气溶胶操作时，接触传染性非典型肺炎、人感染高致病性禽流感、埃博拉病毒病、新型冠状病毒感染等疾病时按需使用。

（2）照护人员的防护　①接触隔离患者的血液、体液、分泌物、排泄物等物质时，应戴手套，手上有伤口时应戴双层手套。离开隔离病室前、接触污染物品后应摘除手套、洗手和（或）手消毒。②进入隔离病室，进行可能污染工作服的操作时，应穿隔离衣，离开病室前，脱下隔离衣。接触甲类传染病应按要求穿脱防护服。

2. 空气传播的隔离与预防　对诊断或怀疑由空气传播的疾病的患者，如肺结核、水痘、麻疹等，在标准预防的基础上，还应采用空气传播的隔离与预防。其主要的隔离措施包括：

（1）患者的隔离　①隔离病室按照收治呼吸道传染病的要求设置。无条件收治时，应尽快转送至有条件收治呼吸道传染病的医疗机构，并注意转运过程中照护人员的防护。②安置单间病室；无条件时，同种病原体感染的患者可安置于一室，床间距不小于 1.2 米。③患者在病情容许时宜戴医用外科口罩，定期更换，其活动宜限制在隔离病室内。④病室负压通风，每小时通风换气 6 次以上，空气严格消毒。

（2）照护人员的防护　①应严格按照区域流程，在不同的区域，穿戴不同的防护用品，离开时按要求摘脱，并正确处理使用后物品。②进入隔离病室时，应戴帽子、医用防护口罩。进行可能产生喷溅的诊疗与照护操作时，应戴护目镜或防护面罩，穿防护服。当接触患者及其血液、体液、分泌物、排泄物等物质时，应戴手套。

3. 飞沫传播的隔离与预防　对诊断或怀疑由飞沫传播的疾病的患者，如新型冠状病毒感染、百日咳、白喉、流行性感冒、病毒性腮腺炎、流行性脑脊髓膜炎、风疹等，在标准预防的基础上，还应采用飞沫传播的隔离与预防。其主要的隔离措施包括：

（1）患者的隔离　①安置单间病室。无条件时，同种病原体感染患者可同居一室。②减少转运。当需要转运时，应让患者戴上外科口罩。③患者病情允许时，应戴外科口罩，并定期更换。限制患者的活动范围。④患者之间、患者与探视者之间相隔距离在 1 米以上，探视者应戴外科口罩。⑤加强通风或进行空气消毒。

（2）照护人员的防护　①严格按照区域流程，在不同的区域，穿戴不同的防护用品，离开时按要求摘脱，并正确处理使用后物品。②与患者近距离（1 米以内）接触，应戴帽子、医用防护口罩。进行可能产生喷溅的诊疗操作时，应戴护目镜或防护面罩，穿防护服。当接触患者及其血液、体液、分泌物、排泄物等物质时，应戴手套。

三、常用隔离技术

（一）工作帽的使用

进入污染区和洁净环境前、进行无菌操作时应戴工作帽。工作帽应遮住全部头发，防止头屑掉落或头发被污染。布制帽子应保持清洁，每次或每天更换，一次性帽子应一次性使用。

（二）口罩的使用

使用口罩是为了保护患者和工作人员，避免交叉感染，防止飞沫污染无菌物品、伤口等。应根据不同的操作要求选用不同种类的口罩。①纱布口罩：适用于一般照护活动。②外科口罩：除适用于一般照护工作外，进行有创操作或照护免疫功能低下患者时，应佩戴外科口罩。③医用防护口罩：接触经空气传播或近距离（＜1米）接触经飞沫传播的呼吸道传染病患者时，应佩戴医用防护口罩。

（三）隔离衣的使用

照护人员应根据工作需要，选用隔离衣或防护服，以避免受到患者血液、体液和其他感染性物质的污染，或保护患者避免感染。遇下列情况应穿隔离衣：①接触经接触传播的感染性疾病患者时。②对患者实行保护性隔离时。③可能受到患者血液、体液、分泌物、排泄物喷溅时。具体方法见表8-2。

表 8-2　穿脱隔离衣技术

操作步骤	注意点与说明
穿隔离衣	
1. 洗手、戴口罩、帽子、取下手表，卷袖过肘	穿隔离衣前，先备好操作用物
2. 手持衣领取下隔离衣，使清洁面朝向自己；将衣领的两端向外折齐，露出肩袖内口	避免污染 隔离衣长短合适，全部遮盖工作服；无破损；
3. 一手持衣领，一手伸入袖内，举起手臂抖动衣袖，另一手协助将衣领向上拉，露出手；同法穿好另一袖	衣袖勿触及面部
4. 两手持衣领，由衣领中央顺着边缘向后，将领扣（带）扣（系）好	
5. 扣好袖扣或系好袖带	
6. 解开腰带活结，将隔离衣一边（约在腰下 5cm 处）渐向前拉，见到边缘捏住；同法捏住另一侧边缘。双手在背后将两侧衣边边缘对齐，向一侧折叠，一手按住折叠处，另一手将腰带拉至背后，压住折叠处，将腰带在背后交叉，回到前面打一活结	此时手已被污染 手不可触及隔离衣的内面（清洁面）； 隔离衣在身后对折时，应遮盖背面的工作服，且边缘对齐 穿隔离衣后不得进入清洁区
脱隔离衣	
1. 解开腰带，在前面打一活结	避免腰带脱垂，遭受污染
2. 解开袖口，在肘部将部分衣袖塞入工作服衣袖内，消毒双手	避免袖口污染隔离衣的清洁面； 勿将隔离衣衣袖外面（污染面）塞入工作服内； 此时消毒后的手为清洁，
3. 解开领口	保持衣领清洁，解领口时污染的袖口不可触及衣领、面部和帽子
4. 一手伸入另一侧袖口内，按下衣袖过手；用衣袖遮盖着的手握住另一手隔离衣袖的外面，将衣袖拉下；双手转换从袖管中退出，脱下隔离衣	清洁的手不可接触隔离衣的外面 隔离衣挂在潜在污染区，隔离衣的清洁面向外；挂在污染区，则清洁面向内；
5. 双手持衣领，将隔离衣开口边对齐，悬挂在隔离衣架上；不再穿的隔离衣，脱下后清洁面向外，卷好置于污衣袋内	隔离衣每日更换，如有潮湿或污染，应立即更换；一次性隔离衣一次性使用

（四）防护服的使用

防护服（protective clothing）是照护人员在特定情况下所穿的一次性防护用品，具有良好的防水、抗静电作用，穿脱方便，结合部严密。防护服分连体式和分体式两种。下列情况应穿防护服：①照护人员在接触甲类或按甲类传染病管理的传染病患者时。②接触经空气传播或飞沫传播的传染病患者，可能受到患者血液、体液、分泌物、排泄物喷溅时。具体方法见表8-3。

表8-3 穿脱防护服技术

操作步骤	注意点与说明
穿防护服	
1.检查防护服	检查防护服是否干燥、完好、大小是否合适，明确内面和外面
2.穿防护服：先穿下衣，再穿上衣，然后戴好帽子，最后拉上拉锁	连体或分体式防护服都按此顺序
脱防护服	脱防护服前需洗手
1.脱分体式防护服	
（1）拉开拉链	
（2）脱帽子：向上提拉帽子，使其脱离头部	
（3）脱上衣：脱袖子、上衣，将污染面向里放入医疗废物袋内	
（4）脱下衣：由上向下边脱边卷，污染面向里，脱下后置于医疗废物袋内	
2.脱连体防护服	
（1）拉开拉链：将拉链拉到底	
（2）脱帽子：向上提拉帽子，使其脱离头部	
（3）脱衣服：先脱袖子，再由上向下边脱边卷，污染面向里直至全部脱下后放入医疗废物袋内	脱防护服后需洗手

（五）护目镜、防护面罩的使用

照护人员佩戴护目镜（protective glass）和防护面罩（face shield）是为了防止患者的血液、体液等具有感染性的物质喷溅到眼部或面部。常用于下列情况：①在进行照护实施中，可能发生患者血液、体液、分泌物等喷溅时。②近距离接触经飞沫传播的传染病患者时。

护目镜、防护面罩佩戴前应检查有无破损，佩戴装置有无松懈。佩戴后注意调节舒适度。摘护目镜或面罩时，捏住靠近头部或耳朵的一边摘掉，放入回收或医疗废物容器内。重复使用的护目镜、防护面罩，每次使用后应清洁与消毒。

案例分析

回顾本章案例：万某，男，65岁。近两周来自觉乏力、食欲下降，间断咳白色黏痰，伴有午后低热、夜间盗汗。经过相关检查诊断为肺结核，该病为传染病，属于空气传播的隔离，应安置单间病室；无条件时，同种病原体感染的患者可安置于一室，床间距不小于1.2米。应严格按照区域流程，在不同的区域，穿戴不同的防护用品，离开时按要求摘脱，并正确处理使用后物品。老年人在病情容许时宜戴医用外科口罩，定期更换；其活动宜限制在隔离病室内，病室负压通风，每小时通风换气6次以上，空气严格消毒。

[本章小结]

本章介绍了感染的概念、分类及影响因素，重点介绍了感染的预防及控制，尤其是消毒灭菌及隔离技术等内容，详细介绍了使用方法及注意事项。

[思考题]

1. 请简述清洁、消毒和灭菌的区别。

2. 传染病的隔离措施有哪些？

3. 黄女士，60 岁。面部弥漫性褐红色浸润，有数个黄豆大结节两年。查体发现双眉全脱，耳后外神经粗大，四肢皮肤干燥，感觉迟钝。经过皮肤组织病理检查等确诊为麻风。

问：（1）该老年患者需要隔离吗？如需要，应采取哪些隔离措施？

　　（2）照护人员应如何防护呢？

第三篇
老年常见病患者的照护

第九章　老年人神经系统疾病及照护

【学习要求】

1. 掌握老年脑血管疾病、老年帕金森病、老年失智症患者的评估要点和照护措施。
2. 熟悉老年脑血管疾病、老年帕金森病、老年失智症患者的临床表现及健康指导。
3. 了解老年脑血管疾病、老年帕金森病、老年失智症患者的健康史及诊断。

📨 案例导入

赵某，76岁。1年前开始出现近记忆力的下降，刚刚发生的事情转眼便忘记，性格也有些敏感多疑了。近半年，赵爷爷外出散步时常找不到回家的路，以前的老朋友和相处多年的老邻居也不认识了，甚至有时闹着要去找自己去世多年的父母。近几日，晚上不睡觉，不停地翻动东西。有时还半夜出门声称要去上班。门诊诊断为阿尔茨海默病，赵爷爷拒绝服药治疗，遂收入院。

作为老年照护人员，请思考：

1. 你认为赵爷爷主要存在哪些问题？
2. 针对赵爷爷的身体状况，应采取哪些照护措施？
3. 你如何对赵爷爷进行健康指导？

老年神经系统疾病种类很多，最常见的是脑血管疾病，包括缺血性脑卒中、出血性脑卒中，以及脑供血不足引起的循环缺血等，其次是脑变性疾病，比如帕金森病、阿尔茨海默病等。近年来，随着人口老龄化的发展，人们越来越关注老年人的健康状况。老年人因其特殊的年龄特点和生理老化，在神经系统疾病照护方面也有所不同。本章节重点介绍老年脑血管疾病、老年帕金森病疾病，以及老年失智症患者的照护。

第一节　老年人脑血管疾病及照护

脑血管疾病（cerebrovascular disease，CVD）是脑血管病变导致脑功能障碍等一类疾病的总称。它包括血管腔闭塞或狭窄、血管破裂、血管畸形、血管壁损伤或通透性发生改变等各种脑血管病变引发的局限性或弥漫性脑功能障碍，但不包括血流动力学异常等因素导致的全脑缺血或缺氧所引发的弥漫性脑功能障碍。脑卒中（stroke）为脑血管疾病的主要临床类型，指各种原因引起的脑血管疾病急性发作，造成脑供血动脉狭窄或闭塞，或非外伤性的脑实质出血，并引起相应临床症状及体征，主要包括缺血性脑卒中和出血性脑卒中，是老年人最常见的疾病之一。

一、评估

（一）缺血性脑卒中

缺血性脑卒中（cerebral ischemic stroke），又称为脑梗死（cerebral infaretion），是指各种脑血管病变所致脑部血液供应障碍，导致局部脑组织缺血、缺氧性坏死，而迅速出现相应神经功能缺损的一类临床综合征。根据发病机制，脑梗死可分为动脉粥样硬化性血栓性脑梗死、脑栓塞、腔隙性脑梗死及分水岭梗死。

1. 健康史

（1）脑血栓形成 ①脑动脉粥样硬化。为脑血栓形成最常见和基本的病因，常伴高血压，且二者互为因果。糖尿病和高脂血症可加速脑动脉粥样硬化的进程。②脑动脉炎。结缔组织疾病、细菌和钩端螺旋体等感染均可致脑动脉炎症，使管腔狭窄或闭塞。③其他。真性红细胞增多症、血小板增多症、弥散性血管内凝血、脑淀粉样血管病、颅内外夹层动脉瘤等。此外，尚有极少数病因不明。

（2）脑栓塞 ①心源性。为脑栓塞最常见病因，约75%的心源性栓子栓塞于脑部。心房纤颤是引起心源性栓塞最常见的原因。此外，心脏瓣膜病、感染性心内膜炎、心肌梗死、二尖瓣脱垂等均会导致脑栓塞的发生。②非心源性。心脏以外的栓子随血流进入颅内引起栓塞。常见原因有动脉粥样硬化斑块脱落性栓塞、脂肪栓塞、空气栓塞、癌栓塞，以及感染性栓塞等。

了解患者年龄、性别、有无颈动脉狭窄、高血压、糖尿病、高脂血症、短暂性脑缺血发作（transient ischemic attack，TIA）病史，有无脑血管疾病的家族史，有无长期高盐、高脂饮食和烟酒嗜好，是否进行体育锻炼等。是否遵医嘱正确服用降压、降糖、降脂、抗凝及抗血小板聚集药物，治疗效果及目前用药情况等。

2. 身体状况

（1）临床表现 ①多见于50岁以上有动脉粥样硬化、高血压、高血脂、糖尿病者。②安静或休息状态发病。③起病缓慢，症状多在发病后10小时或1～2天达高峰。④以偏瘫、失语、复视、耳鸣、吞咽困难、偏身感觉障碍和共济失调等局灶定位症状为主。⑤部分患者可有头痛、呕吐、眩晕、意识障碍、精神症状等全脑症状。

（2）生命体征 监测体温、脉搏、呼吸、血压。大脑半球大面积脑卒中患者常因脑水肿导致高颅压，可出现血压和体温升高、脉搏和呼吸减慢等生命体征异常。

（3）意识状态 有无意识障碍及其类型和严重程度。脑卒中患者多无意识障碍，如发病时或病后很快出现意识障碍，应考虑椎-基底动脉系统梗死或大脑半球大面积梗死。

（4）四肢脊柱检查 有无肢体运动和感觉障碍；有无步态不稳或不自主运动。四肢肌力、肌张力，有无肌萎缩或关节活动受限；皮肤有无水肿、多汗、脱屑或破损；括约肌功能有无障碍。

3. 辅助检查

（1）血液及心电图检查 血液检查包括血常规、血生化、凝血功能、血糖、肝肾功能、电解质、心肌酶谱、肌钙蛋白等。完善常规心电图检查，对心电图正常但可疑存在阵发性心房颤动的患者，可行动态心电图监测，必要时完善超声心动图和经食管超声心动图检查。

（2）头颅影像学检查　头颅电子计算机断层扫描（computed tomography，CT）检查最常用，可以直观显示脑卒中部位、范围及血管分布。24小时后脑卒中区出现低密度病灶；头颅磁共振成像检查可以发现脑干、小脑梗死，以及小灶性脑梗死；而扩散加权成像可识别症状出现数分钟后的缺血灶，对超早期识别脑卒中有重要意义；磁共振灌注成像可显示脑血流动力学状况和脑组织缺血范围；脑血管造影可显示有无血管狭窄、闭塞、动脉瘤和动静脉畸形等；经颅多普勒检查可用于显示有无血管狭窄、闭塞、痉挛或侧支循环建立情况等。

4. 心理－社会状况　观察患者是否存在因疾病所致焦虑等心理问题；了解患者和家属对疾病发生的相关因素、治疗和照护方法、预后、如何预防复发等知识的认知程度；综合评估患者心理状况及家庭支持情况。

（二）出血性脑卒中

出血性脑卒中又称脑出血（intracerebral hemorrhage，ICH）是指非外伤性脑实质内出血，发病率为每年（60～80）/10万，在我国占全部脑卒中的20%～30%。虽然脑出血发病率低于脑卒中，但其致死率却高于后者，急性期病死率为30%～40%。

1. 健康史　最常见病因为高血压合并细、小动脉硬化，其他病因包括脑动脉粥样硬化、颅内动脉瘤和动静脉畸形、脑动脉炎、血液病、梗死后出血、脑淀粉样血管病、抗凝及溶栓治疗等。发病机制主要是颅内动脉壁薄弱，中层肌细胞和外膜结缔组织较少，且无外弹力层。长期高血压致脑细、小动脉发生玻璃样变及纤维素性坏死，管壁弹性减弱，当情绪激动、用力过度等，使血压骤然升高时，血管易破裂出血。在血流冲击下，弹性减弱的病变血管壁向外膨出形成微小动脉瘤，当血压剧烈波动时，微小动脉瘤破裂导致出血。

重点评估患者既往有无高血压、动脉粥样硬化、颅内动脉瘤、脑血管畸形、脑血管炎、颅内肿瘤、血液系统疾病等病史；询问有无情绪激动、酗酒、用力活动及排便、劳累等诱因；有无家族脑血管病病史。

2. 身体状况　临床表现：①起病较急，症状于数分钟至数小时达高峰。②多在体力活动或情绪激动时发病，多无前驱症状。③有肢体瘫痪、感觉障碍、脑膜刺激征、失语、共济失调等局灶定位症状和剧烈头痛、喷射性呕吐、意识障碍、行为异常等全脑症状。④发病时血压明显升高。

3. 辅助检查

（1）血液检查及心电图　血液检查包括血常规、肝功能、凝血功能、血糖、肾功能等，完善心电图及胸部X线检查。

（2）影像学检查　CT检查是临床疑诊脑出血的首选检查。发病后即刻出现边界清楚的高密度影像。MRI检查可发现CT不能确定的脑干或小脑小量出血，还可鉴别陈旧性脑出血与脑梗死。

（3）脑脊液检查　脑出血患者一般无需进行腰椎穿刺检查，以免诱发脑疝形成，如需排除颅内感染和蛛网膜下腔出血，可谨慎进行。

（4）数字减影血管造影术检查　脑出血患者一般不需要进行数字减影血管造影术（digital subtraction angiography，DSA）检查，除非疑有血管畸形、血管炎或烟雾病，需外科手术或血管介入治疗时才考虑进行。数字减影血管造影术可清楚显示异常血管和造影剂外漏的破裂血管及部位。

4. 心理–社会状况　了解患者是否存在因突然发生肢体残疾或瘫痪卧床，生活需要依赖他人而产生焦虑、恐惧、绝望等心理反应；患者及家属对疾病的病因和诱因、治疗照护经过、防治知识及预后的了解程度；家庭成员组成、家庭环境及经济状况和家属对患者的关心、支持程度等。

二、照护

（一）缺血性脑卒中患者照护

照护目标：①患者能掌握各类药物的作用、不良反应及观察要点，保证正确及时给药。②患者及照顾者能掌握帮助肢体主、被动运动的方法，皮肤完好无破损；言语困难的患者能配合康复师进行语言训练。③患者能掌握恰当的进食方法，并主动配合进行吞咽功能训练，营养需求得到满足，吞咽功能逐渐恢复。④患者能知晓脑卒中发生的危险因素及正确的生活方式，避免疾病复发。

1. 一般照护　一般包括体位、饮食、生活、排泄、运动照护等。

（1）饮食照护　指导患者进食高蛋白、高维生素、低盐、低脂清淡饮食，多食新鲜蔬菜、水果、谷类、鱼类和豆类，保持能量供需平衡，戒烟、限酒；观察患者能否经口进食及进食类型（固体、流质、半流质）、进食量和进食速度，饮水时有无呛咳；评估患者吞咽功能，有无营养障碍。进食时抬高床头，尽量端坐，头稍前倾。吞咽时头侧向健侧肩部，防止食物残留在患侧梨状隐窝内，尤其适合偏瘫的患者；点头样吞咽，即吞咽时，配合头前屈、下颌内收如点头样的动作，加强对气道的保护，利于食物进入食管。给患者提供充足的进食时间，每次进食的量要少，喂食时要让患者有充分的时间咀嚼，床旁应备负压吸引器，防止患者误吸。对于有吞咽困难的患者，应予鼻饲饮食，并指导照顾者掌握鼻饲的方法及注意事项，加强留置胃管的护理。

（2）运动及生活照护　在条件允许的情况下，坚持每天进行30分钟以上的慢跑、散步等运动，合理休息和娱乐；运动应量力而行，持之以恒，结合自身状况合理安排体育锻炼，保持一定的运动量，以不感到疲劳为度，最佳运动时间为餐后1小时；对有短暂性脑缺血发作史的患者，指导患者在改变体位时应缓慢，避免突然转动颈部，洗澡时间不宜过长、水温不宜过高，外出时有人陪伴，气候变化时注意保暖，防止感冒；保持床单整洁、干燥、无渣屑，防止感觉障碍的身体部位受压或机械刺激；避免高温或过冷，患肢应远离锐器，防止外伤；慎用热水袋或冰袋，防止烫伤或冻伤；对感觉过敏的患者，应尽量避免不必要的刺激。

2. 心理照护　因偏瘫、失语及肢体和语言功能恢复速度慢、耗时长，日常生活需依赖他人照顾，角色转换快，会使患者产生焦虑、抑郁等心理问题，进而影响疾病的康复和患者生活质量。应多关心、尊重患者，鼓励其表达自己的感受，避免任何刺激和伤害患者的言行，多与患者和家属沟通，耐心解答患者和家属提出的问题，解除患者思想顾虑，鼓励患者和家属主动参与治疗、照护活动。

3. 用药照护　常联合应用溶栓、抗凝、降颅压等多种药物治疗。照护者应熟悉患者所用药物的药理作用、用药注意事项、不良反应和观察要点，遵医嘱正确用药。

（1）早期静脉溶栓治疗　溶栓治疗是目前最重要的血流恢复措施。发病后6小时内溶栓使血管再通，可及时恢复血流和改善组织代谢，挽救梗死周围缺血半暗带。常用溶栓药物包括尿激酶和重组组织型纤溶酶原激活物。感染性栓塞应用抗生素、禁用溶栓和抗凝治疗。脂肪栓塞可用肝素、5%碳酸氢钠及脂溶剂（如乙醇溶液等）溶解脂肪颗粒。在服用溶栓药时，照护者应严格掌握药物剂量，观察有无黑便、牙龈出血、皮肤出血等，密切观察症状和体征的变化，如患者原有症状和体征加重，或出现严重头痛、血压增高、脉搏减慢、恶心呕吐等，应考虑继发颅内出血，立即停用溶栓药物，协助紧急进行头颅CT检查，观察有无栓子脱落所致其他部位栓塞的表现，如肠系膜上动脉栓塞引起的腹痛，下肢静脉栓塞所致皮肤肿胀、发红及肢体疼痛和功能障碍，发现异常应及时报告医生处理。

（2）抗血小板聚集治疗　常用抗血小板聚集剂包括阿司匹林和氯吡格雷。未行溶栓的急性脑卒中患者应在48小时之内服用阿司匹林，但一般不在溶栓后24小时内应用阿司匹林，以免增加出血风险。一般认为氯吡格雷抗血小板聚集的疗效优于阿司匹林。氯吡格雷是一种血小板聚集抑制剂，选择性地抑制二磷酸腺苷（ADP）与它的血小板受体的结合及继发二磷酸腺苷介导的血小板膜糖蛋白（glycoprotein，GP）Ⅱb/Ⅲa复合物的活化而抑制血小板聚集。

（3）抗凝与降纤治疗　主要包括肝素、低分子肝素和华法林。一般不推荐急性缺血性脑卒中后急性期应用抗凝药来预防脑卒中复发，阻止病情恶化或改善预后。但对于长期卧床，特别是合并高凝状态有形成深静脉血栓和肺栓塞的趋势者，可以使用低分子肝素预防治疗。对于心房纤颤的患者可以应用华法林治疗。降纤药物疗效尚不明确。可选药物有巴曲酶和降纤酶等，使用中应注意出血并发症。

（4）降颅压治疗　临床常用的降颅压的药物包括高渗性脱水剂（如甘露醇、甘油果糖、白蛋白）、利尿剂、改善循环的药物、激素等。①甘露醇：甘露醇遇冷易结晶，故在使用前应仔细检查，如有结晶可放置于热水中或用力震荡，待结晶完全溶解后再使用。应用时应选择较为粗大的静脉给药，以保证药物能快速静滴（应在15～30分钟滴完125mL），注意观察用药后患者的尿量和尿液颜色，准确记录24小时出入量；定时复查尿常规、血生化和肾功能，观察有无药物结晶阻塞肾小管所致少尿、血尿、蛋白尿及血尿素氮升高等急性肾损伤的表现；观察有无脱水速度过快所致头痛、呕吐、意识障碍等低颅压综合征的表现，并注意与高颅压进行鉴别。②利尿剂：部分患者会使用利尿剂降压，在使用利尿剂时要注意监测电解质、肾功能和血压。由于氢氯噻嗪、呋塞米等是排钾利尿剂，螺内酯、阿米洛利等是保钾利尿剂，如果长期使用容易导致低血钾、高血钾等电解质紊乱，需要定期监测电解质水平；由于利尿剂可加大体内液体的排出，从而降低血压，但因此可导致体位性低血压，在改变体位要注意，避免晕倒，应定时测量血压。

（5）调整血压　当发生急性脑卒中时，由于患者精神紧张、交感神经兴奋性增加，容易导致儿茶酚胺分泌过多，从而导致血管收缩、血压升高。此时应该缓解患者紧张的情绪，嘱患者安静卧床休息，因颅内压增高可引起反射性血压升高，以维持脑血流量，若血压持续增高≥220/120mmHg，可慎重将血压控制在发病水平，保证降压治疗平稳，以免血压过低，导致脑血流灌注量减少。

（6）脑保护治疗　对于急性缺血性脑卒中或再灌注后细胞损伤的药物（神经保护剂）可保护脑细胞，提高对缺血缺氧的耐受性，但缺乏有说服力的大样本临床观察资料，目前为止没有公认有效的神经保护剂。可以使用胞磷胆碱、钙通道阻滞剂尼莫地平、自由基清除剂依达拉奉、脑活素等药物和采取头部或全身亚低温治疗，通过降低脑代谢、干预缺血引发的细胞毒性机制而减轻缺血性脑损伤。

4. 安全照护

（1）生活环境照护　肢体瘫痪的患者重点要防止坠床和跌倒，确保安全。床铺高度适中，应有保护性床挡；呼叫器和经常使用的物品应置于床头患者伸手可及处；运动场所宽敞、明亮，无障碍物阻挡，建立无障碍通道；走廊、厕所装扶手，以方便患者起坐、扶行；地面保持平整干燥，防湿、防滑，去除门槛；患者最好穿防滑软橡胶底鞋，着宽松纯棉衣服；上肢肌力下降的患者不要自行打开水或用热水瓶倒水，防止烫伤；行走不稳或步态不稳者，选用三角手杖等合适的辅助具，并有人陪伴，防止受伤。

（2）正确安置体位　给予患者良肢位，良肢位是指为防止或对抗痉挛姿势的出现，保护关节及早期诱发分离运动而设计的一种临时性体位。正确的卧位姿势可以减轻患肢的痉挛、水肿，增加舒适感。患者卧床时床应放平，床头不宜过高，尽量避免半卧位和不舒适的体位，如患手的手指保持伸展位，手中不应放任何东西，以避免让手处于抗重力的姿势；不在足部放置坚硬的物体以避免足跖屈畸形，因为硬物压在足底部可增加不必要的伸肌模式的反射活动。不同的体位均应备数个不同大小和形状的软枕以支持，避免被褥过重或太紧等。定时翻身，翻身主要是躯干的旋转，能刺激全身的反应与活动，是抑制痉挛和减少患侧受压最具治疗意义的活动。

5. 康复照护

（1）早期康复干预　告知患者及家属早期康复的重要性、训练内容与开始的时间。早期康复有助于抑制和减轻肢体痉挛姿势的出现与发展，能预防并发症、促进康复、减轻致残程度和提高生活质量。一般认为，脑卒中患者意识清楚，生命体征平稳，病情不再发展48小时后时即可进行康复，康复训练开展得越早，功能康复的可能性就越大，预后也就越好。主要包括：①重视患侧刺激，与患者交谈时多在患侧进行，引导患者头偏向患侧，避免忽略患侧身体。房间的布置应尽可能地使患侧在白天自然地接受更多的刺激，如床头柜、电视机应置患侧；所有照护工作如帮助患者洗漱、进食、测血压、脉搏等，都应在患侧进行；家属与患者交谈时也应握住患侧手，引导偏瘫患者头转向患侧；避免手的损伤，尽量不在患肢静脉输液；慎用热水袋热敷等。②正确的体位变换（翻身），翻身主要是躯干的旋转，它能刺激全身的反应与活动，是抑制痉挛和减少患侧受压最具治疗意义的活动。患侧卧位，是所有体位中最重要的体位。肩关节向前伸展并外旋，肘关节伸展，前臂旋前，手掌向上放在最高处，患腿伸展、膝关节轻度屈曲；仰卧位，为过渡性体位，因为受颈牵张性反射和迷路反射的影响，异常反射活动增强，应尽可能少用；健侧卧位，患肩前屈，手平放于枕头上，伸肘，下肢患侧膝、髋屈曲，髋稍内旋。偏瘫、截瘫患者每2～3小时翻身一次。③床上运动训练，正确的运动训练有助于缓解痉挛和改善已形成的异常运动模式。

Bobath握手训练：两手握在一起，十指交叉，患侧拇指位于最上面，双手叉握充分向前伸，然后上举至头上。鼓励患者在双手与躯体成90°和180°位置稍作停留，以放松上肢和肩胛的痉挛，避免手的僵硬收缩，刺激躯干活动与感知觉。

桥式运动（选择性伸髋）：指导患者抬高臀部，使骨盆呈水平位，照护者一手下压患侧膝关节，另一只手轻拍患侧臀部，刺激其活动，帮助伸展患侧髋部。该运动可以训练患腿负重，为患者行走做准备，防止患者在行走中膝关节锁住（膝过伸位），同时有助于卧床患者在床上使用便器。

关节被动运动：进行每个关节的各方位的被动运动，可维持关节活动度，预防关节僵硬和肢体挛缩畸形。

起坐训练：鼓励患者尽早从床上坐起来，由侧卧位开始，健足推动患足，将小腿移至床沿外，坐位时应保持患者躯干的直立，可用大枕垫于身后，髋关节屈曲90°，双上肢置于移动桌上，防止躯干后仰，肘及前臂下方垫软枕以防肘部受压，轮椅活动时，应在轮椅上放一桌板，保证患手平放于桌板上，而不是悬垂在一边。

（2）良肢位摆放　早期实施良肢位的摆放可有效预防各种并发症发生，包括患侧卧位、健侧卧位、仰卧位、床上坐位。①患侧卧位即患侧肢体在下方，健侧肢体在上方的侧卧位。患者头部下给予合适高度（一般为10～12cm）的软枕，躯干稍向后旋转，后背用枕头支撑。患臂前伸，前臂外旋，将患肩拉出以避免受压和后缩；手指伸展，掌心向上，手中不应放置任何东西，以免诱发抓握反射而强化患侧手的屈曲痉挛。患侧髋关节略后伸，膝关节略屈曲，放置舒适位，患侧踝关节置于屈曲90°位，防止足下垂的发生。健侧上肢放在身上或后边的软枕上，避免放在身前，以免因带动整个躯干向前而引起患侧肩胛骨后缩。健侧下肢充分屈髋屈膝，腿下放一软枕支撑。②健侧卧位即健侧肢体在下方，患侧肢体在上方的侧卧位，患肩充分前伸，患侧肘关节伸展，腕、指关节伸展放在枕上，掌心向下，患侧髋关节和膝关节尽量前屈90°，置于体前另一软枕上，注意患侧踝关节不能内翻悬在软枕边缘，以防足内翻下垂，健侧肢体自然放置。③仰卧位即面朝上的卧位，患侧肩下垫一厚软垫，使肩部上抬前挺，以防肩胛骨向后挛缩，患侧上臂外旋稍外展，肘、腕关节伸直，掌心朝上，手指伸直并分开，整个患侧上肢放置于枕头上。④床上坐位给患者多个软枕垫实，使脊柱伸展，患侧上肢抬高，放置于软枕上，髋关节屈曲近90°，患侧肘及前臂下垫软枕，将患侧上肢放在软枕上。

（3）恢复期运动训练　主要包括转移动作训练、坐位训练、站立训练、步行和实用步行训练、平衡共济训练、日常生活活动训练等。上肢功能训练一般采用运动疗法和作业疗法相结合，下肢功能训练主要以改善步态为主。运动训练应在康复师指导下由易到难，循序渐进，持之以恒。

（4）综合康复治疗　根据病情，指导患者合理选用针灸、理疗、按摩等辅助治疗，以促进运动功能的恢复。

6. 语言障碍的照护

（1）沟通方法指导　鼓励患者采取任何方式向医护人员或者家属表达自己的需要，可以借助某些符号、插画、图片、表情、交流手册等提供简单而有效的双向沟通方式。

（2）语言康复训练　制订个性化全面语言康复计划，并组织实施。可在语言治疗师指导下协助患者进行床旁训练，具体方法有肌群运动训练、发音训练、复述训练和命名训练。

（二）出血性脑卒中患者照护

脑出血治疗原则上为安静休息、脱水降颅压、调整血压、防治继续出血、加强照护防治并发症。选择合理的个性化治疗有助于改善患者的预后。

照护目标：①意识障碍无进一步加重，意识逐渐恢复。②能正确及时给药。③不发生脑疝或上消化道出血，或发生时能被及时识别并得到及时治疗和照护，生命体征和病情稳定。④能积极配合主动和被动运动，防止肢体挛缩畸形。

1. 病情监测照护　严密监测并记录生命体征及意识、瞳孔变化，观察有无恶心、呕吐及呕吐物的性状与量，准确记录出入水量，预防消化道出血和脑疝发生。

（1）意识　密切关注患者的意识障碍程度，如意识清醒的患者出现躁动或嗜睡，说明出血量较大或有继续出血，应立即报告医生，及时抢救。

（2）瞳孔　瞳孔是病情变化的一个重要指征。要密切关注瞳孔的变化、对光反应及对称性。正常瞳孔呈圆形，双侧等大等圆，位置居中；正常直径为 3～4mm，当小于 2mm 时为瞳孔缩小，大于 5mm 时为瞳孔散大。当瞳孔大小不随光刺激而变化时，常表明患者病情危重或处于深昏迷状态。

（3）体温　脑出血影响下丘脑体温调节中枢时，患者会出现中枢性高热。可选用物理降温或药物降温方法。物理降温有局部和全身两种方法。使用药物降温时应注意药物的剂量，防止出现虚脱或休克现象。实施降温措施 30 分钟后应测量体温，并做好记录。

（4）血压　同"缺血性脑卒中患者照护"部分。

（5）呼吸　在脑疝早期或发生脑疝时，呼吸速率、节律及深度发生改变，常见潮式呼吸、下颌呼吸等。

（6）保持呼吸道通畅　平卧头侧位或侧卧位，开放气道，取下活动性义齿，及时清除口腔分泌物和吸痰，防止舌根后坠、窒息、误吸或肺部感染。

2. 日常生活照护　可给患者使用卧气垫床或按摩床，保持床单清洁、干燥，减少对皮肤的机械性刺激，定时给予翻身、拍背，按摩骨突受压处，预防压疮；做好大小便的照护，保持外阴部皮肤清洁，预防尿路感染；注意口腔卫生，不能经口进食者应每天口腔护理 2～3 次，防止口腔感染；谵妄躁动者加床栏，必要时做适当的约束，防止坠床和自伤、伤人；慎用热水袋，防止烫伤。

3. 用药照护　脑出血后 48 小时脑水肿达高峰，维持 3～5 天后逐渐降低，脑水肿可持续 2～3 周或更长，可使颅内压增高，并致脑疝形成，是导致患者死亡的直接原因。积极控制脑水肿、降低颅内压，是脑出血急性期治疗的重要环节。首选 20% 甘露醇快速静脉滴注，每 6～8 小时 1 次，疗程 7～10 天。甘露醇遇冷易析出结晶，使用前要仔细检查药物性状，保证甘露醇在 30 分钟内滴完，以免影响疗效；应用脱水利尿药时，应观察患者尿液颜色及血电解质的变化；观察患者有无应激性溃疡的发生。

4. 潜在并发症的照护

（1）脑疝的观察与处理　脑疝是指颅内疾病引起颅内压增高和颅内压增高加剧的一种严重危象，是脑出血患者最常见的直接死亡原因。应密切观察瞳孔、意识、体温、脉搏、呼吸、血压等生命体征，如患者出现剧烈头痛、喷射性呕吐、烦躁不安、血压升高、脉搏减慢、意识障碍进行性加重、双侧瞳孔不等大、呼吸不规则等脑疝的先兆表现时，应立即报告医生，做好抢救准备。抢救时立即为患者吸氧并迅速建立静脉通道，遵医嘱快速静脉滴注甘露醇或静脉注射呋塞米，备好气管切开包、脑室穿刺引流包、呼吸机、监护仪和抢救药品等。

（2）上消化道出血的观察与处理　上消化道出血是急性脑血管病的常见并发症，系病变导致下丘脑功能紊乱，引起胃肠黏膜血流减少，胃、十二指肠黏膜出血性糜烂，点状出血和急性溃疡所致。此时应安慰患者，消除其紧张情绪，创造安静舒适的环境，保证患者休息。遵医嘱禁食，出血停止后给予清淡、易消化、无刺激性、营养丰富的温凉流质饮食，少食多餐，防止胃黏膜损伤及加重出血。同时应密切观察患者有无恶心、上腹部疼痛、饱胀、呕血、黑便、尿量减少等症状和体征。

5. 手术照护

（1）术前照护　可采取控制血压、减轻脑水肿、降低颅内压、促进脑功能恢复的措施；在溶栓、抗凝治疗期间，注意观察药物效果及不良反应。

（2）术后照护　①生命体征监测。患者术后根据情况转入监护室，无监护条件术后返回病房。应测量血压、脉搏、呼吸、瞳孔，并了解术中情况。麻醉未清醒需 15～30 分钟测一次生命体征，术后发生血肿或脑水肿，可出现瞳孔不等大、血压升高、脉搏、呼吸减慢情况。②一般情况。饮食：鼓励患者进食，有吞咽障碍者应鼻饲流质；防止进食时误吸，导致窒息或肺部感染；防止意外损伤：肢体无力或偏瘫者，防止坠床、跌倒或碰伤；促进沟通：对语言、视力、听力障碍者，采取不同的沟通方法，及时了解患者需求，给予满足；促进肢体功能恢复：患者卧床休息期间，定时翻身，保持肢体处于功能位，并在病情稳定后及早进行肢体被动或主动功能锻炼。③缓解疼痛。镇痛：切口疼痛多发生于术后 24 小时内，给予一般镇痛药物可缓解；降颅压：用脱水剂、激素治疗后头痛方可缓解。

6. 康复指导　康复训练应在病情稳定后早期开始，包括肢体的被动及主动运动、语言能力及记忆力；辅助患者自我康复，如翻身、起坐、穿衣、行走及上下轮椅等，尽早、最大限度恢复其生活自理及工作能力，早日回归社会。

7. 健康教育　出血性脑卒中患者避免导致再出血的诱发因素。高血压患者应特别注意气候变化，规律服药，血压控制在正常水平，切忌血压忽高忽低，一旦发现异常应及时就诊。

三、相关技术

（一）中医艾灸

取患侧合谷、曲池、外关、手三里、肩髃、悬钟、三阴交、足三里及阳陵泉穴。穴位消毒后以平补平泻法针刺各穴位，针尾放置点燃的艾炷，每穴位灸三壮，每日治疗一次，连续治疗 4 周。

（二）穴位按摩

选取患侧阳明经、太阳、风池、肩井、肩髃、曲池、合谷、手三里及外关等穴位。风痰阻络加丰隆穴，气虚血瘀者加气海穴，风痰上亢者加太冲和太溪穴，阴虚风动者加太溪穴。每个穴位以按、拿、搓、拍等方式进行按摩，每次按摩时间为 40 分钟。

第二节　老年人帕金森病及照护

帕金森病是一种常见的中老年神经系统退行性疾病。近年来，我国学者对帕金森病发病机制的认识、治疗理念的更新，以及治疗方法和手段的探索，都有了显著的进步。当今社会的人口老龄化问题日益严重，帕金森病例的增长速度也随之加快。本病主要发生于中老年人，我国 65 岁及以上老年人患病率高达约 1.7%，而 40 岁以前发病少见。同时，随着社会和医学科学的发展，人们越来越关注老年人的健康状态。随着帕金森病的进展，其运动和非运动症状会逐渐加重，一方面会损害患者本身的日常活动，另一方面，也会带来巨大的社会和医疗负担。本节重点介绍老年帕金森疾病患者的照护。

帕金森病（parkinson disease，PD）又称震颤麻痹，主要以黑质多巴胺能神经元进行性退变和路易小体形成的病理变化，纹状体区多巴胺递质降低、多巴胺与乙酰胆碱递质失平衡的生化改变为特征的一种中老年神经系统退行性疾病。临床上以静止性震颤、运动迟缓、肌强直和姿势平衡障碍的运动症状和睡眠障碍、嗅觉障碍、自主神经功能障碍、认知和精神障碍等非运动症状为主要临床表现。《2021 年中国帕金森病治疗指南（第四版）》统计显示欧美国家 60 岁以上帕金森病患病率达到 1%，80 岁以上超过 4%，我国 65 岁及以上人群患病率为 1.7%，与欧美国家相似。未来我国帕金森病患者数将从 2005 年的 199 万人上升到 2030 年的 500 万人，几乎占到全球帕金森病患者数的一半。我国 65 岁及以上人群总体患病率达 1700/10 万，患病率随年龄增加而升高，男性稍高于女性。老年帕金森病的高发病率严重影响着老年人的生活质量和寿命。

一、评估

（一）健康史

老年帕金森病病因未明，目前认为帕金森病非单一因素引起，发病与神经系统老化、遗传、环境因素等有关，是由多因素共同参与所致。

1. 神经系统老化　年龄老化与发病有关。研究表明 30 岁以后，随年龄增长，黑质多巴胺能神经元开始呈退行性变，多巴胺能神经元进行性减少，但是其程度并不足以导致发病。只有当黑质细胞减少至 15% ～ 50%，纹状体多巴胺递质减少 80% 以上，临床上才会出现帕金森病症状。因此，衰老只是帕金森病的促发因素。

2. 环境因素　随着年龄的增长，身体环境中与嗜神经毒 1- 甲基 -4- 苯基 -1，2，3，6- 四氢吡啶（MPTP）分子结构类似的工业毒物和某些杀虫剂、除草剂可能是本病的危险因素。

3. 遗传因素　目前研究认为 10% 帕金森病患者有家族史，目前至少发现 10 个单基因（Park1–10）与家族性帕金森病连锁的基因位点，可呈常染色体显性遗传或常染色体隐性遗传。但是多数散发性病例中并未发现上述基因突变。基因易感性如细胞色素 *P4502D6* 基因等，可能是帕金森病发病的易感因素之一。

（二）身体状况

老年人帕金森病的临床特点表现为以下几个方面。

1. 起病隐匿且症状不典型　常为 60 岁以后发病，男性稍多，起病隐匿，缓慢进展，进行性加重。首发症状多为震颤（60% ～ 70%），其次为步行障碍（12%）、肌强直（10%）和运动迟缓（10%）。

2. 运动症状

（1）**静止性震颤**　多从一侧上肢远端开始，呈现有规律的拇指对掌和手指屈曲的不自主震颤，类似"搓丸"样动作。大多静止时出现，情绪紧张时加剧，随意活动时减轻，入睡后消失，称为"静止性震颤"；随病程进展，震颤可波及下颌、唇、面和四肢。少数患者无震颤，尤其是发病年龄在 70 岁以上者。

（2）肌强直　多从一侧的上肢或下肢近端开始，逐渐蔓延至远端、对侧和全身的肌肉。表现为屈肌和伸肌肌张力均增高，被动运动关节时阻力大小始终一致，类似弯曲软铅管的感觉，故称"铅管样强直"。多数患者因伴有震颤，检查时可感觉均匀的阻力中出现断续停顿，如同转动齿轮感，称为"齿轮肌强直"。

（3）运动迟缓　患者随意动作减少、动作缓慢、笨拙。早期表现为手指精细动作如解纽扣、系鞋带等动作迟缓，逐渐发展成全面性随意运动减少、迟钝，晚期因合并肌张力增高导致起床、翻身困难。面肌强直使面部表情呆板，双眼凝视且瞬目减少，笑容出现和消失减慢，称为"面具脸"。书写困难，写字时字越写越小，呈现"小字征"。

（4）姿势平衡障碍　四肢、颈肌、躯干肌强直而使患者站立时呈特殊屈曲体姿，表现为低头屈背、前臂内收、肘关节屈曲、腕关节伸直、髋及膝关节略弯曲。疾病早期走路时患侧下肢拖曳，上肢摆动幅度减小或消失。随着疾病进展，步伐逐渐变小，启动、转弯、跨越障碍时步态障碍尤为明显，由坐位、卧位起立困难。有时行走中全身僵住，不能动弹，称为"冻结"现象。有时迈步后以极小步伐越走越快，往前冲，不能立刻止步，称为"慌张步态"。

3. 非运动症状　非运动症状涉及许多类型，主要包括睡眠障碍、感觉障碍、自主神经功能障碍和精神及认知障碍。非运动症状在整个帕金森病的各个阶段都可能出现，某些非运动症状，如嗅觉减退、快速眼球运动期睡眠行为异常（rapid eye movement sleep behavior disorder, RBD）、便秘和抑郁可以比运动症状出现得更早。15% ～ 30% 的患者在晚期发生认知障碍，甚至出现阿尔茨海默病。

（1）睡眠障碍　60% ～ 90% 的患者伴有睡眠障碍，睡眠障碍是最常见的非运动症状，也是常见的帕金森病夜间症状之一。睡眠障碍主要包括失眠、快速眼球运动期睡眠行为异常、白天过度嗜睡（excessive daytime sleepiness, EDS）和不宁腿综合征（restless legs syndrome, RLS），而失眠和睡眠片段化是最常见的睡眠障碍。

（2）感觉障碍　最常见的感觉障碍主要包括嗅觉减退、疼痛或麻木。90% 以上的患者存在嗅觉减退，且多发生在运动症状之前多年。

（3）自主神经功能障碍　最常见的自主神经功能障碍包括便秘、出汗异常、流涎、泌尿障碍和位置性低血压等。

（4）精神及认知障碍　最常见的精神及认知障碍包括抑郁和（或）焦虑、幻觉和妄想、冲动强迫行为和认知减退及阿尔茨海默病。

（三）辅助检查

老年帕金森病的诊断主要依据病史、临床症状及体征，目前缺乏有价值的实验室及其他检查。根据隐匿起病、逐渐进展的特点，单侧受累进而发展至对侧，表现为静止性震颤和行动迟缓，排除非典型帕金森病样症状，即可做出临床诊断。常规血、脑脊液检查多无异常。头颅CT、MRI 也无特征性改变。嗅觉检查多可发现老年帕金森病患者存在嗅觉减退。脑脊液中多巴胺的代谢产物高香草酸含量可降低，但缺乏特异性；功能性影像学检查，如应用正电子发射计算机断层扫描、单光子发射计算机断层扫描进行脑功能显像检测，可发现脑内多巴胺转运蛋白功能显著降低，多巴胺递质摄取减低，多巴胺受体早期超敏、后期低敏。采用基因检测技术可在部分家族性帕金森病患者中发现基因突变。

（四）心理－社会状况

老年帕金森病患者精神心理状态长期保持低水平，焦虑抑郁等不良情绪不管在疾病初期还是晚期都时刻伴随着患者，患者的自卑心越来越重，消极悲观，甚至出现自伤自残等。长久的心情压抑，可能会导致精神疾病的发生，严重影响患者日常生存质量。因此，需要家属耐心细致地予以帮助和支持，同时也需要给予专业的心理干预及治疗。

二、照护

老年帕金森病患者照护的目标是指导和帮助患者解决生活中的困难，防止及延缓各种运动症状的发生，干预非运动症状，提高老年患者的生活质量。具体措施如下：

（一）一般照护

鼓励患者采取主动舒适体位，保持环境安静，加强巡视，主动了解患者需要，既要指导和鼓励患者做自己力所能及的事情，也要协助患者洗漱、进食、沐浴、大小便料理及安全防护。

（二）饮食、运动照护

1. 饮食照护 给予高热量、高维生素、高纤维素、低盐、低脂、适量优质蛋白（高蛋白饮食会降低左旋多巴类药物的疗效）的易消化饮食，并根据病情变化及时调整和补充各种营养素。鼓励患者多食新鲜蔬菜、水果、蜂蜜，及时补充水分，以保持大便通畅。

2. 运动照护 与患者、家属共同制订切实可行的锻炼计划。告知患者运动锻炼的目的在于防止和推迟关节强直与肢体挛缩。

（1）运动形式 鼓励患者参加各种形式的活动，如散步、太极拳、体操等，注意保持身体和各关节的活动强度与最大活动范围。

（2）运动方法 步行时思想放松，尽量使用大步伐；向前走时脚要抬高，双臂摆动，目视前方；当患者感觉脚粘在地上时，可告诉患者先向后退一步，再往前走；转弯时不要碎步移动，否则易失去平衡；协助行走时不要强行拉患者。指导患者进行面肌功能训练，如鼓腮、伸舌、露齿等，以改善面部表情和吞咽困难。疾病晚期出现显著的运动障碍而卧床不起时，应帮助患者采取舒适体位，被动活动关节，按摩四肢肌肉，注意动作轻柔，勿造成患者疼痛和骨折。

（三）用药照护

告知患者本病需要长期或终身服药治疗，让患者了解常用的药物种类、用法、服药注意事项、疗效及不良反应的观察与处理。

1. 常用治疗药物

（1）复方左旋多巴 ①服用该药物可出现食欲减退、恶心、呕吐、腹痛、直立性低血压、失眠等不良反应，故一般选择进食时服药或减小服药剂量，症状会逐渐消失。②异动症，表现为舞蹈症或手足徐动样不自主运动、肌强直或肌阵挛，可累及头面部、四肢和躯干，其有三种表现形式，剂峰异动症出现在用药 12 小时的血药浓度高峰期；双相异动症指剂初和剂末异动症，常继发于剂峰异动症之后；肌张力障碍多发生在清晨服药之前。③"剂末效应"和"开关现象"。"剂末效应"指用药后的前 3～5 年内疗效较满意，以后越来越差以致失效，可通过增加服药次数或改用控释剂预防。"开关现象"指突然不能活动和突然行动自如，可在几分钟至几十分钟内交替出现，与服药时间和剂量无关，可通过减少每次剂量增加服药次数而每日总药量不变，或适当加用多巴胺受体激动剂的方式防止和减少其发生。

（2）抗胆碱能药物   常见不良反应为口干、眼花（瞳孔扩大）、少汗、便秘、排尿困难等。青光眼及前列腺肥大者忌用。针对 60 岁以下患者，需告知患者长期应用可能会导致认知功能下降，故需指导患者定期筛查认知功能，一旦发现认知功能下降则应停用；对 60 岁以上的患者尽可能不用或少用；若必须应用则应控制剂量。

（3）金刚烷胺   主要不良反应有失眠、神志模糊、下肢网状青斑、踝部水肿等。肾功能不良、严重胃溃疡、肝病、癫痫患者慎用，哺乳期妇女禁用。

（4）多巴胺受体激动剂   常见不良反应有恶心、呕吐、头晕、乏力、皮肤瘙痒、便秘；剂量过大时，可有精神症状、直立性低血压等，需从小剂量滴定逐渐递增剂量。

（5）单胺氧化酶 B 抑制剂   可引起恶心、呕吐、眩晕、做梦等。

（6）恩他卡朋   不良反应包括腹泻、口干、多汗、转氨酶升高等。

（7）中药治疗   辨证论治（不同证型选用不同方药）或辨病与辨证相结合（一方统领，随症加减），是中药治疗早期老年帕金森病的主要方法。中医学认为，本病基本病机为本虚标实，虚为肝肾亏虚、气血亏虚，实为风、火、痰、瘀。辨证论治是基本原则，在此基础上，抓住疾病的核心病机，使用专方专药（如滋补肝肾类中药）也可取得良好效果。要方不离法，法随机转，灵活变通，不必拘泥于一方一药。

2. 疗效观察   服药过程中要仔细观察震颤、肌强直和其他运动功能的改善程度，观察患者起坐速度、步行的姿势，讲话的音调与流利程度，写字、梳头、扣纽扣、系鞋带及进食动作等，以确定药物疗效。

（四）非运动症状的照护

1. 睡眠障碍   失眠和睡眠片段化是最常见的睡眠障碍。需排除可能影响夜间睡眠的抗帕金森病药物，如司来吉兰和金刚烷胺都可能导致失眠，指导患者避免在傍晚服用此类药物，纠正服药时间，如司来吉兰需在早、中午服用，金刚烷胺需在下午 16 时前服用，若无改善，则需减量甚至停药。另外，指导患者：①规律作息：保持规律的就寝时间和起床时间。如有必要，每天下午最多小睡一次，一般不超过 30 分钟。②规律锻炼：定期上午或下午进行身体锻炼，避免在睡前 3 小时内进行中度及剧烈运动。③睡眠环境：保持黑暗、安静的房间和舒适的温度。临睡前减少暴露在强光下（如计算机、手机屏幕等），睡前关掉电子设备和发光设备。④饮食管理：临睡前避免摄入乙醇、尼古丁，限制液体摄入量；睡前 3 小时内避免进食过量，睡前 4 小时内避免摄入咖啡因。⑤情绪管理：消除负性情绪后再入睡，半夜醒来不要查时间，以免影响再次入睡。

2. 感觉障碍   40% ~ 85% 的帕金森病患者伴随疼痛，疼痛的临床表现和潜在病因各不相同，其中肌肉骨骼疼痛最为常见，疼痛可以是疾病本身引起，也可以是伴随骨关节病变所致，反之则由其他共病或原因引起。通常可采用非阿片类和阿片类镇痛剂治疗肌肉骨骼疼痛，抗惊厥药和抗抑郁药治疗神经痛。

3. 流涎   帕金森患者吞咽反射困难，自动吞咽动作的减少使唾液在口腔内淤积，淤积的唾液过量即会自动流出。可指导患者经常有意识地将唾液吞咽下去，以减轻流涎症状。对于年轻患者，应用抗胆碱药物如盐酸苯海索片可抑制唾液分泌，但对 70 岁以上患者不主张用此类药物。

4. 吞咽困难　帕金森病的晚期，患者会出现吞咽困难。吞咽动作是一个比较复杂的过程，需要一系列喉部肌肉收缩和松弛的协调动作。帕金森病患者从把食物推送到咽喉后部到将食物送入食管，都变得缓慢且不协调。可指导患者在进食时保持速度缓慢，保证足够的耐心，尤其在进食固体食物时注意避免呛咳。指导晚期帕金森病患者，尤其针对手术后导致吞咽麻痹的患者，可采用鼻饲，用注射器注入流质或半流质食物。为保证营养的摄入，需要专业的营养师配制食谱。

5. 便秘　对于便秘的老年帕金森疾病患者，指导其改变不良生活习惯，养成每天定时大便的习惯。同时指导患者改变饮食结构，每天摄入足够的液体、水果、蔬菜和含纤维素的食物。含纤维素较多的食物包括蔬菜、水果、豆类食品等，尤其是有带有叶子或茎秆的蔬菜，如白菜、菠菜、芹菜等。纤维素可帮助预防便秘，还可降低胆固醇，有助于预防老年慢性疾病。也可加用胃蠕动药、温和导泻药，如乳果糖、龙荟丸、大黄片等均能改善便秘。

6. 精神及认知障碍　对于出现精神及认知障碍的老年帕金森疾病患者，需首先甄别该症状是由抗帕金森病药物诱发还是由疾病本身导致，从而为照护提供依据。应注意给患者提供安全、简单、整洁的房间，妥善保管可能造成自伤或伤人的危险物品。避免患者独居，尽量与家人同住。指导鼓励家庭成员同情、关心和帮助患者，加强对患者的心理疏导和心理支持，助其降低病耻感。必要时指导其寻求专业的心理咨询和心理治疗。

（五）心理照护

本病的病程较长，患者易产生急躁或悲观等心理障碍，而积极健康的心态有助于疾病的控制及生活质量的提升，故应重视老年帕金森病患者的心理健康状态。

1. 建立信任的护患关系　促进患者与社会的交往，为患者创造良好的亲情和人际关系氛围。指导患者保持衣着整洁，尽量保持自我形象完美。

2. 创造良好的治疗和休养环境　帮助患者树立战胜疾病的信心。对疾病早期精神紧张的老年患者，可鼓励多参加户外活动，加强体育锻炼，以转移其对疾病的高度关注。对于拒绝治疗的患者，可通过真诚交流，了解患者顾虑，逐步引导老年帕金森病患者正确认知疾病，积极治疗，配合照护。对于自暴自弃的患者，应多提供积极向上的信息，使其看到控制疾病的希望，增强战胜疾病的信心。

3. 心理咨询师对患者进行心理评估　对存在抑郁、焦虑的患者，提供必要的心理咨询与治疗服务。当患者诊断为抑郁症、焦虑症、认知功能障碍时，应转介至精神心理科进行治疗。

（六）健康指导

1. 自我管理教育指导

（1）指导患者避免登高，不要单独使用热水器、煤气，防止意外事故。外出需有人陪伴，精神智能障碍者应随身携带"安全卡片"，注明姓名、住址、联系电话，以防走失。

（2）药物治疗可缓解症状，但不能阻止病变的进展，需长期或终身服药；让患者学会观察药物的疗效和不良反应；定期复查肝功能、肾功能、血常规，定期监测血压变化。

（3）帕金森疾病自我管理教育和支持应以患者为中心，尊重患者的个人爱好和需求，以此指导临床决策。

（4）健康教育提供者应考虑老年帕金森患者治疗负担和患者自我管理效能。鼓励患者家属支持和积极参与帕金森疾病管理，使患者感受到家人的支持与关心。

2. 日常生活指导　对于行动不便、起坐困难者，应配备高度适中的座便器、沙发、床和床栏；配备手杖、室内或走道扶手等必要的辅助设施；传呼器置于患者床边；生活日用品固定放置于患者伸手可及处，以方便患者取用。

3. 用药指导　向老年帕金森疾病患者及家属详细讲解口服药的种类、剂量、服用方法，教会患者及家属观察药物的不良反应，并及时处理。

4. 康复指导　运动功能康复包括平衡训练和耐力训练，平衡训练通过刺激足底触觉感和本体感觉，达到改善平衡障碍的目的。根据病情，指导患者尽早合理选用针灸、足部按摩、刮痧、推拿等康复治疗方法，以促进运动功能的恢复。

三、相关技术

依据老年帕金森患者的症状和体征，四诊合参，选取恰当的中医适宜技术进行干预。

（一）针灸疗法

以督脉、大肠经、胆经等经脉为主；以太冲、百会、合谷、风池等穴位为主穴；头针头穴可选用舞蹈震颤控制区、运动区等；辨证取穴可选用丰隆、气海、三阴交、阴陵泉、足三里等穴位，配合电针疗法和温针灸疗法疗效更好。

（二）推拿疗法

1. 脊柱推拿　患者取卧位，推拿师站立于患者侧方，双掌交替，遵循督脉线由上至下按揉患者大鱼际、夹脊穴、肾俞、命门，按揉至患者机体微出汗后，轻叩击患者脊柱，治疗1分钟左右。

2. 腰部推拿　推拿师小臂贴于患者背部脊柱，以手肘循环按压脊柱两侧肌肉组织，以患者皮肤微红为宜，每次按揉时间≥15分钟。

3. 颈部按压　患者取坐位，推拿师双手拇指交叉，按于颈部督脉及两侧肌筋，轻揉颈部风池、风府、强间1分钟左右，以患者皮肤微发红为宜，每次按压时间≥15分钟。

4. 头部推拿　患者取仰卧位，推拿师坐于床头前方，双手拇指按住太阳穴，四指并排紧按额部，从眉毛开始由下至上推向额部，每次1分钟左右。随后按住耳轮，按照耳轮形状按摩，方向先内后外，依次按摩；伸出双手食指，虎口托脸颊双侧，食指按摩耳垂后面部位，每次1分钟左右，每次按揉时间≥15分钟。

第三节　老年人失智症及照护

失智症（dementia），其英文 dementia 一词来自拉丁语（de- 意指"远离"+mends 意指"心智"）；它是一种因脑部受到伤害或疾病所导致的进行性智能障碍综合征，表现为智能及认知功能的减退，伴有不同程度的人格改变，但通常没有意识障碍。失智症可发病于各年龄阶段，但以老年期最为常见，而且年龄愈大，患病率愈高。流行病学调查发现65岁的老年人失智症的发病率为3%～5%，随着年龄的增加，发病率升高，80岁的发病率增高至20%左右。老年性失智症（dementia in the elderly）主要包括阿尔茨海默病（Alzheimer disease，AD）、血管性失智症（vascular dementia，VD）、混合型失智症（mixed dementia，MD，即 AD 合并VD）和其他类型失智症（如颅内血肿或外伤引起的失智症）四种类型。这几种失智症以阿尔茨海默病和血管性失智症为多见，占全部失智症的 70% ～ 80%，其中阿尔茨海默病占 55%。下面重点介绍阿尔茨海默病和血管性失智症。

一、评估

（一）阿尔茨海默病

阿尔茨海默病是一组原因未明的中枢神经系统原发性退行性脑变性疾病，老年人在意识清楚的状况下，由于脑功能退化而产生的获得性、渐进性认知功能障碍。常见于老年前期或老年期，通常起病隐匿，病程缓慢，持续进展且不可逆转。临床表现为进行性认知功能障碍，判断分析能力减退，情绪和行为异常，最终老年人常因多器官衰竭或多种并发症而死亡。阿尔茨海默病的发病率约为 1%，且发病率与年龄呈正相关，女性多于男性。世界阿尔茨海默病协会的报告指出，目前全球失智症老年人总数约为 4680 万，预计到 2050 年将高达 1 亿 3150 万人，大约每 3 秒就会增加一名老年失智症患者。老年阿尔茨海默病患者的平均生存期为 5 ～ 10 年，已逐渐成为当今社会老年人的主要致死疾病之一。目前，我国老年阿尔茨海默病患者已达 700多万，预计到 2050 年，总人数将超过 2000 万。

1. 健康史　阿尔茨海默病的发生目前尚未完全清楚。研究发现与多种因素有关，如遗传因素、神经递质异常、环境因素、营养缺乏等。

（1）遗传因素　25% ～ 40% 的阿尔茨海默病与遗传因素有关。阿尔茨海默病患者的一级亲属有较高的患病风险，为常染色体显性遗传。研究发现有四种阿尔茨海默病相关疾病基因，分别为位于 14 号染色体的早老素 –1 基因，位于 1 号染色体的早老素 –2 基因，位于 21 号染色体的 APP 基因和位于 19 号染色体载脂蛋白 E 基因。其中前三个基因突变是早发家族性阿尔茨海默病的主要病因，载脂蛋白 E 基因则是晚发型阿尔茨海默病的危险因素之一。

（2）神经递质异常　老年阿尔茨海默病患者脑部乙酰胆碱减少，乙酰胆碱酯酶和胆碱乙酰转移酶活性降低，在海马和颞叶皮质部位最为明显。这些神经递质对于记忆和学习等功能有着重要意义。

（3）脑部神经病理改变　阿尔茨海默病老年患者可出现脑萎缩、脑沟回增宽、脑室扩大、脑重量减轻。在大脑皮层、海马等出现大量老年斑（senile plaques，SPs）和神经原纤维缠结（neurofibrillary tangles，NFT），这是诊断阿尔茨海默病的两个重要依据。

（4）环境因素　有脑外伤、吸烟、重金属接触史、高血糖、高胆固醇的老年人可增加患有阿尔茨海默病的风险。

（5）营养缺乏　一些老年人如果缺乏维生素 A、维生素 B、维生素 E 及叶酸，可能会诱发阿尔茨海默病的发生。

（6）其他　雌激素减少、高龄、女性、受教育程度低、不良生活事件、病毒感染、药物等因素，可能与阿尔茨海默病的发病有关。

2. 身体状况　阿尔茨海默病通常隐袭起病，症状缓慢进展，逐渐加重，其核心特征是认知功能损害，主要表现为智能障碍，同时在疾病过程中可伴随各种精神症状。阿尔茨海默病的临床表现分为两方面，即认知功能减退和非认知性精神症状，两者都将导致老年人社会生活功能减退。约 30% 的老年患者会出现妄想，以嫉妒妄想、被害妄想、被窃妄想等内容为主，有零乱多变、荒谬离奇的特点。情感障碍也是阿尔茨海默病老年人的常见症状，40%～50% 的老年患者会出现短暂的抑郁，部分患者还会出现焦虑、欣快、易激惹或者无故哭笑等。老年患者可出现重复刻板动作，愚蠢、古怪、笨拙、退缩或冲动行为等。约半数老年患者存在睡眠节律紊乱或颠倒。病情严重时老年患者还会出现高级皮层功能受损，如失认、失语、失用和非认知性精神症状。

临床症状分期

（1）早期（健忘期） 这一阶段一般持续 1～3 年，该期的表现是近记忆力明显下降，会忘记刚刚做过的事、讲过的话或一些重要的约会等，逐渐发展为远记忆力也下降，以前发生的事情也出现了遗忘。思维迟缓，做事马虎，注意力不集中。同时，老年人学习新知识的能力下降，思维能力、视空间技能、判断能力和计算能力等也出现不同程度的下降。老年人有情绪不稳定，人格发生改变。生活基本自理。

（2）中期（混乱期） 一般持续 2～10 年，这一阶段除了健忘期的各种症状加重外，智能与人格改变日益明显，远期记忆力也出现丧失，相处多年的老邻居、老朋友都不认识了，突出的表现是视空间辨认能力明显减弱，不能判别方向、地点，特别容易迷路（如外出后找不回自己的家、不知家中的冰箱在哪、卫生间在哪等），有时会出现穿衣困难，找不到袖口，正反面分辨不出来，甚至会把裤子当上衣穿；记不起朋友、子女或老伴的名字，甚至辨认不出他们的模样。有时会自言自语，但听不懂老年人想要表达的内容，也难以和别人交谈。神经系统可出现肌张力增高等锥体外系症状。生活部分可以自理，有时需要家人的照料。常出现幼稚行为、强迫行为、行为紊乱、无目的行为。例如，乱放东西，翻箱倒柜；喜欢到处捡破烂，堆积在家中，视作珍宝；不注意个人卫生习惯，衣服脏了不知道清洗，不知道刷牙洗脸等异常行为；逐渐发展为每日活动减少，经常呆坐，面无表情等表现。

（3）晚期（极度失智期） 一般持续 5～12 年，极度失智期老年人进入全面智能衰退状态，生活完全不能自理，如吃饭、穿衣、刷牙、洗脸、沐浴等均需他人照顾，大小便失禁。自己不能主动活动。不能正常交流，思考问题。有明显震颤、肌强直，有时会出现强握、摸索和吸吮反射，部分老年人病程进展较快，最终常因压疮、坠积性肺炎、营养不良等并发症或多器官衰竭而导致死亡。

3. 辅助检查 可采用影像学检查和智力测验的方法。但是 CT 与 MRI 检查结果有时是不一致的，影像结果发现有脑萎缩而临床症状可能不明显，反之临床症状有明显的失智症表现，而在影像检查上可能没有明显发现。智力测验的作用也有限，轻度的失智症可能测量不出来，而严重的失智症又完成不了测验，或不需要测验就可以明显地看出来。

4. 心理-社会状况 在阿尔茨海默病初期，老年患者的主要症状表现为记忆力的下降，由于缺乏对疾病的正确认识，老年患者会认为这是年龄变大的正常现象，不能正确认识自己的疾病情况，表现为不以为然；在阿尔茨海默病中期阶段，会因为明显的记忆力下降、智能障碍和情感障碍，对于治疗和照料的依从性较差，此阶段需要家属付出足够的耐心陪伴和照料老年人，加强对老年人的心理关爱和生活指导，鼓励老年人参与适当活动；随着病情的不断加重和各种严重并发症的出现，部分老年人会生活难以自理，因此，需要家属加强对老年人的生活照料，注意老年人的生活卫生和饮食营养。

（二）血管性失智症

血管性失智症是指由于脑血管病变（如脑出血、脑梗死等）导致的神经认知功能障碍。血管性失智症也是一种常见的失智症，患病率仅次于阿尔茨海默病，男性多于女性，其发病与年龄相关，65 岁以上老年人的患病率为 1.2% ～ 4.2%。目前普遍认为造成血管性失智症的危险因素与脑血管疾病的危险因素类似，包括高龄、高血脂、高血压、糖尿病、冠状动脉疾病、吸烟、房颤、既往脑卒中史等。

1. 健康史 血管性失智症的病因是脑血管病变引起脑组织血液供应产生障碍，从而导致脑功能出现衰退。脑血管多发性梗死是血管性失智症的常见病因。血管性失智症的发病机制复杂，常常是多种脑血管疾病的共同作用结果。失智症的发生与脑血管病变的部位和性质都有一定的关系。

2. 身体状况 血管性失智症与阿尔茨海默病相比，起病相对较急，病程波动较大，且可呈阶梯式恶化。血管性失智症早期以记忆障碍为主，人格相对保持较好，老年人对疾病有一定的自知力，但可伴发情绪不稳、抑郁或情感失控等症状，认知功能障碍通常比较局限。多数血管性失智症老年人可出现神经系统的体征。

3. 辅助检查 可使用神经心理学检查，影像学检查可发现脑部有明显的脑血管病变导致的病理改变，这可作为诊断依据。

阿尔茨海默病（AD）应与血管性失智症（VD）相鉴别，见表 9-1。

表 9-1 阿尔茨海默病与血管性失智症的鉴别

项目	阿尔茨海默病	血管性失智症
起病	隐匿	缓慢起病，可有急性发作
病程	缓慢进展，不可逆	呈阶梯式进展、波动较大
早期症状	近记忆障碍	脑衰弱综合征
性别	女性多于男性	男性多于女性
精神症状	情感淡漠或欣快，早期丧失自知力	情感脆弱，情绪波动不稳，有一定的自知力
人格	常有改变	保持良好
全身性疾病	晚期常合并压疮、肺炎等	合并高血压、糖尿病、高脂血症
脑影像学	弥漫性脑皮质萎缩	多发梗死、腔隙性梗死或软化灶

4. 心理 – 社会状况 血管性失智症的老年患者早期症状以记忆障碍为主，人格相对保持较好，老年人对疾病有一定的自知力，因此，能正确认识自己的疾病情况，会出现情绪不稳、抑郁或情感失控等症状，因此，需要家属多耐心陪伴和照料老年人，加强对老年人的心理关爱和生活指导，鼓励老年人参与适当活动。

二、照护

阿尔茨海默病和血管性失智症是老年失智症的两大常见临床类型，虽然它们的评估内容有所不同，但照护上没有特别大的差异，因此，在这里统一进行描述。老年失智症的照护目标是指导和帮助老年人解决生活中的困难，延缓老年人记忆力和智能衰退，给予老年人相应的康复训练，提高老年患者的生活质量。具体措施如下：

（一）基础生活的照护

受疾病影响，老年失智症患者容易出现认知障碍、智能障碍等，应做好老年人的饮食、卫生、睡眠和排泄照护，积极采取有效的照护措施，预防老年人出现营养不良、压疮和感染等并发症。

（二）人格障碍的照护

当老年患者出现人格改变时，常表现为自私、固执、本能活动亢进、不修边幅，乱拾破烂而视为珍宝，情感淡漠、焦躁不安、易激惹、难与人相处等。在取得老年人的信任后，以诚恳的态度告知其目前存在的人格缺陷，帮助老年患者认识到自身人格方面存在的问题给周围人带来的不良影响，教会老年患者逐渐学会控制自己的负面情绪，鼓励他们以乐观精神和坚强意志重建自己的日常行为模式。帮助老年患者逐渐化解紧张而不良的人际关系，创造良好的家庭气氛。通过组织老年患者参加有意义的娱乐、学习、工疗等活动，使他们能逐渐控制和改善不良行为。对老年患者所存在的过激异常言行，如果劝说不能使其改变，暂时不会出现伤人或自伤行为时，可进行适当让步，但照护人员需保持沉着冷静，密切观察老年患者的行为举止，避开他们情绪冲动的高峰，以避免其攻击行为。

（三）定向力障碍的照护

定向力障碍是老年失智症患者很常见的问题，应加强这方面的照护。在老年患者的房间应有相对明显的标记，在床旁放置他们熟悉的物品，可以让老年人确认自己的床。夜晚房间内的灯光不宜太亮。大指针的时钟有助于老年人对时间定向力的认识。

（四）心理照护

应尊重老年人，态度和蔼可亲，耐心地倾听老年人诉说，如老年人记忆减退，我们要切忌责怪，不厌其烦，提供正确信息。老年人可能因生活能力下降而自卑或伤心，或因生活不能自理而出现情绪急躁，我们应主动关心老年人，给予他们精神和物质方面的支持，鼓励或组织老年人之间交流经验。老年失智症患者由于疾病的影响，常有自私、任性、赘述、不知羞耻、幼稚等表现，应予充分理解和包容，以免老年人出现情绪激惹而致冲动、伤人或自卑、自责、自杀等行为。要注意正确引导老年人并尽可能满足其合理要求，使他们保持良好的情绪。

（五）康复照护

1. 定向力训练　老年人的房间和使用的物品可用明显的标记来加以标明，以便识记。帮助老年人确认居住房间、卫生间、桌椅等现实周围环境；房间内的家具布置和物品摆放尽量固定，且不随意增添老年人未见过的物品，以降低其辨认环境的困难。耐心引导老年人产生正向行为的改变，注意随时纠正或提醒老年人准确的时间、地点、人物的概念，使老年人减少因定向力障碍而引起迷茫、恐慌和不安。

2. 记忆力的训练　老年失智症患者通常近记忆力最先受到影响，但远记忆力在相当长的时间内仍可保存。通过积极的记忆力训练，在一定程度上可延缓记忆力衰退。

（1）瞬时记忆力训练　可以让老年人念一串随机排列的数字，可从三位数起，每次增加一位。如126、3548、91652……念完后立即让老年人复述，直至不能复述为止。

（2）短时记忆力训练　可将日常生活熟悉的动物、水果、交通工具等图片按照类别展示给老年人，要求老年人在图片展示完3～5秒后复述所看到的图片名称，图片数量可由少到多，观看的时间可由长到短，通过不断的重复训练，提高老年人的短时记忆力。如果老年人喜欢看电视或报纸新闻，也可以提问新闻的相关内容，让老年人回答。

（3）长时记忆力训练 鼓励老年人回忆过去的学习、工作和生活经历，讲述他们感兴趣的往事，也可以通过一些老照片、旧物件来让老年人讲述过去的人生经历。

3. 注意力训练 注意力障碍的康复是老年人认知康复的关键，虽然它只是认知障碍的一个方面，但只有纠正了老年人的注意力障碍，记忆力、计算能力等其他方面认知康复训练才能得以顺利进行。

（1）示范训练 将要展现的动作通过多种感觉通路显示在老年人眼前，并加以语言提示，以便老年人集中注意力。如向老年人示范打八段锦，一边让老年人看到流畅舒展的动作，一边耐心细致地讲解动作要领，使老年人的视觉、听觉都全部调动起来，以增强其注意力的训练。

（2）分类训练 其目的是改善老年人不同难度的注意力水平，训练多以纸笔练习形式为主，要求老年人按指示描绘规定的图案，或执行电脑中的指示动作。

4. 益智游戏训练 益智游戏的训练内容非常丰富，如搭积木游戏、拼图游戏、迷宫游戏或串珠游戏等，游戏的内容简单易行，贵在坚持。

5. 言语能力训练 鼓励老年人多交流、多表达、多理解。与老年人谈话时声音要洪亮，语速要慢，内容要简短清晰，必要时可使用助听器、实物、书写小卡片等辅助器材，提高和老年人的沟通效果。对用词贫乏的老年人，教其日常生活的简单用词；对于经常忘词或词不达意的老年人，鼓励他们不要担心说错，适当多讲。对不愿说话的老年人，可以多给予信息及语言刺激，寻找老年人感兴趣的话题，诱导老年人用语言表达。

6. 日常活动能力训练 主要训练老年人刷牙、洗脸、穿脱衣、饮食、如厕、按时服药等日常活动能力。尽量让老年人独自完成各种任务；如果老年人确实不能独自完成任务，也要最大限度的发挥老年人自身的能动性，而不是完全代替老年人去做。

（六）健康指导

目前失智症治疗上没有特效药物，药物治疗主要是服用抗衰老和益智健脑之品，如六味地黄丸、八味地黄丸等制品，因此，普及大众百姓对失智症的认识，提前做好预防非常重要。预防失智症应从年轻时开始，如培养广泛的兴趣爱好，遇事乐观开朗，积极锻炼身体等。进入老年期之后，更要不断学习，每日坚持运动，积极参加有益的社会活动，保持积极向上、乐观的情绪。如老年人有明显记忆力下降等症状，要尽快到医院就诊，尽早进行药物干预，延缓疾病进展。

1. 健康饮食 要均衡营养，低盐低脂饮食、戒烟限酒，降低血脂，减少动脉硬化，避免血管性失智症的发生。果汁中的酚具有一定的抗氧化作用，能够保护神经细胞在一定程度上免遭破坏。含酚比较多的水果有苹果、香蕉和橙子等。乙酰胆碱能增强一定的记忆力，所以要常吃富含胆碱的食物，例如，各种豆类及其制品、花生、核桃、蛋类、鱼和瘦肉等。提供安静、舒适的进餐环境，鼓励老年人尽量自己独立完成进食活动，食物要以无骨、无刺、易消化，半流质或软食为宜，食团的大小要合适，保证老年人营养均衡。

2. 减少铝质炊具的使用 铝与盐、酸、碱都可发生化学反应。常用铝质炊具盛放或加工含盐、酸、碱的食物，容易导致铝元素随食物进入身体内，从而损害中枢神经系统，导致反应迟钝、智力下降。

3. 多动脑勤锻炼 经常看书、读报、写字、绘画、下棋、各种手工、各种老年健身操、太极拳、八段锦、弹奏乐器等，都可以促进身体血液循环加快，大脑细胞活力增强，延缓脑部退化。

4.保持心情开朗愉悦 情绪稳定和积极乐观的心态，对于身体健康非常重要。了解老年人的心理状态，鼓励他们参加力所能及的社交活动。多陪伴老年人，耐心聆听他们的倾诉，及时了解老年人的想法，满足他们的合理需求，给他们提供尽可能多的关爱，使老年人保持乐观开朗的心情。

三、相关技术

中医学认为，失智症发病多为肾精亏虚。一般可采用综合性预防治疗措施，包括中医传统功法、艾灸或按压穴位等中医适宜技术，其具体方法十分丰富，要因人、因时制宜。

（一）中医传统功法

如气功、太极拳、八段锦等，每日一次，每次 30 分钟以上。要坚持适当锻炼，尽可能进行户外活动，保持身心健康。

（二）艾灸或穴位按摩

日常坚持艾灸或者按摩穴位，通过经络将刺激传导到有关的脏腑，可以疏通气血，调和阴阳，从而起到醒脑开窍、增智益智的作用，在一定程度上可延缓失智症的进展。常采用的方法有三种：①灸头顶，将艾条一端点燃，悬于百会穴（头顶正中）上 5 ~ 8cm 处温灸，每次 10 分钟，每日 1 次，艾灸百会穴有醒脑开窍的功效，增强记忆力，提高大脑的灵敏度。②掐脚背，用一侧手的大拇指掐同侧的太冲穴（在足背，第一、二跖骨结合部前凹陷处），力度以感觉微痛为宜，每次 3 分钟，之后换手操作，每日 2 次，掐太冲穴可使脑内乙酰胆碱酯酶降低，增加乙酰胆碱分泌，提高大脑空间位置感知能力，延缓失智症进程。③揉手背，用一侧手的大拇指按揉另一侧手的合谷穴（在手背，第一、二掌骨之间，约平第二掌骨中点处），力度以感觉微痛为宜，每次 3 分钟，之后换手操作，每日 1 次，按揉此穴可增强大脑灵敏度。经常按摩胃经的足三里穴，任脉的神阙、气海、关元等均有补肾填精助阳、防衰老的效果。有研究表明，按摩太阳、百会、神庭、四神聪等穴位，可延缓认知功能的衰退，有效提升老年人的认知功能。

● 案例分析

回顾本节案例：赵某，76 岁，目前存在的主要问题是记忆力障碍和睡眠障碍。作为照护人员首先应该取得赵爷爷的信任，给他提供关爱，让其尽快适应环境。由于赵爷爷有睡眠障碍，所以要合理安排作息时间，让他养成良好的睡眠习惯，加强巡视，严格交接班制度，严防其走失。每日坚持给赵爷爷进行康复训练，由于他存在记忆力障碍，可以采用复述数字、图片、电视或报纸新闻法来提高短时记忆力，也可以使用回忆疗法提高赵爷爷的长时记忆力。同时，要做好药物和饮食等相关的照护。在健康指导上，告知赵爷爷要保持健康饮食，低盐低脂清淡饮食，忌烟限酒，减少铝制品的使用，要多动脑勤锻炼，如下棋、打麻将、做益智小游戏，练习八段锦、太极拳、弹奏乐器等，保持情绪稳定，心情开朗愉悦。

［本章小结］

本章介绍了老年人脑血管疾病的概述，缺血性脑卒中和出血性脑卒中、老年人帕金森病及老年人失智症的评估和照护。重点是老年人缺血性脑卒中和出血性脑卒中的照护、老年人帕金森病的照护和老年人失智症的照护。

［思考题］

1. 简述老年缺血性脑卒中患者照护的目标。
2. 出血性脑卒中患者出现意识障碍后的照护要点。
3. 简述老年帕金森患者照护的原则。
4. 简述老年失智症患者照护的内容。
5. 简述老年失智症患者的健康指导内容。

第十章　老年人循环系统疾病及照护

扫一扫，查阅本章数字资源，含PPT等

【学习要求】

1. 掌握老年高血压、冠心病及老年慢性心力衰竭患者的评估要点及照护措施；掌握中医适宜技术在老年循环系统疾病照护中的应用。

2. 熟悉老年高血压、冠心病及慢性心力衰竭患者的并发症、辅助检查内容及临床意义。

3. 了解老年高血压、冠心病及慢性心力衰竭患者的发病情况及诊断。

📨 案例导入

徐某，女，70岁，高血压病史5年，能够坚持服降压药。但近半个月血压控制差，波动大，时感头晕不适，血压最高达170/120mmHg，就诊于社区医院。

作为社区老年照护人员，请思考：

1. 你如何为徐奶奶进行照护评估？

2. 针对徐奶奶的身体状况，应采取哪些照护措施？

循环系统疾病包括心脏和血管疾病，合称心血管病。《中国心血管健康与疾病报告2023》显示，中国心血管病的发病率与致死率仍高居榜首，我国心血管患者已达到3.3亿人，心血管病患病率处于持续上升阶段。近年来，围绕心血管病开展以多学科合作为基础的三级预防、随访管理和综合心脏康复越来越被重视，给循环系统疾病的全面、全程、全周期管理带来了全新的思路。

第一节　老年人高血压及照护

老年高血压（elder hypertension）是指年龄 ≥ 65岁，在未使用抗高血压药物的情况下，血压持续或非同日3次以上收缩压（SBP）≥ 140mmHg（18.7kPa）和（或）舒张压（DBP）≥ 90mmHg（12.0kPa）。曾经明确诊断高血压且正在接受降压药物治疗的老年人，虽然血压 < 140/90 mmHg，也应诊断为老年高血压。

老年高血压除了血压升高，还伴有心、脑、肾等脏器的损害，是一种除假性或继发性高血压的全身性疾病，也是导致老年人脑卒中、冠心病、充血性心力衰竭、肾衰竭和主动脉瘤高发病率和高死亡率的主要危险因素。2021年流行病学调查结果显示，我国60岁以上老年人的患病率高达 53.2%，尤其在 65 岁以上的老年人群中，高血压的患病率和血压升高幅度均增加。

一、评估

（一）健康史

1. 内在因素　包括与血压有关的各种老化因素，如血管粥样与纤维性硬化的程度、激素反应性减低的情况，以及压力感受器敏感性的变化等。

2. 外在因素　指各种不良的生活方式，如缺乏体育锻炼和活动、超重、中度以上饮酒、吸烟、寒冷的气候、高盐饮食等。

（二）身体状况

老年高血压的表现与中青年有所不同，具体见于以下几个方面：

1. 收缩压增高、脉压增大　收缩压随着年龄增长而增高，舒张压降低或不变，由此导致脉压增大。脉压增大是老年高血压的特点，定义为脉压 ≥ 60mmHg。随着年龄增长，老年人动脉壁弹力纤维减少、胶原纤维增加导致动脉硬化、血管顺应性及弹性降低。这些变化使得收缩压升高，舒张压在 60 岁后呈降低趋势，导致脉压增大。脉压随着年龄的增长而增加，是反映动脉损害程度的重要标志，比收缩压或舒张压更能预测心血管事件的发生。

2. 血压波动性大　常见血压昼夜节律异常，表现为夜间血压下降幅度小于 10% 或超过 20%，血压"晨峰"现象增多，使心脑肾等靶器官损害的危险性显著增加。老年人的收缩压、舒张压和脉压的波动均明显增大，尤其是收缩压，一天内波动达 40mmHg，且 80 岁以上高龄老年人血压的昼夜节律常消失，约 1/3 的患者表现为冬季高、夏季低。血压波动性大使老年人易发生直立性低血压和餐后低血压，且恢复时间长。加之老年高血压患者常多病共存，使得降压治疗的难度增大。

3. 并发症多而症状不明显　在靶器官明显损害前，半数以上老年高血压患者无症状，因而缺乏足够重视，导致并发症的发生和病情进展。老年人器官老化、长期高血压加重了对靶器官的损害，患者的并发症发生率高达 40%，其中冠心病、脑卒中为常见且严重的并发症，其发生与血压密切相关；收缩压升高 10 ～ 12mmHg 或舒张压升高 5 ～ 6mmHg，脑卒中的危险就增加 35% ～ 40%，冠心病意外增加 20% ～ 25%。

4. 多种疾病并存　老年高血压常与糖尿病、高脂血症、动脉粥样硬化、前列腺增生、肾功能不全等疾病共存相互影响，同时，部分老年人高血压及伴随疾病的临床表现不典型，容易漏诊，使其治疗变得更为复杂，致残、致死率增高，因此，应进行综合评估并制订合理的治疗措施。

5. 直立性低血压　在老年高血压中较多见，尤其常见于降压治疗过程中。直立性低血压的危害非常大，可增加心血管死亡、全因死亡、冠心病事件、心力衰竭、脑卒中和阿尔茨海默病风险，还可发生反复跌倒及衰弱的风险，严重影响老年人的生活质量。

（三）辅助检查

老年高血压患者在心电图、胸部 X 线、眼底检查等方面表现与一般成人高血压相似，不同点：

1. 24 小时动态血压监测　老年患者血压波动性较大，有些高龄老年人血压昼夜节律消失。

2. 血脂、血糖检测　老年高血压患者常合并高血脂、高血糖。

3. 内分泌检测　老年高血压多为低肾素型，表现为血浆肾素活性、醛固酮水平、β 受体数目及反应性均低。

（四）心理－社会状况

评估老年人有无对疾病发展、治疗方面的焦虑和猜疑；有无对终生用药的担心和忧虑；靶器官受损的程度是否影响老年人的生活及社交活动；老年人的家庭和社区支持度如何。

二、照护

老年高血压患者照护的目标是按照老年人的血压标准控制血压，使血压正常或维持在理想水平；防止及延缓各种并发症的发生，或发生时能被及时发现和处理，提高老年人的生活质量。具体措施如下：

（一）饮食、运动、起居照护

1. 饮食照护　老年高血压患者饮食应注意低盐、低脂、高蛋白的原则。食盐的摄入量不得超过每日正常所需。限制动物脂肪和胆固醇的摄入，主要食用植物油，这样不仅有利于预防动脉粥样硬化，也便于控制血压。摄入适量蛋白质，除谷物提供的蛋白质外，还应给予牛奶、瘦肉、鱼类等食品。同时，多食富含钾的食物，如蔬菜、水果，以补充维生素和调节体内电解质平衡，保证大便通畅。

高血压是以动脉压升高为主要临床表现的慢性全身性血管疾病，属中医学"眩晕""头痛"范畴。高血压除药物治疗外，饮食疗法也是一个重要方面，根据证型不同，采取辨证施食。肝阳上亢型饮食以清淡为主，可多食淡菜、莲子、藕、海蜇、芹菜等以养肝阴，清肝热；苹果、梨生津除烦；广柑、金橘、莱菔子理气化滞解郁。肾精亏损型饮食以营养丰富易消化、有补益作用的食物为主，阳虚甚者多食胡桃、韭菜、黑芝麻、红枣、羊肉等补肾助阳之品，禁食生冷瓜果和凉性食物；阴虚甚者多食百合、莲子、银耳、甲鱼等补肾滋阴之品，禁烟酒及辛辣温燥、动火伤阴食物。气血两虚型饮食以少食多餐、细软滋补为主，可食黑木耳、香菇、芝麻、莲子、山药、牛肉等以益气补血，健脾和胃。痰浊中阻型饮食以清淡易消化、少食多餐为主，可食红小豆、白萝卜、洋葱、橘子等理气化痰之品，禁食肥甘厚味、油腻煎炸之物，以免助热生痰。

2. 运动照护　定期的体育锻炼可增加能量消耗、降低血压、改善糖代谢等。指导患者根据年龄和血压水平及个人兴趣选择适宜的运动方式，合理安排运动量。建议每周进行 3～5 次、每次 30 分钟的有氧运动，如步行、慢跑、骑车、游泳和跳舞等。运动强度建议中等强度，保证运动更有效、更安全。可选用以下方法评价中等强度：①主观感觉：运动时心跳加快、微微出汗、自我感觉有点累。②客观表现：运动时呼吸频率加快、微微喘，可以与人交谈，但是不能唱歌。③步行速度：每分钟 120 步左右。④运动中的心率 =170－年龄。⑤在休息约 10 分钟后，锻炼所引起的呼吸加快明显缓解，心率也恢复到正常或接近正常，反之应考虑运动强度过大。

3. 生活照护　保持良好的生活环境，如干净整洁、温湿度适宜、光线柔和等，以利于老年人充分休息。告知患者改变不良生活习惯，不仅可以预防或延迟高血压的发生，还可以降低血压，提高降压药物的疗效，从而降低心血管疾病风险。戒烟限酒；避免老年人暴饮暴食；保持大便通畅，避免便秘；避免疲劳过度。

（二）口服用药照护

合理选择降压药物不仅有利于控制血压，更重要的是可以降低患者心血管疾病的发病率与致死、致残率，减少靶器官损害以及心血管事件的发生。目前用于降压治疗的一线药物主要有六大类。此外，还有中药治疗，用药后应注意观察药物疗效及不良反应。

1. 利尿剂　由于老年人大多有肾功能减退，往往存在轻度水钠潴留，故利尿剂疗效较佳。适用于轻、中度高血压患者。降压起效较平稳、缓慢，持续时间相对较长，作用持久。但本品长期使用可发生高尿酸血症和低钾血症，故不宜单用，应与普利类、沙坦类或 β 受体阻滞剂合用，每日使用剂量一般不宜超过 1.5mg，并应提醒监测血钾变化。

2. 钙通道阻滞剂　对老年高血压患者有较好的降压疗效；高钠摄入和非甾体抗炎药物不影响降压疗效；可用于合并糖尿病、冠心病或外周血管病的患者。降压起效迅速，降压疗效和降压幅度相对较强，剂量与疗效呈正相关关系。主要不良反应有外周水肿、头痛、面色潮红、便秘等。

3. 血管紧张素转化酶抑制剂　降压起效缓慢，逐渐增强，在 3～4 周时达最大作用。适用于伴有心力衰竭、心肌梗死、房颤、蛋白尿、糖耐量减退或糖尿病肾病的高血压患者。本类药物主要不良反应为皮疹，少数患者可出现味觉异常、肾功能恶化（肾动脉狭窄患者）。

4. 血管紧张素 II 受体拮抗剂　降压起效缓慢，但持久而平稳，在 6～8 周时达最大作用。低盐饮食或与利尿药联合使用能明显增强疗效。尤适用于不能耐受普利类药物所致咳嗽等副作用的患者。

5. β 受体拮抗剂　降压起效较迅速、强力。适用于各种不同程度的高血压患者，尤其是心率较快的中青年患者或合并心绞痛、慢性心力衰竭的患者，对老年高血压患者疗效相对较差。本类药物禁用于病态窦房结综合征、II 度及 II 度以上房室传导阻滞、支气管哮喘的患者，长期大剂量使用可引起血糖、血脂代谢紊乱。

6. α₁ 受体拮抗剂　这类药物除了有降压作用，还可以改善前列腺增生症状，对脂代谢有一定的好处，有降低胆固醇的作用，对电解质、肝功能、糖代谢和尿酸的排泄没有影响，是伴有脂代谢紊乱和前列腺疾病的男性老年高血压患者优先选择的药物。最主要的不良反应是直立性低血压，治疗时应从小剂量开始，睡前服用，并监测立位血压以避免发生直立性低血压，根据患者对治疗的反应逐渐增加剂量。

7. 中药　中医治疗高血压主要是调整阴阳，以滋阴潜阳、滋养肝肾为主。由于证型的不同，常用祛风、降火、化痰、活血等方法治之。肝火上炎者，可口服泻青丸、当归龙荟丸，以清肝泻火。痰湿内阻者，可口服眩晕宁片，以化痰祛湿，和胃降浊。瘀血内阻者，可口服心脉通片、心安宁片，以活血化瘀。阴虚阳亢者，可口服清脑降压片、脑立清胶囊，以平肝潜阳，清火息风。肾精不足者，可口服健脑补肾丸、益龄精，以滋养肝肾，益精填髓。气血两虚者，可口服归脾丸，以补益气血，调养心脾。用药后注意观察药物疗效及不良反应，实时调整药量。

（三）潜在并发症的照护

1. 直立性低血压　直立性低血压是血压过低的一种特殊情况，是指在体位变化时，如从卧位、坐位或蹲位突然站立（直立位）时，突然发生的血压过度下降（收缩压/舒张压下降＞20/10mmHg 以上，或下降大于原来血压的 30% 以上），同时伴有头晕或晕厥等脑供血不足的症状。直立性高血压患者的照护措施：①首先向患者讲解直立性低血压的表现，即出现直立性低血压时可有乏力、头晕、心悸、出汗、恶心、呕吐等不适症状；特别是在联合用药、首剂药物或加量时应特别注意。②一旦发生直立性低血压，应平卧，且下肢取抬高位，以促进下肢血液回流。③指导患者预防直立性低血压的方法：避免长时间站立，尤其在服药后最初几小时；改变姿势，特别是从卧位、坐位起立时动作宜缓慢；选择在平静休息时服药，且服药后应休息一段时间再进行活动；避免用过热的水洗澡或洗蒸气浴；不宜大量饮酒。

2. 高血压急症　指原发性或继发性高血压患者，在某些诱因作用下，血压突然显著升高，同时伴有进行性心、脑、肾等重要靶器官功能急性损害的一种严重危及生命的临床综合征。高血压急症患者的照护措施：①避免诱因：向患者讲明高血压急症的诱因，应避免情绪激动、劳累、寒冷刺激和随意增减药量。②病情监测：定期监测血压，一旦发现血压急剧升高、剧烈头痛、呕吐、大汗、视力模糊、面色及神志改变、肢体运动障碍等症状，立即通知医生。③一般照护：患者应绝对卧床休息，避免一切不良刺激和不必要的活动，协助生活照护，给予低浓度持续吸氧。对昏迷或抽搐的患者应加强护理，保持呼吸道通畅，防止咬伤、窒息或坠床。安抚患者情绪，必要时应用镇静药。配合护士进行心电、血压、呼吸监护；应用硝普钠和硝酸甘油时，应注意避光，并配合护士持续监测血压，严格遵医嘱控制滴速；密切观察药物的不良反应。

（四）心理照护

高血压是终身疾病，患者经常会出现暴躁、紧张、焦虑等不良情绪，而这些情绪又会导致血压的上升，影响患者的生命健康。由于病程长、并发症多，患者会产生绝望心理，抵触治疗，不配合护理。对此，照护人员应及时与患者交流沟通，了解患者的心理问题并做出综合评估，了解患者出现不良情绪的原因，并采取针对性心理护理措施舒缓患者的不良情绪。如给患者耐心、全面讲解疾病的发展、预防、控制血压等知识，纠正患者的不正确认知，让患者了解到积极的心态对于血压控制的作用，促使患者放松心情，通过聊天、听音乐、看电视等方式转移注意力，改变患者紧张、焦虑等情绪。指导患者多运动，在运动中放松身心。通过中医情志学的相关理论给患者开展情志干预，促使患者保持愉悦的心情。

（五）健康指导

1. 自我管理教育指导　高血压是一种长期慢性疾病，患者的自我管理能力是高血压控制与否的关键之一。自我管理教育指导应注意：①坚持长期规范化降压药治疗，定期随访。②定期测量血压，家庭自备血压计，学会自测血压。③高血压患者血压达标者，每周测量血压1～2次；血压未达标者，每天测量血压1次；降压治疗要使血压达标，血压< 140/90mmHg。

2. 日常生活指导　健康的饮食，限制钠盐摄入，每天摄入量< 5克；戒烟限酒；保持情绪稳定，避免情绪激动；避免剧烈运动，防止血压骤增；改变不良的生活方式，坚持适量运动，每周适量体力活动3～5次，每次30分钟。

3. 用药指导　本病需长期服药。用药过程需注意：①不得擅自增减和撤换药物。②某些降压药物可有直立性低血压不良反应，在改变体位时要动作缓慢，当出现头晕眼花时，应立即平卧。③降压不宜过快、过低，尤其老年人，可因血压过低而影响脑部供血。④养成定时定量服药、定时定体位定部位测量血压的习惯。告知患者及家属有关降压药的名称、剂量、用法与副作用，并提供书面材料。

4. 中医照护 中医针灸、推拿、气功等对老年高血压患者的康复有一定疗效。如"轻揉腹部"就是一种简单的推拿方法，具体方法：患者取仰卧位，术者掌根轻揉、按摩整个腹部，顺时针转动，操作期间患者保持自然呼吸，每次持续约 5 分钟。

三、相关技术

中医适宜技术干预：依据老年高血压患者的症状和体征，运用中医四诊合参的方法对高血压患者进行证候辨识，对高血压患者进行饮食调养、起居活动等指导。对患者教授按摩保健、耳穴疗法、体穴按压等适宜居民自行操作的中医技术。可以采用按摩头部、点穴按压、揉肚腹、倒捏脊俯卧位等按摩保健方法。选用王不留行籽贴压降压沟、降压点、肝、皮质下、高血压点等。穴位按压可起到以指代针、激发经络、疏通气血的效果。阴虚阳亢证者，可选用太冲、太溪、三阴交、风池、内关穴；气血两虚证者，可选用气海、血海、中脘、太阳、合谷、足临泣等穴；痰瘀互结证者，可按压中脘、丰隆、足三里、头维、血海、公孙穴；肾精亏虚证者，可选用肾俞、命门、志室、气海、关元、足三里、三阴交等穴；肾阳亏虚证者，可选用关元、百会、足三里、三阴交、神阙、大椎；冲任失调证者，可选用关元、中极、归来、三阴交、蠡沟、中都。指尖或指节按压所选的穴位，每次按压 5 ～ 10 分钟，以有酸胀感觉为宜，14 天为 1 个疗程，对于巩固高血压的治疗效果具有重要意义。

第二节 老年人冠状动脉粥样硬化性心脏病及照护

老年冠状动脉粥样硬化性心脏病是指在年龄、性别、饮食、遗传、其他基础疾病等因素的共同作用下，因老年人动脉血管壁增厚变硬、失去弹性和血管腔缩小等因素，使得血管腔狭窄，阻塞和（或）痉挛导致心肌缺血缺氧或坏死而引起的心脏病，以下简称老年冠心病。临床上根据发病特点和治疗原则将本病分为慢性冠状动脉病（chronic coronary artery disease，CAD）和急性冠状动脉病（acute coronary syndrome，ACS）两大类，以心绞痛为主要临床表现。老年冠心病是冠状动脉硬化导致器官病变的最常见类型，也是严重危害人类健康的常见病。

一、评估

（一）健康史

老年冠心病的病因尚未完全明确。研究表明，本病是多种因素作用于不同环节所致的冠状动脉硬化，主要因素包括生理老化、遗传、不良生活方式、感染、季节变化、性格等。

1. 生理老化 随着年龄的增长，老年相关性疾病如血脂异常、高血压、糖尿病和糖耐量异常的发生率均明显升高，其中脂质代谢异常是动脉粥样硬化最重要的危险因素。血压增高、糖耐量降低及胰岛素抵抗均被证实与动脉粥样硬化的发生有密切的关系。血压愈高，发病率愈高，收缩压高于 180mmHg 的老年人冠心病患病率比血压为 120mmHg 者高 6 倍。此外，雌激素有抗动脉粥样硬化的作用，因此，老年女性绝经期后发病率明显增加。

2. 生活方式 随着年龄的增长，老人的味觉随之发生改变，其中以甜味和咸味下降最明显，会使老人不自觉地增加糖和食盐的摄入量，进食过多的糖类和钠盐是导致老年冠心病的重要危险因素。此外，老年人因基础代谢率降低，体力活动减少等因素也容易导致老年人发胖，肥胖本身和因肥胖加重的胰岛素抵抗均是导致老年冠心病发生的重要危险因素。

（二）身体状况

老年人因其自身的特点，在临床表现、患病程度、发病特点等方面都与典型冠心病有所不同，老年冠心病的临床特点主要表现为以下几个方面。

1.病变程度严重且症状不典型　老年冠心病病变程度严重，多支血管病变，复杂病变，弥漫病变，钙化病变多。这些情况下冠状动脉代偿性扩张能力下降，心肌需求增加，血液供给难以保证，出现各种临床表现。严重的斑块可以位于冠状动脉三条主干的任何部位，但以前降支、左旋支起始部的前 2cm，以及右冠状动脉近端 1/3 和远端 1/3 最多见。其主要特点：①无症状冠心病发生率高。②老年冠心病患者心绞痛症状常不典型。③老年心绞痛发作时疼痛部位可以不典型。④老年人急性心肌梗死临床症状可不典型。对于老年人来说，冠心病的症状不典型，容易被误诊或者是漏诊。

2.并发症严重　老年冠心病最严重的并发症为心肌梗死。

（1）急性心肌梗死　老年人多伴有高血压、高血糖、高血脂等慢性疾病，加之年龄因素导致的血管老化，血管壁弹性减弱等因素，本身容易出现血管的动脉硬化、血管狭窄或闭塞，从而出现心肌梗死。对于老年性的心肌梗死，有一大部分人的症状并不是很典型，好多是无痛性的心肌梗死。其中急性心肌梗死（acute myocardial infarction，AMI）常伴有心律失常、心力衰竭、低血压、心源性休克等临床表现，病死率较高。此外，急性心肌梗死还会伴随出现乳头肌功能失调或断裂、心脏破裂、栓塞、心室壁瘤、心肌梗死后综合征等严重并发症。

（2）心律失常　见于 75%～95% 的急性心肌梗死患者，多发生于起病前 1～2 天，24 小时内最常见。各种心律失常中以室性心律失常最多，尤其是室性期前收缩，如室性期前收缩频发（每分钟 5 次以上），成对出现或呈非持续性室性心动过速，多源性或落在前一心搏的易损期时（R on T），常为心室颤动的先兆。室颤是急性心肌梗死早期，是患者入院前的主要死因。下壁急性心肌梗死易发生房室传导阻滞及窦性心动过缓；前壁急性心肌梗死易发生室性心律失常，如发生房室传导阻滞，表明梗死范围广泛，情况严重。

（3）心力衰竭　发生率为 32%～48%，主要为急性左心衰竭，可在起病最初几天内发生，或在疼痛、休克好转阶段出现，为急性心肌梗死后心脏舒缩力显著减弱或不协调所致。表现为呼吸困难、咳嗽、发绀、烦躁等症状，重者可发生肺水肿，随后可发生颈静脉怒张、肝大、水肿等右心衰表现。

（4）低血压和休克　疼痛发作期间血压下降常见，但未必是休克，如疼痛缓解而收缩压仍低于 80mmHg，且患者表现为烦躁不安、面色苍白，皮肤湿冷，脉细而快、大汗淋漓、少尿、神志迟钝，甚至晕厥者，则为休克表现。一般发生在起病后数小时至 1 周内，约 20% 的患者会出现，主要为心源性休克，为心肌广泛坏死，心排血量继续下降所致。

（5）乳头肌功能失调或断裂　二尖瓣乳头肌因缺血、坏死等使收缩功能发生障碍，造成二尖瓣关闭不全，总发生率可高达 50%。

（6）心脏破裂　常在起病 1 周内出现，多为心室游离壁破裂，造成心包积液，引起急性心脏压塞而猝死，偶有室间隔破裂，可引起心力衰竭和休克而在数日内死亡。

（7）栓塞　发生率为 1%～6%，见于起病后 1～2 周，如为左心室附壁血栓脱落所致，则引起脑、肾、脾或四肢等动脉栓塞。由下肢静脉血栓脱落所致，则产生肺动脉栓塞，大块肺栓塞可导致猝死。

（8）心室壁瘤 主要见于左心室，发生率5%～20%，较大的室壁瘤体检时可见左侧心界扩大，超声心动图可见心室局部有反常搏动，心电图示ST段持续抬高。室壁瘤可导致心力衰竭、栓塞和室性心律失常。

（9）心肌梗死后综合征 发生率为10%，于AMI后数周至数月内出现，可反复发生，表现为心包炎、胸膜炎或肺炎，有发热、胸痛等症状。

（三）辅助检查

1. 实验室检查 老年冠心病患者的实验室检查通常包含血糖、血脂、血清，心肌损伤标志物如心肌肌钙蛋白、肌酸激酶和同工酶。

2. 心电图 心电图是诊断冠心病最常用的检查方法，主要包括静息心电图、运动心电图和24小时动态心电图。心电图不仅可以帮助诊断冠心病，而且可以根据其异常的严重程度和范围提供预后信息。症状发作时的心电图和之前的心电图对比，可以提高心电图的诊断价值。

3. 冠状动脉造影 为有创性检查，是目前冠心病临床诊断的金标准。可显示冠状动脉各主干及分支狭窄病变的部位并估计其严重程度，对明确诊断、指导治疗和预后判断意义重大。

4. 多层螺旋CT冠状动脉成像（CTA） 通过冠状动脉二维或者三维重建，有助于冠脉管壁钙化情况和管腔狭窄程度的判断。未发现钙化及狭窄病变者可基本上排除冠心病，但对管腔狭窄严重程度的判断有一定的局限性。

5. 放射性核素检查 主要包括核素心肌显像和负荷试验、放射性核素心腔造影和正电子发射断层心肌显像（PET-CT）。前者利用放射性铊心肌显像所示灌注缺损提示心肌缺血不足或血供消失，对心肌缺血诊断较有价值；后者的心肌灌注－代谢显像分析，是目前估计心肌存活性最可靠的方法。放射性核素检查可显示急性心肌梗死的部位与范围，观察左心室壁的运动和左心室射血分数，有助于判定心室的功能、诊断梗死后造成的室壁运动失调和室壁瘤。

6. 其他结果 二维超声心动图可探测到缺血区心室壁的运动异常，双源CT对诊断也具有重要的价值。

（四）心理－社会状况

老年冠心病患者常合并多种慢性病，病情复杂，加之对自身疾病及治疗缺乏认识，在疾病诊断初期，常表现焦虑、恐惧等心理特点。此外，老年人已经从工作岗位上退下来或已丧失工作能力，经济收入减少，加上昂贵的医疗费用且治疗效果不理想时，倍感孤单与无助，常流露出郁郁寡欢、倦怠等孤独、忧郁的表现。部分病情较重、疗效不显著或者病情反复者、亲属及单位同事对其关心较少时，会表现出悲观、不愿意与人交往或交谈，对治疗及疾病的转归表现淡漠，不积极配合治疗。因此，需要家属耐心细致地予以帮助和支持。

二、照护

老年冠心病照护的目标是根据患者的活动能力，制订活动计划，使患者参加适当的体力劳动或者体育活动，在最大活动量时不发生心绞痛症状，或者发生各类不适症状时及时发现，妥善处理；预防及延缓各种并发症的发生，或者发生时能被及时发现处理，提高老年人的生活质量。具体措施如下：

（一）饮食、运动、起居照护

1. 饮食照护　老年冠心病患者的饮食原则：宜清淡、营养、易消化，富含维生素及纤维素，忌肥甘厚味、辛辣刺激之品。饮食有节，每餐不宜过饱。同时也可以根据中医学的辨证分型，选择合适的食物摄入，以达到食疗的目的。寒凝血瘀者，宜食温阳散寒、活血通络之品，常食龙眼肉、羊肉、韭菜、荔枝、山楂、桃仁、薤白、干姜、大蒜等；忌食生冷、寒凉之品。气滞血瘀证者，宜食行气活血之品，常食山药、山楂、桃仁、柑橘、木耳、白萝卜、佛手等；少食红薯、土豆等壅阻气机之品。气虚血瘀者，宜食益气活血之品，常食鸡肉、牛肉、山药、木耳、大枣、薏苡仁、莲子等。气阴两虚、心血瘀阻者，宜食益气养阴、活血通络之品，常食甲鱼、鸭肉、猪心、海参、大耳、香菇、龙眼肉、山药、荸荠、甘蔗、百合、莲子、藕汁等。痰阻血瘀者，宜食通阳泄浊、活血化瘀之品，常食鱼虾、海参、海蜇、橘子、薏苡仁、山药、荸荠、冬瓜、海带、白萝卜、蘑菇、百合、扁豆、桃仁、柚子等。热毒血瘀者，宜食清热解毒、活血化瘀之品，常食百合、芹菜、菊花、苦瓜、绿豆、黑木耳、荸荠、马齿苋等；忌辛辣、温燥、动火之品。

2. 运动照护　发作时停止一切活动，缓解期适当锻炼，如散步、慢跑、打太极拳等，以不感疲劳为度。

3. 生活照护　老年冠心病患者起居有常，适宜安静，空气新鲜，温湿度适宜的环境。避免劳累、饱餐、情绪激动、寒冷、便秘、感染等诱发因素。

4. 其他照护　保持情绪稳定，避免不良刺激。鼓励老年冠心病患者表达内心感受，针对性给予心理支持。指导患者掌握自我排解不良情绪的方法，如音乐疗法、谈心释放法、转移法。

（二）口服用药照护

1. 改善心肌缺血的药物

（1）β受体阻断药　能降低心绞痛患者死亡和心肌梗死的风险。在临床上常用的β受体阻滞药物包括普萘洛尔、阿替洛尔、比索洛尔、美托洛尔、普萘洛尔、噻吗洛尔、吲哚洛尔等。其中普萘洛尔、噻吗洛尔、吲哚洛尔等可引起支气管痉挛，诱发或加重支气管哮喘，故支气管哮喘患者禁用。长期应用β受体阻断药的患者突然停药，可出现原有症状加剧如血压升高，称反跳现象。因此，长期应用不可突然停药，应递减剂量逐渐停药。

（2）硝酸酯类药物　具有扩血管及抗血栓形成的作用。临床常见的药物有硝酸甘油、硝酸异山梨酯、单硝酸异山梨酯和戊四硝酯等。颅脑外伤、颅内出血、低血容量者、使用枸橼酸西地那非的患者、青光眼患者禁用本药物。

（3）钙通道阻滞药　可以缓解心绞痛，还可以降低血黏度，抗血小板聚集，改善心肌微循环。钙通道阻滞药相对比较安全，其一般不良反应有颜面潮红、头痛、眩晕、恶心、便秘等。维拉帕米及地尔硫䓬的严重不良反应有低血压及心功能抑制等。

2. 预防心肌梗死和改善预后的药物

（1）阿司匹林　首先，对血小板聚集有抑制作用，可降低急性心肌梗死疑似患者的发病风险，预防心肌梗死复发，但是有出血倾向的患者不能服用。其次，老年冠心病患者多伴有高血压者，需要将血压控制在正常范围以内再服用，以免引起出血。此外，阿司匹林本身还有胃肠道症状、过敏反应、肝损害、肾损害、心脏毒性等不良反应，老年患者伴有慢性胃病、胃溃疡的人慎用。建议阿司匹林与食物同服或用水冲服，以减少对胃肠道的刺激，和酒不能同时服用，以免加重肝损伤。

（2）**氯吡格雷**　主要用于支架植入以后及对阿司匹林有禁忌证的患者。常见的不良反应为消化道出血、中性粒细胞减少、腹痛、食欲减退、胃炎、便秘、皮疹等，偶见血小板减少性紫癜。老年患者不用调整剂量，因其可经乳汁分泌，故妊娠期妇女及哺乳期妇女用药应权衡利弊。肝、肾功能损害者慎用。

（3）**调血脂药物**　高脂血症是老年冠心病的高危因素，因此，老年冠心病患者多伴有高脂血症。大量临床研究证实他汀类药物可以有效降低血脂，但有一定的肝损害，老年患者肝功能受损，在使用他汀类药物时应按照医嘱从小剂量开始，并定期检测肝功能。

（4）**血管紧张素转化酶抑制药（ACEI）或血管紧张素受体拮抗药（ARB）**　在稳定型心绞痛患者中，合并糖尿病、心力衰竭或左心室收缩功能不全的高危患者应该使用血管紧张素转化酶抑制药。若老年患者发生刺激性干咳等情况不能耐受血管紧张素转化酶抑制药，可服用血管紧张素受体拮抗药。老年冠心病患者多伴有高血压，这类患者开始用血管紧张素转化酶抑制药后血压可能会骤降，所以第一次给药最好在睡前，可能的话，使用血管紧张素转化酶抑制药几天前停止利尿治疗，之后如有必要可恢复。

3. 根据冠心病证候不同的中药选择　常选用的中草药有以下几类：①补气养心类：有人参、黄芪、党参、黄精、白术、茯苓、甘草等。②温通心阳类：有桂枝、细辛、附子、肉桂、山茱萸等。③补血养阴类：有当归、生地黄、芍药、百合、麦冬等。④活血化瘀类：有丹参、桃仁、红花、赤芍、川芎、鸡血藤、益母草、泽兰、牛膝等。⑤理气止痛类：有陈皮、香附、郁金、枳壳、檀香、延胡索、高良姜等。⑥祛痰类：有半夏、胆南星、竹茹、瓜蒌、石菖蒲等。

（三）潜在并发症的照护

1. 急性心肌梗死　急性心肌梗死是不稳定型心绞痛的潜在并发症，也是老年冠心病最严重的并发症之一。因此，准确评估急性心肌梗死的先兆，可使部分患者避免发生急性心肌梗死。评估患者有无乏力、胸部不适、活动时心悸、气急、烦躁、心绞痛等前期症状，以新发生心绞痛或者原有心绞痛加重最为突出。评估心绞痛发作的频次是否较以往频繁，疼痛的性质是否剧烈，持续的时间是否延长，服用药物硝酸甘油以后症状是否缓解等。

2. 心律失常　严密心电监测，及时发现心率及心律的变化，在急性心肌梗死溶栓治疗后24 小时内易发生再灌注性心律失常，特别是在溶栓治疗即刻至溶栓后 2 小时内应设专人床旁心电监测。发现频发室性期前收缩，成对出现或呈非持续性室速，多源性或 R on T 现象的室性期前收缩及严重房室传导阻滞时，应立即通知医生，遵医嘱使用利多卡因等药物，警惕室颤或心搏骤停、心脏性猝死的发生。监测电解质和酸碱平衡状况，因电解质紊乱或酸碱平衡失调时更容易并发心律失常。

3. 低血压和休克　动态观察患者有无血压下降，是否伴有烦躁不安、面色苍白、皮肤湿冷、脉细而快、大汗淋漓、少尿、神志迟钝，甚至晕厥。一旦发现患者有血压下降趋势，应及时报告医生，遵医嘱给予升压、补液等处理。

4. 心力衰竭　严密观察患者有无呼吸困难、咳嗽、咳痰、少尿、颈静脉怒张、低血压、心率加快等，听诊肺部有无湿啰音。避免情绪激动、饱餐、用力排便等加重心脏负荷的因素。

5.其他急性心肌梗死伴随并发症　做好生命体征监测，准备好急救药物和抢救设备如除颤仪、起搏器等，随时做好抢救准备。

（四）心理照护

本病的病程较长，患者易于产生焦虑、恐惧、急躁或悲观等心理障碍，照护人员应重视老年冠心病患者的心理健康状态。首先，主动与患者接触，关心、体贴患者，耐心听取患者的主诉，根据患者提出的问题及引起心理障碍的原因，进行有针对性的解释、开导和安慰。将冠心病的知识介绍给患者，使其对所患疾病有正确的认识和了解，并向患者讲解情绪与健康和疾病的关系，指出良好的情绪和坚强的意志有利于疾病向好的方向转归。

（五）健康指导

1.自我管理教育指导　冠心病是一种长期慢性疾病，患者自我管理能力是疾病控制的关键因素之一。自我管理教育指导尤其注意掌握自我病情监测，因此，医务人员应教会患者及家属心绞痛发作时的缓解方法，胸痛发作时应立即停止活动或舌下含服硝酸甘油。如服用硝酸甘油不缓解，或心绞痛发作比以往频繁、程度加重、疼痛时间延长，应立即到医院就诊，警惕心肌梗死的发生。不典型心绞痛发作时可能表现为牙痛、上腹痛等，为防止误诊，可先按心绞痛发作处理并及时就医。告知患者应定期复查心电图、血压、血糖、血脂、肝功能等。

2.日常生活指导　生活方式的改变是冠心病治疗的基础。应指导患者：①合理膳食：宜摄入低热量、低脂、低胆固醇、低盐饮食；多食蔬菜、水果和粗纤维食物如芹菜、糙米等，避免暴饮暴食，注意少量多餐。②戒烟限酒。③适量运动：运动方式应以有氧运动为主，注意运动的强度和时间因病情和个体差异而不同，必要时需要在监测下进行。④心理平衡：调整心态，减轻精神压力，逐渐改变急躁易怒性格，保持心理平衡。可采取放松技术或与他人交流的方式缓解压力。⑤避免诱发因素：告知患者及家属过劳、情绪激动、饱餐、用力排便、寒冷刺激等都是心绞痛发作的诱因，应注意尽量避免。

3.用药指导　指导患者出院后遵医嘱服药，不要擅自增减药量，自我监测药物的不良反应。外出时随身携带硝酸甘油以备急需。硝酸甘油见光易分解，应放在棕色瓶内存放于干燥处，以免潮解失效，药瓶开封后每6个月更换一次，以确保疗效。老年冠心病患者用药多、用药久，部分药品价格昂贵，往往存在依从性低。健康教育途径要多样化，让患者知道药物治疗的必要性。

4.康复指导　康复运动前应进行医学评估与运动评估，确定康复运动的指征。心肺运动试验是测定运动耐力的重要标准，与患者一起制订个体化运动处方，指导患者出院后的运动康复训练。个人卫生、家务劳动、娱乐活动等也对患者有益。患者康复分为住院期间康复、门诊康复和家庭持续康复几个阶段。①运动原则：有序、有度、有恒。②运动形式：以行走、慢跑、简化太极拳、游泳等有氧运动为主，可联合静力训练和负重等抗阻运动。③运动强度：根据个体心肺功能，循序渐进，一般选择 60%～70%V_{O_2}max 靶心率（即最大心率的 70%～85%）范围控制运动强度。其他确定运动强度的方法包括心率储备法、自我感知劳累程度分级法（Borg 评分）等。④持续时间：初始是 6～10 分钟 / 次，含各 1 分钟左右的热身活动和整理活动；随着患者对运动的适应和心功能的改善，可逐渐延长每次运动持续时间。⑤运动频率：有氧运动每周 3～5 天，最好每天运动，抗阻运动、柔韧性运动每周 2～3 天，至少间隔 1 天。

5. 家属指导　教会家属心肺复苏技术以备急用。

三、相关技术

中医适宜技术干预：依据老年冠心病患者的症状和体征，选取恰当的中医适宜技术进行干预。寒凝血瘀、气虚血瘀者可艾灸内关、心俞、膻中、气海等穴位，也可采用隔姜灸、温和灸、回旋灸、雀啄灸等灸法，每个部位灸 5 ～ 10 分钟，防止烫伤。施灸过程中注意观察患者反应。

第三节　老年人慢性心力衰竭及照护

慢性心力衰竭（chronic heart failure，CHF）是心血管疾病终末期表现，是导致心血管疾病患者死亡的最主要原因。慢性心力衰竭影响全球约 2% 的成年人口。心力衰竭的患病率与年龄密切相关，年龄不超过 60 岁人群患病率＜ 2%，而 75 岁以上人群患病率＞ 10%。此外，由于人口的老龄化及医学上对急性心血管疾病的治疗进展，预计在未来 20 年内，心力衰竭的患病率将增加 25%。心力衰竭在威胁人们身体健康的同时，也增加了公共卫生领域的经济负担。

一、评估

（一）健康史

老年人慢性心力衰竭的发病与冠心病、高血压、心肌炎、心肌病、风湿性心脏瓣膜病等病史密切相关，且慢性心力衰竭常由一些增加心脏负荷的因素所诱发，感染（呼吸道感染最常见）、心律失常、生理或心理压力过大、妊娠或分娩等诱因。

（二）身体状况

1. 左心衰竭　以肺循环淤血和心排血量降低为主要表现。

（1）症状　不同程度的呼吸困难：是左心衰竭最主要的症状。可表现为劳力性呼吸困难、夜间阵发性呼吸困难或端坐呼吸。①劳力性呼吸困难：左心衰竭早期，呼吸困难主要发生在剧烈劳动时，休息后缓解，随着疾病发展，在较轻微的活动时也可出现呼吸困难。②夜间阵发性呼吸困难：发作多在夜间熟睡 1 ～ 2 小时后，患者因气急、胸闷突然憋醒，被迫坐起，伴阵咳、哮喘性呼吸音或咳泡沫样痰。③端坐呼吸：患者平卧时感到呼吸困难，被迫采取半卧位或坐位以减轻呼吸困难，即称为端坐呼吸。

咳嗽、咳痰和咯血：咳嗽、咳痰是肺泡和支气管黏膜淤血所致，坐位或立位时咳嗽可减轻或消失。痰液为白色浆液性泡沫状，偶可见痰中带血丝。长期慢性肺淤血，肺静脉压力升高，导致肺循环和支气管血液循环之间形成侧支，血管一旦破裂引起大咯血。

疲倦、乏力、头晕、心悸：因心排血量降低，器官、组织血液灌注不足及代偿性心率加快所致。

少尿及肾功能损害：左心衰竭导致肾血流量减少，患者可出现少尿。长期慢性的肾血流量减少导致血尿素氮、肌酐升高，并可有肾功能不全的症状。

（2）体征　心脏体征：除原有心脏病的体征外，出现心脏扩大（单纯舒张性心力衰竭除外）及相对性二尖瓣关闭不全的杂音、肺动脉瓣区第二心音亢进及心尖区闻及舒张期奔马律。

肺部湿啰音：由于肺毛细血管压增高，液体渗出至肺泡，出现湿性啰音。随着病情加重，局限于肺底部的肺部啰音扩展至全肺。

2.右心衰竭 以体循环淤血为主要表现。

（1）症状 消化道症状：胃肠道及肝淤血引起食欲减退、恶心、呕吐、腹胀等，是右心衰竭最常见的症状。

呼吸困难：继发于左心衰竭的右心衰竭可表现为劳力性呼吸困难，单纯性右心衰竭为分流性先天性心脏病或肺部疾病所致，也有明显的呼吸困难、疲乏等症状。

（2）体征 心脏体征：除原有心脏病的相应体征外，右心衰竭时可因右心室显著扩大而出现三尖瓣关闭不全的反流性杂音。

水肿：其特征为对称性、下垂性、凹陷性水肿，重者可延及全身。可伴有胸腔积液，以双侧多见，若为单侧则以右侧更多见。

颈静脉征：颈静脉充盈、怒张是右心衰竭的主要体征，肝－颈静脉回流征阳性则更具特征性。

肝脏体征：肝脏常因淤血而肿大，表面光滑，质地较软，压痛明显。持续慢性右心衰竭可致心源性肝硬化，晚期可出现肝功能受损、黄疸及腹水。

发绀：周围性发绀，由于静脉血氧降低所致，多见于长期右心衰竭的患者。

3.全心衰竭 一般先有左心衰竭，当合并右心衰竭后形成全心衰竭，患者同时患有左心衰竭和右心衰竭的临床表现。右心衰竭时右心排血量减少，因此使得左心衰竭所导致的肺淤血的临床表现减轻或不明显。扩张型心肌病等表现为左、右心室衰竭者，左心衰竭的表现以心排血量减少的相关症状体征为主，肺淤血症状往往不严重。

4.心功能分级 心力衰竭的严重程度通常采用美国纽约心脏病学会（New York Heart Association，NYHA）于1928年提出的心功能分级方法。

Ⅰ级：心脏病患者日常活动量不受限制，一般活动不引起乏力、呼吸困难等心力衰竭症状。Ⅱ级：心脏病患者体力活动轻度受限，休息时无自觉症状，一般活动下可出现心力衰竭症状。Ⅲ级：心脏病患者体力活动明显受限，低于平时一般活动即引起心力衰竭症状。Ⅳ级：心脏病患者不能从事任何体力活动，休息状态下也存在心力衰竭症状，活动后加重。

5.心力衰竭分期 由美国心脏病学会及美国心脏协会（ACC/AHA）于2001年提出，根据心力衰竭相关的危险因素、心脏的器质性及功能性改变、心力衰竭的症状等为依据将心力衰竭进行划分。

A期：前心力衰竭阶段：患者存在心力衰竭高危因素，但目前尚无心脏结构或功能异常，也无心力衰竭的症状和（或）体征。包括高血压、冠心病、糖尿病和肥胖、代谢综合征等最终可累及心脏的疾病，以及应用心脏毒性药物史、酗酒史、风湿热史或心肌病家族史等。B期：前临床心力衰竭阶段：患者无心力衰竭的症状和（或）体征，但已出现心脏结构改变，如左心室肥厚、无症状瓣膜性心脏病、既往心肌梗死史等。C期：临床心力衰竭阶段：患者已有心脏结构改变，既往或目前有心力衰竭的症状和（或）体征。D期：难治性终末期心力衰竭阶段：患者虽经严格优化内科治疗，但休息时仍有症状，常伴心源性恶病质，须反复长期住院。

6.6分钟步行试验 通过评定慢性心力衰竭患者的运动耐力，评价心力衰竭严重程度和疗效。要求患者在平直走廊里尽快行走，测定 6 分钟步行距离，根据 USCarvedilol 研究设定的标准，＜ 150 米、150 ～ 450 米和＞ 450 米分别为重度、中度和轻度心力衰竭。

（三）辅助检查

1. 血液检查 利钠肽是心力衰竭诊断、患者管理、临床事件风险评估中的重要指标，常用 BNP 及 NT-proBNP。未经治疗的患者若 BNP 水平正常，可基本排除心力衰竭诊断，已接受治疗者 BNP 水平高则提示预后差。但很多疾病均可导致 BNP 升高，因此特异性不高。

2. X 线检查 心影大小及外形可为病因诊断提供重要依据。右心衰竭可见右心房及右心室增大，上腔静脉增宽而肺野清晰。左心衰竭可见左心室增大；肺门阴影增深，肺纹理增强；肺水肿时肺部有云雾状阴影，近肺门处更显著。

3. 超声心动图 能准确地提供心脏各腔室的大小变化、心脏瓣膜结构等改变情况，并且能反映心室收缩与舒张的功能。

4. 放射性核素检查 放射性核素心血池显影有助于判断心室腔大小，计算左心室最大充盈速率以反映心脏舒张功能。同时，可行心肌灌注显像可评价存活或缺血心肌，但在测量心室容积或更精细的心功能指标方面价值有限。

5. 心 – 肺运动试验 正常人每增加 100mL/（min·m²）的耗氧量，心排血量需增加 600mL/（min·m²）。当患者的心排血量不能满足运动需求时，肌肉组织就从流经它的单位容积血中提取更多的氧，致动 – 静脉血氧差值增大。在氧供应绝对不足时，即出现无氧代谢，乳酸增加，呼气中 CO_2 含量增加。

6. 有创性血流动力学检查 对急性重症心力衰竭患者必要时采用右心漂浮导管在床边进行该项检查，经静脉插管直至肺小动脉，测定各部位的压力及血液含氧量，计算心脏指数（CI）及肺小动脉楔压（PCWP），直接反映左心功能。正常时 CI ＞ 2.5L/（min·m²），PCWP ＜ 12mmHg。心力衰竭时，CI 值降低，PCWP 值升高。

（四）心理 – 社会状况

心力衰竭往往是心血管疾病发展至晚期的临床表现。老年患者长期经受疾病折磨和心力衰竭反复发生、生活难以自理，使老年人及家属失去治疗信心，对未来治疗充满恐惧。且患者家属往往会因长期照顾患者而忽视患者的心理感受，所以在照护过程中，应重视评估患者及其家庭和社会的支持状况。

二、照护

老年人心力衰竭照护的目标是防止和延缓老年人心力衰竭的发生发展，缓解临床症状，提高生活质量，降低住院率与病死率。治疗原则：采取综合治疗措施，包括对各种可致心功能受损的疾病（高血压、糖尿病、冠心病）进行早期管理，调节心力衰竭代偿机制，减少其负面效应。

（一）饮食、运动、起居照护

1. 饮食照护 饮食治疗是老年人心力衰竭治疗的重要组成部分，心力衰竭患者血容量增加，体内水钠潴留，减少钠盐摄入有利于减轻上述情况，但在使用强效排钠利尿剂时，过分严格限盐可导致低钠血症。应减少单糖饮食而增加高纤维饮食的摄入。需保证蛋白质及必需氨基酸的摄入。应进食低脂肪酸、多不饱和脂肪酸的食物，可改善心力衰竭的病理生理变化。

中医食疗对于心力衰竭老年患者尤为适宜。中医食疗以药食同源为依据，常辨证予食，可改善心力衰竭的病理过程。肾阳虚型患者可服用茯苓、白术、桂枝、冬瓜皮、粳米等，可使足肿、气短、心悸等症状得到改善；心气虚型患者可服用人参粉、蛤蚧粉等，可达到补益肺肾、纳气定喘的效果；肝胃气逆型患者可服用旋覆花、莱菔子、代赭石、半夏、生姜等，对于心力衰竭并有胃纳差、恶心呕吐者有效。

2. 运动照护　鼓励病情稳定的心力衰竭老年患者主动运动，根据病情轻重不同，在不诱发症状的前提下从床边小坐开始，逐步增加有氧运动。运动过程中应该注意，活动量过大或增加过快，往往是老年人发生意外损伤的原因之一。因此，老年人锻炼时要循序渐进，对一定的运动负荷适应后再慢慢增加活动量。由于老年人的肌肉在慢慢萎缩，肌肉的力量也有所减退，神经系统反应较慢，所以最好选择一些缓慢、放松的运动，能使全身得到运动，如太极拳、八段锦、散步等。

3. 起居照护　对于老年心力衰竭患者而言，急性期或病情不稳定者应限制体力活动，卧床休息，以降低心脏负荷，有利于心功能的恢复。但老年人往往伴有其他心血管疾病，长期卧床易发生深静脉血栓形成，同时也可能出现消化功能减低、肌肉萎缩、压疮等，通过适宜的活动能够提高骨骼肌功能，改善活动耐量。

（二）口服用药照护

1. 利尿药　利尿药是心力衰竭治疗中改善症状的基石。利尿药通过排钠排水减轻心脏的容量负荷，原则上在慢性心力衰竭急性发作和明显体液潴留时应用。利尿药包括排钾和保钾利尿药两大类，排钾利尿药主要有氢氯噻嗪、呋塞米、托拉塞米；保钾利尿药包括螺内酯、氨苯蝶啶、阿米洛利等。一般口服给药，重度心力衰竭患者可用呋塞米静注或静滴。

2. 肾素 – 血管紧张素 – 醛固酮系统（renin–angiotensin–aldosterone system，RAAS）抑制剂

（1）血管紧张素转化酶抑制药（angiotensin converting enzyme inhibitors，ACEI）是目前治疗慢性心力衰竭的首选用药。ACEI 种类很多，如卡托普利 12.5 ～ 25mg，每天 2 次；贝那普利等为长效制剂，每天 1 次。注意血管紧张素转换酶抑制剂（angiotensin converting enzyme，ACE）治疗应从小剂量开始，患者能够很好耐受后逐渐加量，至适量后长期维持终生用药，避免突然停药。

（2）血管紧张素受体拮抗药（angiotensin Ⅱ AT1 receptor blockers，ARB）：当心力衰竭患者因 ACEI 引起干咳而不能耐受时，可改用 ARB。老年心力衰竭患者应从小剂量起用，逐步增至目标推荐剂量或可耐受最大剂量。

（3）醛固酮受体拮抗药：螺内酯是应用最广泛的醛固酮受体拮抗药，螺内酯作为保钾利尿剂，能阻断醛固酮效应，抑制心血管重塑，改善心力衰竭的远期预后。但在老年患者的应用上，必须注意血钾的监测，近期有肾功能不全或高钾血症者不宜使用。

3. β 受体阻断药　β 受体阻断药主要用于拮抗代偿机制中交感神经兴奋性增强的效应，抑制心室重塑，长期应用能显著改善预后，从而提高患者运动耐量，降低死亡率，尤其是猝死率。目前临床使用的 β 受体阻断药，包括美托洛尔、比索洛尔、卡维地洛等。禁忌证为支气管痉挛性疾病、严重心动过缓、二度及二度以上房室传导阻滞、严重周围血管疾病和重度急性心力衰竭。在老年心力衰竭患者使用时应尤为注意。

4.洋地黄类药物　洋地黄制剂应用过程中应警惕洋地黄中毒的发生。尤其当患者伴有心肌缺血、缺氧及低血钾、低血镁、甲状腺功能减退、肾功能不全的情况下更易出现洋地黄中毒，其最重要的表现为各类心律失常，以室性期前收缩常见，多表现为二联律、非阵发性交界区心动过速、房性期前收缩、心房颤动及房室传导阻滞等。快速房性心律失常伴传导阻滞是洋地黄中毒的特征性表现。胃肠道表现及神经系统症状等在维持量法给药时已相对少见。

洋地黄中毒的处理：①立即停用洋地黄。②低血钾者可口服或静脉补钾，停用排钾利尿药。③纠正心律失常：快速性心律失常可用利多卡因或苯妥英钠，一般禁用电复律，致心室颤动；有传导阻滞及缓慢性心律失常者可用阿托品静注或安置临时心脏起搏器。

（三）心理照护

老年患者的精神负担较大，心力衰竭对躯体活动功能的限制，使其自我护理能力下降。因经济压力和陪同照护等因素的影响，使患者的精神心理往往趋向于焦虑、抑郁等不良情绪，甚至使患者诱发强烈的心理应激。老年照护人员应重视老年心力衰竭患者的心理健康状态，积极健康的心态有助于疾病的控制及生活质量的提升。可对老年心力衰竭患者进行健康宣教，加强患者与老年照护人员的沟通，从而利于正确认识疾病，缓解不良情绪。同时，鼓励患者多参加户外活动，加强体育锻炼。对存在抑郁、焦虑的患者，由心理咨询师对患者进行心理评估，提供必要的心理咨询与治疗服务。

（四）健康指导

1.疾病预防指导　对心力衰竭 A 期的老年心力衰竭患者应强调对各种高危因素的积极干预，包括积极治疗原发病等。指导患者避免可增加心力衰竭危险的行为，包括吸烟、饮酒。指导患者避免各种诱发因素，如呼吸道感染、过度劳累、情绪激动等。

2.疾病知识指导　主要包括饮食及运动。饮食宜富有营养、低盐低脂、易消化的饮食，每餐不宜过饱。消瘦老年患者应增强营养支持，肥胖老年患者应控制体重。运动锻炼对减缓心力衰竭自然病程有利，是一种能改善患者临床状态的辅助治疗手段，所有稳定性慢性心力衰竭并且还能够参加体力适应计划的老年患者，均应当根据心肺运动试验制订个体化运动处方，并且运动过程中应做好监测，随时调整运动量。

3.用药指导与病情监测　坚持遵医嘱服药，告知患者药物的名称、剂量、用法、作用与不良反应。病情监测上，每天测量体重，若 3 天内体重增加 2kg 以上，应考虑已有水钠潴留，需要利尿或加大利尿药剂量；患者一般每 1～2 个月随访 1 次，病情加重时及时就诊。对于自我管理能力欠佳的老年患者，应加强对患者家属的宣教，引导家属协助进行用药指导与病情监测。

三、相关技术

中医适宜技术干预：艾灸技术在心力衰竭患者中应用较为广泛，通过艾灸中脘、气海、关元及双侧三阴交等穴位，可改善心功能，有效缓解水肿、消化道等临床症状，提高生活质量。耳穴贴压技术尤其适用于慢性心力衰竭伴便秘患者。慢性心力衰竭患者气虚血瘀、长期卧床，会导致胃肠蠕动无力，从而引发便秘，用力排便则易诱发心力衰竭，通过耳穴贴压能有效疏通经脉气血、调和脏腑，从而改善慢性心力衰竭患者的便秘情况。老年心力衰竭患者通过运用补气养血、活血化瘀等中药进行足浴，能结合药物和治法的双重作用，改善患者心功能。

案例分析

回顾本节案例：徐某，女，70岁，高血压病史5年，能够坚持服降压药，但近半个月血压控制差。照护人员主要是从生命体征、疾病症状、心理状况方面评估进行照护评估；做好血压监测，观察有无靶器官损伤的征象。血压急剧增高时，应注意有无头痛、头晕、恶心、呕吐症状及瞳孔变化情况；遵医嘱调整并坚持服用降压药；急性期绝对卧床休息；高血压急症时给予吸氧，保持呼吸道通畅，开放静脉通道等；关心、鼓励奶奶，保持其心情乐观开朗；拉起床挡，保证安全；避免屏气或用力排便；活动范围内应无障碍物，地面保持干燥，厕所有扶手；洗澡时，水温不宜过高；多食含维生素、蛋白质的食物，以清淡、无刺激的食物为宜，适当控制食量和总热量，控制钠盐及动物脂肪的摄入。同时，指导其合理安排生活，注意劳逸结合。

［本章小结］

本章介绍了老年高血压、老年冠状动脉粥样硬化性心脏病及老年人慢性心力衰竭的评估、照护及相关技术。重点是以老年人的血压标准控制血压、防止及延缓各种并发症、提高老年人生活质量为目标进行老年高血压照护；以帮助老年人制订合适的运动计划、预防并延缓并发症的发生，或者发生并发症后能得到及时妥善处置为目标进行老年冠状动脉粥样硬化性心脏病照护；以防止和延缓老年心力衰竭的发生发展、缓解临床症状、提高生活质量及降低住院率与病死率为目标，进行老年人慢性心力衰竭照护。

［思考题］

1. 老年高血压患者的生活方式照护涵盖哪些内容？
2. 简述老年冠状动脉粥样硬化性心脏病的照护原则。
3. 如何正确指导老年冠状动脉粥样硬化性心脏病患者进行康复训练？
4. 急性心肌梗死患者的照护要点有哪些？
5. 简述老年心力衰竭照护的治疗原则。

第十一章　老年人呼吸系统疾病及照护

【学习要求】

1. 掌握老年慢性阻塞性肺疾病、肺炎、哮喘患者评估要点及照护措施；掌握排痰训练和呼吸功能训练的方法、常用吸入装置的使用、常用药物的不良反应。

2. 熟悉老年慢性阻塞性肺疾病、肺炎、哮喘患者的临床特征、氧疗照护、健康教育内容；熟悉中医适宜技术在上述疾病中的应用。

3. 了解老年慢性阻塞性肺疾病、哮喘患者的病程分期。

📨 案例导入

王某，男，81岁。吸烟史40年，已戒烟10年，慢性咳嗽12年。2天前受凉，继而出现发热，咳嗽加重，咳白色黏液样痰，量较多，自感气短、喘憋，睡觉不能平卧，到医院就诊。门诊医生发现王爷爷神志清楚，嘴唇轻度发绀。测体温38.1℃，脉搏80次/分钟，血压135/80mmHg。收住院后查体：胸部呈桶状，双肺叩诊为过清音，听诊可闻及干啰音。胸片见双肺纹理增粗，肺功能：FEV_1/FVC 65%，血气分析：PH 7.38，PaO_2 60mmHg，$PaCO_2$ 48mmHg。作为照护人员，请思考：

1. 需从哪几个方面为王爷爷进行全面的照护评估？

2. 王爷爷目前的照护要点是什么，主要有哪些照护措施？

呼吸系统疾病是我国第一大系统性疾病，老年人尤甚，患病率和病死率高，疾病负担重，严重威胁着老年人的健康。主要分为五大类疾病：气流受限性肺疾病、限制性通气功能障碍性肺疾病、肺血管疾病、恶性肿瘤和感染性肺疾病。本章重点介绍老年慢性阻塞性肺疾病和老年肺炎、老年哮喘患者的照护。

第一节　老年人慢性阻塞性肺疾病及照护

慢性阻塞性肺疾病（chronic obstructive pulmonary disease，COPD）简称慢阻肺，以持续存在的呼吸系统症状和气流受限为特征，通常与显著暴露于有害颗粒或气体引起的气道和（或）肺泡异常有关，以慢性、进行性加重的呼吸困难、咳嗽、咳痰为主要临床表现。病变主要累及肺脏，因肺功能进行性减退，严重影响老年患者的生活质量。

慢性阻塞性肺疾病是我国呼吸系统的常见病、多发病，患病率、致残率和病死率高，患病周期长、反复急性加重，往往有多种合并症，严重影响患者的预后和生活质量，是慢性肺源性心脏病和慢性呼吸衰竭最常见的病因。患病率随年龄增长而增加，2018 年发表的中国成人肺部健康研究数据显示，我国 60 岁以上老年人慢性阻塞性肺疾病患病率已超过 27%。

一、评估

（一）健康史

老年慢性阻塞性肺疾病的发病是个体因素与多种环境因素长期相互作用的结果，且与慢性支气管炎和（或）阻塞性肺气肿密切相关。

1. 个体因素 呼吸系统的老化改变使气道防御、清除能力下降，肺通气、换气功能不同程度降低。α- 抗胰蛋白酶重度缺乏、气道高反应性是重要的危险因素。

2. 环境因素 吸烟是最重要的环境因素，烟龄越长、吸烟量越大，患病率越高。烟草中的焦油、尼古丁、氢氰酸等化学物质可导致纤毛脱落、气道净化能力下降；刺激副交感神经，使支气管平滑肌收缩，气道阻力增加；使氧自由基产生增加，破坏肺弹力纤维。此外，长期接触烟尘、刺激性气体、职业粉尘和化学物质、室内外空气污染、使用木柴和煤等作为生活燃料、气温突变等，也是常见的致病因素。

（二）身体状况

老年慢性阻塞性肺疾病的临床特点表现：

1. 起病缓，病程长

（1）标志性症状 气短、呼吸困难。呈渐进性，早期仅在劳动、爬坡、上楼梯时感到气短，晚期在日常活动，甚至休息时也会出现。重度患者和急性期加重时还会出现喘息。

（2）其他症状 一般有慢性咳嗽、咳痰等慢性支气管炎的表现，晨间咳嗽明显或夜间阵咳。清晨咳嗽痰多，多为白色黏液痰、浆液泡沫样痰。急性期痰量增多，可呈脓性痰。晚期老年患者会出现食欲减退、体重下降或营养不良等。

（3）体征 早期可无异常体征。进展期可见桶状胸，听诊时双肺呼吸音减弱，叩诊呈过清音，严重者可见缩唇呼吸。

2. 并发症重 包括自发性气胸、呼吸衰竭、肺性脑病、酸碱失衡和电解质紊乱、心律失常、肺栓塞、肺动脉高压等。

3. 病程分期

（1）急性加重期 特征是呼吸系统的症状恶化，如短期内咳嗽、咳痰，呼吸困难比平时加重，或痰量增多、咳黄痰，可伴有发热。

（2）稳定期 患者咳嗽、咳痰、气短等呼吸道的症状稳定，或症状轻微。

（三）辅助检查

1. 肺功能检查 是判断气道阻塞和持续气流受限的最主要客观指标。患者吸入支气管扩张剂后，第 1 秒用力呼气容积（FEV_1）与用力肺活量（FVC）比值（FEV_1/FVC）< 70% 可确定。肺总量、功能残气量、残气量增加，肺活量减低，说明存在肺过度充气。

2. 胸部 X 线检查 早期胸片无异常，后期可出现肺纹理增粗、紊乱，也可见肺气肿改变。对慢性阻塞性肺疾病诊断的特异性不高，但有助于鉴别其他疾病。

3. 胸部 CT 检查　可见小气道病变、肺气肿及其并发症的表现。有助于排除其他症状相似的疾病。

4. 其他　合并细菌感染时，可出现外周血白细胞计数增高。

（四）心理－社会状况

因长期患病，且反复发作，担心疾病复发和加重，老年患者会感到压力，产生急躁、过度担忧等情绪，甚至失眠、焦虑、抑郁。部分生理功能丧失，可能导致个人社会和家庭角色适应不良，影响家庭关系。也可因经济条件差，治疗依从性降低，反过来加重病情。

二、照护

急性加重期患者的照护目标是通过扩张支气管、呼吸支持、控制感染等措施，将本次发病的影响降至最低，并预防再次急性加重。稳定期患者的照护目标是减轻呼吸系统症状，改善运动耐量和健康状况，降低未来疾病进展、急性加重等风险，降低病死率。

以下照护措施主要针对稳定期老年患者。

（一）饮食、运动、起居照护

1. 饮食照护　进食高热量、高蛋白质、富含维生素的食物，均衡营养，粗细搭配，荤素适当。细嚼慢咽，多吃新鲜水果蔬菜、全谷物、豆类和优质蛋白，补充维生素和纤维素，少吃深加工和油炸食物。忌辛辣、肥腻、过甜、过咸。每日饮水 1000 ～ 1500mL，利于排痰、预防便秘。

同时，根据中医学的辨证分型选择食疗，雪梨银耳百合汤有利于清肺化痰、理气止咳，杏仁粥、莱菔子生姜汁利于开郁宣肺、降气平喘，金银花茶可疏风清热、宣肺化咳，紫苏粥可疏风散寒、宣肺止咳，可在医生指导下协助老年人饮用。

2. 运动照护　协助老年人采取舒适体位，呼吸困难者采取半卧位或身体前倾位。避免去人口聚集的公共场所。减少久坐，适当活动，活动以不加重症状、不感到疲劳为宜。可步行，每日 500 ～ 1500 米，从小运动量开始，逐渐加大，可中速或中速－快速－慢速交替进行。

3. 起居照护　保持房间洁净，空气新鲜，温湿度适宜，及时开窗通风。防寒保暖，季节交替时及时增减衣物，戴口罩，避免直接吸入冷空气。

（二）用药照护

稳定期老年患者需长期用药，不可擅自停药、减量。照护人员指导患者严格遵医嘱用药，并及时观察疗效、有无不良反应。主要包括支气管扩张药、抗生素、糖皮质激素、中药等。常用药的用法及常见不良反应如下：

1. 支气管扩张药　是控制症状的主要药物。

（1）β_2 肾上腺素受体激动剂　短效制剂如沙丁胺醇气雾剂，每次 1 ～ 2 喷雾化吸入，疗效可持续 4 ～ 5 小时。长效制剂如沙美特罗、福莫特罗，每日吸入 2 次即可。常见不良反应有窦性心动过速、心悸、肌肉震颤、头晕、头痛等。

（2）抗胆碱能药　短效制剂如异丙溴托铵气雾剂，雾化吸入可持续 6 ～ 8 小时，每次 2 ～ 4 喷，每日 3 ～ 4 次。长效制剂如噻托溴铵喷雾剂，每日吸入 1 次即可。常见口干、咳嗽、咽喉刺激、头晕、头痛等不良反应。

（3）茶碱类药　茶碱缓释片（控释片）每 12 小时一次，氨茶碱每日 3 次。

2. 糖皮质激素　急性加重期可用泼尼松龙或静脉注射甲泼尼龙，每日 1 次。与肾上腺素受体激动剂联用，可增加运动耐量，提高生活质量。常用方案为沙美特罗＋氟替卡松，或福莫特罗＋布地奈德。常见不良反应包括口腔念珠菌感染、咽喉刺激、咳嗽、声音嘶哑等。

3. 祛痰药　适用于痰不易咳出者。盐酸氨溴索每日 3 次，N– 乙酰半胱氨酸每日 2 次，或羧甲司坦每日 3 次。常见不良反应有恶心、呕吐、胃部不适等。

4. 中药　①中成药：气喘发作期可选择止喘灵注射液，痰浊阻肺型肺胀咳喘可选消咳喘胶囊，痰热壅肺型肺胀可选橘红丸，痰蒙神窍的肺胀咳喘宜选安宫牛黄丸，肺肾阴虚、阴虚肺热咳喘选哈蚧定喘丸。另外，丹红注射液、黄芪注射液有补虚益气之功效。②特色专方：慢性阻塞性肺疾病急性发作期可选瓜蒌薤白半夏汤加减，发作时控制症状选三拗汤加减，加味桂枝龙骨牡蛎汤有益血纳气之功效，补肾定喘汤扶正固本、止咳平喘，固本平喘汤对反复咳喘吐痰有效。用药期间注意察药物疗效及不良反应，并实时调整剂量。

（三）氧疗照护

1. 氧疗目的　使老年患者在海平面、静息状态下，$PaO_2 \geq 60mmHg$ 和（或）$SaO_2 > 90\%$。可有效改善缺氧、减少发病次数、减轻疾病严重程度、提高生存率。

2. 氧疗指征　$PaO_2 \leq 55mmHg$ 或 $SaO_2 \leq 88\%$，伴或不伴有 3 周发生 2 次高碳酸血症；PaO_2 55 ～ 60mmHg，或 $SaO_2 < 89\%mmHg$，患者出现肺动脉高压、右心衰竭（外周水肿）或红细胞增多症。

3. 氧疗方法　一般采用鼻导管持续低流量吸氧（氧流量 1 ～ 2L/ 分钟），吸氧时间每天 15 小时以上，使患者在静息状态下，使 $PaO_2 \geq 60mmHg$ 和（或）使 SaO_2 升高至 90% 以上。若吸入氧浓度过高，会引起二氧化碳潴留和呼吸抑制。

4. 观察氧疗效果　吸氧后，若呼吸困难、发绀程度减轻，呼吸频率、心率减慢，活动耐力增加，表示氧疗有效。若出现胸骨后烧灼感，伴轻度干咳，面部肌肉抽搐，提示氧中毒，需减量或立即停止。在开始氧疗后的 60 ～ 90 天内，应对疗效重新评估，以判断氧疗是否有效、是否需要继续氧疗。

（四）心理照护

照护人员和家属多与患者沟通，及时发现其心理变化，给予陪伴、关心、共情和情感支持。鼓励患者正确面对疾病，保持心情舒畅，以积极的心态战胜疾病。深呼吸训练有利于氧气交换、转移注意力，从而缓解压力。正念减压、认知 – 行为治疗均有一定作用。非药物干预效果不理想时，可在医生指导下采用药物对症处理。

呼吸训练有助于缓解紧张、焦虑情绪，方法：协助老年患者取坐位或站位，背部伸直，把注意力集中于呼吸节律。用鼻自然深吸气，使腹部扩张，吸气后稍作停顿，用口或鼻缓慢呼气。呼气时间要长于吸气时间，重复进行。每次持续 3 ～ 5 分钟，每日 3 ～ 5 次。

（五）健康指导

1. 避免危险因素　戒烟，空气污染外出时戴防尘口罩，条件允许时，用清洁燃料代替生物燃料，起居室和厨房保持通风。

2. 防寒保暖、预防感冒　气温骤降或气温偏低时，减少外出时间，保暖、戴口罩。稳定期患者，可接种流感疫苗和肺炎链球菌疫苗。

3. 排痰训练　①咳嗽排痰方法：先深吸一口气，稍微憋住，继而快速、用力将肺部分泌物咳出。②叩背排痰法：照护人员五指并拢、掌部呈空心状，自下而上、由外向内叩拍背部，力度适宜。排出的痰液需集中处理。

4. 呼吸功能训练

（1）缩唇呼吸　指导老年患者闭嘴，用鼻吸气，然后缓慢呼气，将嘴唇缩紧，呈吹口哨状，将气体从口中缓慢呼出，同时收缩腹部。吸气和呼气的时间比控制在 1 : 2 或 1 : 3。每分钟呼吸 7 ～ 8 次，每次锻炼 10 ～ 20 分钟，每日 2 次。

（2）腹式呼吸　协助老年患者取立位、坐位或卧位，将左、右手分别放在胸部和腹部肚脐处，用鼻缓慢吸气，腹部自然隆起，用口慢慢呼气，直至腹部瘪尽为止。可同时配合缩唇呼吸，锻炼的时间由短到长，以不感到疲劳为宜。锻炼时避免空腹，以饭后 1 ～ 2 小时为宜。不可操之过急，需长期坚持。

5. 预防　戒烟是预防慢性阻塞性肺疾病最重要的措施，加大控烟的宣传和教育，鼓励吸烟者尽可能戒烟。指导居民用清洁燃料代替传统生物燃料烹饪、取暖，厨房安装抽烟排风设备，室内及时开窗通风，提高家居环境水平。重污染天气时关闭门窗，尽量减少外出及户外停留时间。

三、相关技术

（一）中医适宜技术

依据老年慢性阻塞性肺疾病患者的症状和体征，选取恰当的中医适宜技术进行干预，以缓解症状，促进恢复，如艾灸疗法、耳穴疗法。艾灸疗法，取孔最、内关、列缺、太渊、风门、定喘、身柱、肺俞等穴，用艾炷 5 ～ 7 壮施灸，或用艾灸条灸 10 ～ 15 分钟。耳穴疗法，先用 75% 酒精消毒耳郭皮肤，用王不留行籽贴在支气管、肺、肾上腺等穴位处，保留 3 ～ 5 天，每日按压 3 ～ 5 分钟。

（二）常见吸入装置使用方法

吸入疗法已作为首选治疗方式推荐，优点是起效迅速、疗效好、安全性好。常见的吸入装置及使用方法如下：

1. 加压定量吸入剂（pMDI）　是指将药物、辅料、抛射剂共同灌装在有定量阀门的耐压容器中，通过按压阀门，将药物和抛射剂以气溶胶形式喷出。以 pMDI+ 储雾罐为例，使用步骤：①打开防尘帽和吸嘴。②将药罐用力摇匀。③将 pMDI 安装到储雾罐的尾端。④尽可能充分呼气。⑤按压 pMDI 药罐缓慢、完全用嘴吸气（含住储雾罐的吸气嘴）。⑥停止吸气后，将储雾罐吸嘴移开嘴唇，尽量屏气 10 秒，再缓慢呼气。⑦盖上药罐保护盖。

2. 干粉吸入剂（DPI）　吸附于药物微粉的载体分装在胶囊或给药的储药室中，在吸气气流的作用下，药物微粉以气溶胶形式被吸入肺内的制剂。以 DPI- 吸乐为例，使用步骤：①打开防尘帽和吸嘴。②取一粒胶囊放入中央室，合上吸嘴，直至听到"咔哒"声。③将刺孔按钮完全按下、松开。④尽可能充分呼气。⑤快速用力吸气。⑥停止吸气后，将吸嘴移开嘴唇，尽量屏气 10 秒，再缓慢呼气。⑦将用过的胶囊倒出，关闭吸嘴和防尘帽。

3. 软雾吸入剂（SMI）　是以压缩弹簧作为驱动力的主动气雾释放装置。以 SMI- 能倍乐为例，使用步骤：①将透明底座按照坐标箭头指示方向旋转半周，直至听到"咔哒"声。②完全打开防尘帽。尽可能充分呼气。快速用力吸气。停止吸气后，将吸嘴移开嘴唇，尽可能屏气 10 秒钟，之后缓慢呼气。呼气完成后，关闭防尘帽。

第二节　老年人肺炎及照护

肺炎（pneumonia）是指终末气道、肺泡和肺间质的炎症，病原微生物、理化因素、免疫损伤、过敏及药物因素均可导致。以肺炎链球菌、肺炎球菌导致的细菌性肺炎最常见。吸入性肺炎是老年肺炎的特殊类型，是吸入食物、口咽分泌物、胃内容物、其他液体或固体物质引起的非化学性炎症或合并细菌性炎症，其发病率和死亡率高，在老年肺炎中占有重要的地位。

老年肺炎位居各类老年疾病病死率第 4 位，病原体数量多、毒力强，宿主呼吸道局部和全身免疫防御功能下降或损害时，均可导致本病。年龄越长，老年肺炎发病率越高、住院时间越长，医疗照护费用越高。≥ 65 岁人群肺炎年发病率为 8.4/1000 人，≥ 90 岁时发病率升高 6 倍。随着人口老龄化日趋严重，老年肺炎对老年人健康和生命的威胁越大。

一、评估

（一）健康史

1. 危险因素　合并慢性基础疾病（如慢性阻塞性肺疾病、糖尿病、恶性肿瘤、尿毒症、神经系统疾病）、营养不良、健康状况差、集体居住、近期住院、吸烟、近期手术、应用免疫抑制剂、气管插管或留置胃管或隐性吸入等。

2. 吸入性肺炎的危险因素　老年人脑干功能衰退，遇到异物时出现吞咽运动的时间延长，P 物质（迷走神经释放的神经递质，可引起平滑肌收缩和咳嗽）减少，咳嗽反射和吞咽反射明显减弱。气管插管、留置胃管、服用某些药物均会增加误吸风险。老年人机体防御功能下降、口腔卫生状况差，牙周疾病和龋齿多见，口咽部、牙齿、牙龈均有细菌定植，一旦吸入肺内，口咽部分泌物携带的大量致病菌，易诱发细菌性肺炎。

（二）身体状况

1. 临床表现不典型　起病隐匿，老年肺炎患者呼吸道症状不典型，感染症状不突出，病情发展迅速，易引发严重并发症。大部分老年患者初期无发热、咳嗽、咳痰、胸痛、寒战等成人肺炎的常见症状，而是常以肺外表现为首发症状（如恶心、呕吐、食欲下降、腹泻、疲乏无力、意识改变等消化系统和神经系统的症状）。或仅为咳嗽、原有基础疾病加重（如血糖控制不佳、心衰），待病情进展后才出现发热、气促等表现，容易造成误诊、漏诊、延误治疗。另外，呼吸急促、呼吸频率增加、心动过速是老年肺炎较敏感的表现。长期居住在疗养机构或护理机构的患者，一旦出现神志的改变，往往提示预后不良。

2. 容易出现多器官功能损害　老年人的免疫功能降低，机体对致病因素的抵抗力差，感染性疾病易发。衰老使老年人对炎症的反应能力下降，多伴有营养失调、循环功能降低、器官功能减退，且临床表现不典型，导致不能及时发现和有效治疗，易出现多器官功能衰竭等并发症。

（三）辅助检查

1. 影像学检查　胸部影像异常是诊断老年肺炎和判断疗效的重要标志。以支气管肺炎、双侧肺炎和多叶肺炎多见，很少累及单叶肺。

2. 实验室检查 年老体弱者外周血白细胞计数、中性粒细胞比例可不升高，需结合 C 反应蛋白、血沉结果综合判断。痰涂片有助于病原学诊断，痰培养 24 ~ 28 小时可确定病原体。

（四）心理 – 社会状况

患者普遍年龄较大，多合并其他躯体疾病，伴有活动不便。对疾病预后、经济压力、照顾者负担等顾虑较多，心理压力大，对恢复健康信心不足。对健康信息的认知、接受能力低下，遵医依从性较差，对治疗、护理、康复过程不利。

二、照护

老年肺炎采取以抗感染为中心的综合治疗，早期（尤其是发病 4 小时内）应用足量、恰当的抗感染治疗尤为重要。主要照护措施如下：

（一）饮食、运动、起居照护

1. 饮食照护 补充足够热量、蛋白质和维生素，以流质、半流质饮食为主。多食用清淡、易消化食物，如茄子、番茄、菠菜、西蓝花、香蕉、苹果等。少食油腻、辛辣、生冷等刺激性食物，禁烟酒。餐后清洁口腔，及时刷牙、漱口。

为防止误吸，可将床头抬高 30 ~ 45°。留置胃管者，按照操作规范执行，每次注入 200mL。鼓励多饮水，每日 1000 ~ 2000mL。

2. 运动与起居照护 指导、协助老年患者卧床休息，减少耗氧量，缓解身体不适。房间安静、干净、整洁，定时开窗通风，使室内空气流通，温湿度适宜。生活不能自理者，协助患者大小便，帮助患者擦身、换衣。避免受凉、劳累。

（二）用药照护

1. 严格遵医嘱用药 遵医嘱应用抗生素、止咳、化痰、平喘等药物，并观察用药后体温、症状、实验室检查指标的变化。

2. 观察不良反应 应用头孢类抗生素后观察有无胃肠不适、皮疹、转氨酶升高、白细胞减少；用氧氟沙星等喹诺酮类药物后有无恶心、皮疹；用丁胺卡那等氨基糖苷类抗生素后有无耳鸣、头晕、唇舌麻木等表现。静脉滴注者，保持输液管道通畅，观察滴速，每分钟不宜超过 60 滴。

3. 中药 ①中成药：风寒袭肺选通宣理肺丸，风热咳嗽选羚羊清肺丸，肺燥咳嗽可选蜜炼川贝枇杷膏，痰湿咳嗽选二陈丸，痰热咳嗽选橘红丸，气虚咳嗽可选玉屏风散，急支糖浆对肺热咳嗽有效，阴虚咳嗽宜选川贝雪梨糖浆。②特色专方：主要有加减柴胡枳桔汤、川麦冬花雪梨膏、加味杏苏饮、麻仁石甘加味方、清气汤等。用药期间注意观察疗效，及时调整药物和剂量。

（三）感染性休克照护

安置老年患者呈仰卧中凹位，有利于呼吸和下肢静脉回流。禁饮食，注意保暖。立即高流量吸氧，改善缺氧状态。快速建立双重静脉通路，遵医嘱用药，维持有效血容量。遵医嘱给予抗生素、多巴胺等药物，并调节滴速，保证重要脏器血液供应，维持水电平衡。观察有无感染性休克的表现，如精神萎靡，烦躁不安，神志模糊，体温不升或高热，皮肤发绀，肢体湿冷，尿量变少等。

（四）心理照护

照护人员和家属多与患者沟通、交流，及时发现其心理变化，了解其想法、顾虑、担忧和需求等，给予鼓励、陪伴、关心和情感支持，提供针对性心理疏导，满足其诉求，避免过度喜怒忧思、消极悲观。帮助其调整心理状态，积极配合医、护、照护人员工作。

（五）健康指导

1. 接种疫苗　老年人及时接种肺炎链球菌疫苗和季节性流感疫苗、新型冠状病毒感染疫苗，可减轻感染后的危险性，降低医疗费用。

2. 预防吸入性肺炎　改善口腔卫生，养生良好的卫生习惯，早晚刷牙、饭后漱口，适当多饮水，及时治疗龋齿和牙周疾病。留置胃管者，照护人员协助其餐后 1 ～ 1.5 小时内保持床头抬高 30°～ 45°，可有效预防。积极治疗原有基础性疾病，如糖尿病、心脑血管疾病、胃食管反流等。

3. 提高机体抵抗力　适当参加体育锻炼，增强体质，提高机体免疫力及防御能力。避免受凉、劳累、吸入刺激性及有毒有害气体，寒冷季节注意保暖，及时增添衣物，尽量不去人员集中场所。积极治疗原有基础性疾病。

4. 减少危险因素　戒烟、限酒，寒冷、季节交替时注意保暖，空气污染天气尽量不外出。

三、相关技术

中医适宜技术干预：依据老年肺炎患者的症状，选取恰当的中医适宜技术进行干预，如拔罐疗法、敷贴疗法等。拔罐疗法时，取闪罐法在大椎穴拔罐，也可先用三棱针在大椎穴点刺后拔罐，拔出适量血液后，留罐 10 ～ 15 分钟，一般每日 1 次。咳嗽者可取天突穴，发热者可取曲池穴。另外，肺俞、中府穴拔罐也可辅助改善患者胸痛等症状，均留罐 10 ～ 15 分钟。敷贴疗法适用于肺炎有高热者，取葱白、艾叶各 6g，共同捣烂后分成两份，一份敷于神阙穴，另一份在虎口处刺至微出血，将药敷上，热退后去药。

第三节　老年人哮喘及照护

支气管哮喘（bronchial asthma）简称哮喘，以气道慢性炎症、气道高反应性、可逆性气流受限、气道重构为特征。临床表现为反复发作的呼气性呼吸困难、喘息、胸闷或咳嗽等症状，常在夜间、凌晨发作或加重，多数可自行或积极治疗后缓解。

老年人因自身免疫力较弱、合并多种基础疾病，已经成为支气管哮喘的高发人群。成年人哮喘患病率约为 1.24%，老年人哮喘发病率高达 4.5% ～ 12.7%，且随着年龄增长呈上升趋势。与成年人相比，老年哮喘患者的住院率、死亡率和医疗费用更高，对生活质量的影响更大。

一、评估

（一）健康史

1. 遗传因素　哮喘有多基因遗传倾向，发病呈家族聚集性，且与亲缘亲疏关系成正比。

2. 环境因素

（1）变应原性因素　如尘螨、家养宠物、蟑螂等室内变应原，花粉、草粉等室外变应原，油漆、活性染料等职业性变应原，鱼、虾、牛奶、蛋类等食物变应原，阿司匹林、抗生素等药物变应原。

（2）非变应原性因素　气压低、冷空气、环境污染（如煤气、油烟、被动吸烟、杀虫喷雾剂、蚊香）、剧烈运动、精神压力、肥胖等。

（二）身体状况

1. 症状　发作前有鼻痒、眼睑痒、打喷嚏、流鼻涕、流泪、干咳等先兆症状。发作性伴有哮鸣音的呼气性呼吸困难是老年哮喘典型症状，或有发作性胸闷、咳嗽，可在数分钟内发作，持续数小时到数日，往往在夜间及凌晨发作或加重。不典型者可表现为发作性咳嗽、胸闷。广泛的哮鸣音、呼气音延长是发作时的典型体征，哮鸣音减弱，甚至完全消失，往往提示病情危重。

2. 分期

（1）急性发作期　喘息、气急、胸闷等症状突然发生或症状加重，病情轻重不一。轻度呼吸困难表现为步行或上楼时气短，呼吸频率轻度增加；稍微活动后即感气短为中度呼吸困难，讲话常被迫中断，呼吸次数增加，可闻及弥漫的哮鸣音；休息时感到气短则为重度呼吸困难，常端坐呼吸，只能发单音字，大汗淋漓，呼吸 > 30 次 / 分钟，心率 > 120 次 / 分钟。病情危重时不能讲话，嗜睡或意识模糊，哮鸣音减弱甚至消失，脉率变慢或不规则。

（2）慢性持续期　患者没有哮喘发作，但有不同程度的喘息、咳嗽、胸闷等症状，可伴有通气功能下降。

（3）临床缓解期　患者 1 年以上没有喘息、气急、胸闷、咳嗽等症状。

3. 并发症多　如气胸、纵隔气肿、肺不张、慢性阻塞性肺疾病、支气管扩张、间质性肺炎、肺心病等。

（三）辅助检查

1. 痰嗜酸性粒细胞计数　多数患者会增高（> 2.5%），是评价哮喘气道炎症的指标和糖皮质激素治疗反应性的敏感指标。

2. 通气功能检测　在发作时呈阻塞性通气功能障碍表现，用力肺活量（FVC）正常或下降，FEV_1/FVC、最高呼气流量（PEF）均下降。其中，$FEV_1/FVC < 70\%$ 或低于正常预计值的 80% 为判断气流受限的重要指标。缓解期上述指标可恢复。

3. 支气管激发试验　适用于非发作期患者，方法：让患者吸入乙酰胆碱、组胺、变应原等激发剂后，观察 FEV_1 和 PEF 等指标下降的程度，FEV_1 下降 ≥ 20%，判定结果为阳性，提示存在气道高反应性。

4. 支气管舒张试验　用于测定气道的可逆性改变。让患者吸入支气管舒张剂（如沙丁胺醇、特布他林）20 分钟后重复测定肺功能，若与用药前相比，FEV_1 增加 ≥ 12%，绝对值增加 ≥ 200mL，判定结果为阳性，提示存在可逆性的气道阻塞。

5. 影像学检查　发作时胸部 X 线可见双肺透亮度增加，呈过度通气状态。部分患者胸部 CT 可见支气管壁增厚、黏液阻塞。

6. 其他　过度通气时，动脉血气分析可表现为呼吸性碱中毒，缺氧严重时可合并呼吸性酸中毒。外周血变应原特异性 IgE 增高有助于病因诊断。体内变应原试验（皮肤变应原试验和吸入变应原试验）是特异性变应原检测的方法。

（四）心理－社会状况

疾病病程长、反复发作，合并多种基础疾病，发作时对日常生活影响较大，且预后不佳，患者常心理负担较重。产生紧张、焦虑、悲观等负面情绪，战胜疾病的信心不足，依从性较差。

二、照护

哮喘急性期患者的照护目标是尽快缓解气道痉挛，纠正低氧血症，恢复肺功能，预防恶化或再次发作，防止并发症；哮喘慢性持续期患者的主要照护目标是健康教育，有效避免诱因。老年哮喘患者的总体照护目标是控制症状、促进舒适，改善生活质量，减少复发或不复发。主要照护措施如下：

（一）饮食、运动、起居照护

1.饮食照护　饮食清淡、易消化，避免硬、冷、油炸食物，海鲜、蛋类、奶类等容易诱发哮喘的食物。急性发作期间多饮水，每日 2500 ～ 3000mL。

2.运动照护　发作时卧床休息，呼吸困难者协助其取半卧位，重度哮喘发作时，需绝对卧床。及时刷牙、漱口，保持口腔卫生。

3.起居照护　室内温度 18 ～ 22℃，湿度 50% ～ 70%，保持空气新鲜。室内不摆放花草，室内不用地毯、皮毛和羽毛制品。戒烟戒酒、远离宠物。尽快脱离诱发本次哮喘发作的环境。

（二）用药照护

治疗哮喘的药物主要分为两类：控制性药物（吸入性糖皮质激素、白三烯调节剂、长效 β_2 受体激动剂、缓释茶碱、色甘酸钠、抗 IgE 抗体、抗 IL–5 抗体）需长期使用，目的是治疗气道慢性炎症，使哮喘维持临床控制，也称抗炎药。缓解性药物（短效 β_2 受体激动剂、短效吸入型抗胆碱能药物、短效茶碱、糖皮质激素）应按需使用，作用是迅速解除支气管痉挛，缓解哮喘症状，也称解痉平喘药。

用药照护措施主要是遵医嘱正确使用支气管扩张药物、糖皮质激素、抗生素等，观察疗效和病情变化，监测药物的不良反应。

1.糖皮质激素　是目前控制哮喘最有效的药物。吸入制剂是哮喘长期治疗的首选药物，常用倍氯米松、布地奈德、氟替卡松、环索奈德、莫米松等。规律吸入 1 ～ 2 周以上起效。口服药物适用于吸入无效或需短期加强治疗者，常用泼尼松和泼尼松龙。静脉用药适用于重度或严重哮喘发作时，如琥珀酸氢化可的松、甲泼尼龙。均需严格遵医嘱用药，不可私自减量或停药。口服药饭后服用，减少胃肠黏膜刺激。喷药后立即用清水充分漱口，减轻局部反应和胃肠吸收，观察有无口腔念珠菌感染、咽喉刺激、咳嗽、声音嘶哑等不良反应。吸入制剂的不良反应相对较少，但有增加肺炎发生的风险。

2.β_2 肾上腺素受体激动剂　短效制剂（SABA）是控制哮喘急性发作的首选药物，首选吸入法，用沙丁胺醇、特布他林。吸入剂包括气雾剂（MDI）、干粉剂、雾化溶液，但不可长期、单一使用。定量吸入适合轻、中度急性发作期患者，常用沙丁胺醇或特布他林气雾剂。每次 1 ～ 2 喷，每日 3 ～ 4 次，5 ～ 10 分钟可见效，疗效可持续 4 ～ 5 小时。不良反应主要有心悸、骨骼肌震颤、低钾血症等。长效制剂（LABA）与糖皮质激素联合应用，是最常用的哮喘控制药物。常用沙美特罗、福莫特罗，后者为快速起效药物。福莫特罗每日 2 次，每次 1 喷，可维持 12 小时，每日吸入 2 次。照护人员需协助并教会老年患者正确使用气雾剂，并告知注意事项。

3. 白三烯调节剂　是目前唯一可单独应用的哮喘控制性药物。常用孟鲁司特、扎鲁司特。不良反应主要为胃肠道症状、皮疹、转氨酶升高等。

4. 茶碱类药物　口服适用于轻度－重度哮喘发作及维持治疗，常用氨茶碱和缓释茶碱。静脉用药适用于重症和危重症患者，每日最大剂量不超过 1.0g。常见恶心、呕吐、心律失常、血压下降、多尿等不良反应。用药时浓度不易过高、滴速不可过快，防止中毒症状。茶碱缓（控）释片需整片吞服，不可嚼服。

5. 抗胆碱能药　包括短效吸入制剂（异丙托溴铵）、长效制剂（噻托溴铵）。异丙溴托铵有气雾剂和雾化溶液两种剂型，主要用于急性发作的治疗，可维持 4～6 小时。噻托溴铵有干粉吸入剂和喷雾剂，主要用于合并慢性阻塞性肺疾病患者，可维持 24 小时。常见不良反应为口干、咳嗽等。

6. 其他　IgE 抗体主要用于吸入糖皮质激素和长效 β_2 肾上腺素受体激动剂未控制、血清 IgE 水平增高的重症患者。抗 IL-5 抗体尤其适用于高嗜酸性粒细胞增高者。

7. 中药　缓解期、肺肾两虚者，可将吉林参、蛤蚧各半，研成细末服用，早晚各 2g。支气管哮喘咳嗽痰多者可将炙皂荚 90g、红枣 500g 去皮捣成泥，两者水清为丸，每日 3 次，每次 3g 服用。药膳食疗，南瓜餐、银杏叶大枣粥、莲子粥等对运气型哮喘有帮助，排骨炖萝卜、白术茯苓粥、白萝卜饮有利于哮喘恢复期，咳嗽喘息者可服用山楂黄豆糯米粥。用药及药膳食疗期间注意观察治疗效果，及时调整用药。

（三）氧疗照护

1. 氧疗方法　采用鼻导管或面罩吸氧，氧流量 2～4L/min，氧浓度 24%～28%，使 PaO_2 提高到 70～90mmHg 和（或）使 SaO_2 升高至 90% 以上。避免吸入氧浓度过高，引起二氧化碳潴留和呼吸抑制。

2. 观察氧疗效果　吸氧后，若呼吸困难、发绀程度减轻，呼吸频率、心率减慢，活动耐力增加，表示氧疗有效。若出现胸骨后烧灼感，伴轻度干咳，面部肌肉抽搐，提示氧中毒，需减量或立即停止。

（四）心理照护

营造舒适、放松的环境，照护人员多与老年患者交流，及时发现紧张、焦虑等情绪变化，了解其睡眠状态，给予理解、陪伴、共情。劝导、疏导患者，鼓励患者正确面对疾病，保持精神放松，以积极的心态面对疾病，配合治疗、护理。

（五）健康指导

1. 教育　告知患者哮喘的激发因素、避免诱因的方法，熟悉哮喘发作的先兆表现及处理办法，以及需立即去医院就诊的情形，学会自我监测病情、哮喘发作时紧急自我处理方法。教会其正确的药物吸入技术，留存医护人员的联系方式，谨遵医嘱用药。

2. 预防　确定并减少引起发作的变应原或其他非特异性刺激因素，脱离并长期避免接触是最有效的预防策略。戒烟戒酒，室内空气清新，远离有变应原的环境和物品，出门时佩戴口罩。在房间、随身包内备齐常用药品，一旦发作，及时应用。加强锻炼，增强体质，提高机体的免疫力和防御能力。

三、相关技术

中医适宜技术干预：依据老年哮喘患者的症状和体征，选取恰当的中医适宜技术进行干预。如预防哮喘急性发作时采用敷贴疗法，即将两组穴位与两组药物联合应用。具体方法：第一组穴位：大椎、肺俞、心俞、天突穴；第二组穴位：风门、厥阴俞、膻中、督俞穴。第一组药物：白芥子、甘遂、细辛、延胡索、麻黄，研成细末，用鲜姜汁调成糊状，摊在圆形的硫酸纸上备用。第二组药物：毛茛、天文草各 3 ～ 5 片鲜叶，捣成泥状，也用鲜姜汁调匀，做成直径 2.5cm 的药饼。每次选一组穴位和一组药物。将药饼贴在穴位处，药饼周围敷上棉花，盖消毒纱布，用胶布固定。贴敷 2 ～ 3 小时、局部有灼热感或微痛感后将药饼除去。隔 9 天后贴第二组穴位，贴敷 3 次为 1 个疗程，每年夏季或冬季贴 1 个疗程。

✿ 案例分析

回顾本章案例：王爷爷，81 岁。吸烟史 40 年，慢性咳嗽 12 年，受凉后出现发热、咳嗽加重，伴多量白色黏液痰，气短、端坐呼吸。作为照护人员，主要从生命体征、疾病症状、心理状况方面进行评估，重点是体温、呼吸、咳痰、呼吸困难和咳痰的情况，并观察病情有无加重。

照护要点包括协助爷爷持续低流量吸氧，指导其进行呼吸训练，如缩唇呼吸、腹式呼吸，教会王爷爷和家属使用药物吸入装置，必要时协助爷爷有效排痰。遵医嘱应用抗生素、支气管扩张药、祛痰药，并观察疗效。鼓励爷爷积极面对疾病，缓解不安情绪，配合治疗护理。拉起床挡，注意保暖，高热量、高蛋白质、富含维生素饮食，多吃蔬菜、水果，每日饮水 1000 ～ 1500mL，避免进食易产气的食物。

［本章小结］

本章介绍了老年人慢性阻塞性肺疾病、老年人肺炎及老年人哮喘的评估、照护和相关技术。重点要以减轻症状、降低疾病进展和加重等风险、提高老年人生活质量为目标对老年人慢性阻塞性肺疾病进行照护；以抗感染为中心的综合治疗为目的对老年人肺炎进行照护；以控制症状、促进舒适，改善生活质量，减少复发或不复发为目标进行老年人哮喘照护。

［思考题］

1.老年慢性阻塞性肺疾病患者如何做到有效的家庭长期氧疗，如何协助其有效排痰和呼吸功能训练？

2.老年慢性阻塞性肺疾病患者的健康教育措施有哪些？

3.老年哮喘患者常用药物的不良反应有哪些？

4.老年肺炎不同于成人肺炎的临床特征有哪些？如何预防？

第十二章　老年人内分泌和代谢性疾病及照护

【学习要求】

1.掌握老年糖尿病、骨质疏松症患者评估要点及照护措施；中医适宜技术在老年糖尿病和骨质疏松症中的应用；老年糖尿病、骨质疏松症患者心理状态。

2.熟悉老年糖尿病、骨质疏松症患者的并发症，以及辅助检查结果分析；血糖测量方法；老年骨质疏松症患者骨密度的测量与评估。

3.了解老年糖尿病、骨质疏松症患者的发病情况及诊断。

📧 案例导入

张某，男，73岁，糖尿病病史20年，能够坚持服降糖药，但近2年血糖控制不达标，BMI为28kg/m²。近1个月以来，张爷爷自觉双足大趾及双手无名指麻木，体力较之前下降，就诊于社区医院，社区医生初步诊断：老年糖尿病。

作为社区老年照护人员，请思考：

1.你如何为张爷爷进行照护评估？

2.针对张爷爷的身体状况，应采取哪些照护措施？

3.你如何给张爷爷进行血糖测量？

老年内分泌与代谢性疾病主要包括老年内分泌系统疾病、老年代谢性疾病和老年营养性疾病。老年内分泌系统疾病包括下丘脑、垂体、甲状腺、肾上腺等器官疾病。此外，其他系统疾病或激素类药物的不规范使用等也可能引起内分泌紊乱，造成内分泌系统疾病的发生。老年代谢性疾病指随着年龄的增长，身体脏器也随之出现增龄性改变，机体新陈代谢过程中某一环节障碍引起的疾病，如老年糖尿病、老年骨质疏松症等。营养性疾病则是营养物质不足、过剩或比例失调引起的，如肥胖症等。近年来，随着社会和医学科学的发展，人们越来越关注老年人的健康状态。老年人因其特殊的代谢特点和生理老化，在内分泌与代谢性疾病照护方面也有所不同。本章节重点介绍老年糖尿病和骨质疏松症患者的照护。

第一节　老年人糖尿病及照护

老年糖尿病（diabetes mellitus，DM）是在遗传、环境等因素共同作用下，以老年人体内胰岛素分泌不足或胰岛素作用障碍为特征的代谢性疾病。临床上以高血糖、高血脂、蛋白质、水、电解质和脂肪代谢紊乱等为主要临床表现，应激或重症时还可发生酮症酸中毒、高渗综合征等急性代谢紊乱。老年糖尿病以 2 型糖尿病为主，其发病率与年龄呈正相关。2021 年国际糖尿病联盟统计显示，全球糖尿病患者人数已达 5.37 亿，预估到 2045 年糖尿病患者人数将升至 7.83 亿。我国糖尿病患者人数达 1.41 亿人，其中 60 岁以上的患者居多。老年糖尿病高发病率和高死亡率严重影响着老年人的生活质量和寿命。

一、评估

（一）健康史

老年糖尿病的发病与遗传、感染、免疫、生活方式和生理性老化有关。尤其具有老年特性的是生活方式和生理老化。

1. 生活方式与饮食习惯　老年人因基础代谢率低，葡萄糖代谢及相关脏器的吸收能力均明显下降，故进食过多、膳食结构不合理、运动不足等因素容易造成老年人发胖，肥胖使胰岛细胞膜上的胰岛素受体减少，加重胰岛素抵抗。

2. 生理老化　随着年龄的增长，身体重要脏器也随之出现增龄性改变。国内外研究显示，血糖均随增龄而有不同程度升高，平均每增加 10 岁，空腹血糖上升 0.05 ～ 0.11mmol/L，餐后 2 小时血糖上升 1.67 ～ 2.78mmol/L。此外，衰老所致体内胰岛素敏感性降低，也是导致老年人血糖升高的重要因素之一。

（二）身体状况

老年人糖尿病的临床特点表现为以下几个方面。

1. 起病隐匿且症状不典型　仅有 1/4 或 1/5 老年患者有多饮、多尿、多食及体重减轻的症状，多数患者是在查体或治疗其他病时发现合并有糖尿病。高血糖及末梢神经病变易导致皮肤干燥和感觉异常，患者常伴有皮肤瘙痒。老年女性患者易出现霉菌性阴道炎或非特异性外阴炎。

2. 并发症多　老年糖尿病患者常发生感染等急、慢性并发症。

（1）**感染**　老年糖尿病患者常并发皮肤、呼吸、消化及泌尿生殖等系统的感染，且感染可作为疾病的首发症状出现。由于老年人代谢紊乱，机体各种防御功能缺陷，对入侵微生物反应能力减弱，因而极易感染，且常较重。同时，血糖过高或血糖控制不佳，高糖环境有利于致病菌的繁殖，尤其是在呼吸道、泌尿生殖道、皮肤和女性患者的外阴，发生肾盂肾炎、膀胱炎、念珠菌性阴道炎，足癣、体癣及牙周炎等。糖尿病并发的感染常导致难以控制的高血糖，而高糖状态进一步加重感染，易形成恶性循环。

（2）**急性并发症**　患者机体代谢紊乱，血酮体升高，超过了代谢能力，便发生酸中毒，称为糖尿病酮症酸中毒。感染是其最常见诱因，暴饮暴食、胃肠道疾病、脑卒中、胰岛素治疗突然中断等均可诱发。早期主要表现为"三多一少"症状加重。随后出现乏力、食欲减退、恶心呕吐，呼吸深快有烂苹果味（丙酮味）。病情进一步发展，易出现严重失水、少尿、皮肤弹性差、眼球下陷、血压下降、四肢厥冷。晚期各种反射迟钝甚至消失，患者出现昏迷。

高渗高血糖综合征临床上以严重高血糖、高血浆渗透压、脱水为特点，无明显酮症，常伴发不同程度的意识障碍，起病比较隐匿，但病死率高。常见诱因包括急性感染、外伤、手术等。疾病初期表现为多尿、多饮，食欲减退。随病程进展，出现脱水和神经精神症状，患者反应迟钝、烦躁或淡漠、嗜睡、定向力障碍、偏瘫等。晚期逐渐陷入昏迷、尿少甚至尿闭，无酸中毒样深大呼吸。老年糖尿病患者更易发生高渗性非酮症糖尿病昏迷和乳酸性酸中毒。

（3）慢性并发症　糖尿病慢性并发症的发生与很多因素相关，包括性别、年龄、血糖控制水平、病程，以及其他心脑血管危险因素等，常累及全身多个重要脏器。与正常老年人相比，糖尿病老年患者的死亡率、冠心病、失明和下肢截肢风险均明显增高。

糖尿病大血管病变主要表现为动脉粥样硬化，引起冠心病、缺血性或出血性脑血管病、高血压、下肢血管病变等。糖尿病下肢血管病变表现为下肢动脉的狭窄或闭塞。临床上通常采用 Fontaine's 分期：Ⅰ期为临床无症状，Ⅱa 期为轻度间歇性跛行，Ⅱb 期为中度到重度间歇性跛行，Ⅲ期为缺血性静息痛，Ⅳ期为缺血性溃疡或坏疽。

糖尿病微血管病变可进一步分为糖尿病肾病、糖尿病视网膜病变和糖尿病心肌病。糖尿病肾病常导致终末期肾衰竭，是 1 型糖尿病的主要死因，在 2 型糖尿病中的严重性仅次于心、脑血管疾病。糖尿病视网膜病变是糖尿病高度特异性的微血管并发症，是糖尿病患者失明的主要原因之一。除视网膜病变外，糖尿病还可引起黄斑病、白内障、青光眼、缺血性视神经病变等。视网膜病变常与糖尿病肾病和神经病变同时出现。糖尿病心肌病可引起心肌广泛坏死，诱发心力衰竭、心律失常、心源性休克和猝死。

糖尿病神经病变可累及神经系统的任一部分，以周围神经最常见。表现为远端对称性多发性神经病变，典型症状呈手套或袜套式对称分布，下肢较上肢严重。患者常先出现肢端感觉异常（麻木、烧灼或针刺感），有时伴痛觉过敏；随后出现肢体疼痛，夜间及寒冷季节加重；疾病后期逐渐出现感觉丧失，累及运动神经，出现小肌群萎缩，感觉性共济失调。糖尿病自主神经病变也较常见，可累及呼吸、心血管、消化、泌尿生殖等系统，还可出现体温调节和汗出异常，对低血糖感知异常等。

糖尿病足是指与下肢远端神经及血管病变相关的足部感染、溃疡和（或）深层组织破坏，是目前世界范围内糖尿病最严重、治疗费用最高的慢性并发症之一，严重者可导致截肢和死亡。据统计，我国 50 岁以上的糖尿病患者 1 年内新发足溃疡的概率为 8.1%。糖尿病足患者死亡率高达 11%，而截肢患者死亡率更高达 22%。常见诱因有趾间或足部皮肤溃破、水疱破裂、冻伤、碰撞伤、修脚损伤及新鞋磨破伤等。轻者表现为足部畸形、皮肤干燥、发凉、酸麻、疼痛等，重者可出现足部溃疡与坏疽。

3. 多种老年疾病并存　易并存各种慢性非感染性疾病，如心脑血管疾病、缺血性肾病、白内障等。

4. 易发生低血糖　自身保健能力及依从性差，可使血糖控制不良或用药不当，引起低血糖的发生。

（三）辅助检查

1. 血糖结果　老年糖尿病患者的血糖测定结果主要包括静脉血浆葡萄糖测定、毛细血管血葡萄糖测定，以及 24 小时动态血糖测定结果。老年糖尿病诊断标准与其他成人组相同，典型的"三多一少"症状 + 随机血糖检测 ≥ 11.1mmol/L，或加上空腹血糖 ≥ 7.0mmol/L，或加上葡萄糖负荷后 2 小时血糖 ≥ 11.1mmol/L。但对老年人必须重视餐后 2 小时血糖测定，因为其餐后 2 小时血糖异常明显多于空腹血糖。

2. 尿糖结果　尿糖阳性只提示血糖值超过肾糖阈，老年人因肾动脉硬化使肾小球滤过率降低，尿糖阳性检出率低，表现为血糖与尿糖阳性程度不符。因此，尿糖阴性不能排除老年糖尿病的可能。

3. 葡萄糖耐量与胰岛素释放试验结果　老年人多存在胰岛素功能低下和胰岛素抵抗，当血糖检测高于正常范围而又未达糖尿病诊断标准时，需进行此项检查。

4. 糖化血红蛋白 A1（HbA1）结果　HbA1 水平相对恒定，其浓度与平均血糖成正相关，可反映取血前 8 ～ 12 周血糖的平均水平，其特异度高，但敏感性差。

5. 其他结果　①合并脂代谢异常：部分病情未控制的患者，可见甘油三酯、低密度脂蛋白和极低密度脂蛋白水平升高，高密度脂蛋白水平下降。②合并糖尿病酮症酸中毒：血酮体升高（> 1.0mmol/L），> 3.0mmol/L 提示代谢性酸中毒的可能。③合并高渗高血糖综合征：血浆渗透压达到或超过 320mOsm/L，血钠正常或增高，尿糖呈强阳性。④合并糖尿病足：X 线检查可见足畸形，下肢彩超可见足背动脉搏动减弱或缺失。

（四）心理 - 社会状况

在疾病诊断初期，由于缺乏对疾病的正确认识，老年患者会表现为精神高度紧张；在治疗阶段，会因为症状缓解而对诊断持怀疑态度，拒绝配合治疗和护理；随着各种严重并发症的出现，部分老年人会出现自暴自弃，甚至悲观厌世，放弃治疗。另外，老年糖尿病患者的注意力、定向力、回忆力和想象力均较同年龄组非糖尿病者差，因此，需要家属耐心细致地予以帮助和支持。

二、照护

老年糖尿病患者照护的目标是按照老年人的血糖标准控制血糖，使血糖、血脂均正常或维持在理想水平；预防及延缓各种并发症的发生，或在并发症发生时能被及时发现，并得到妥善的处理，提高老年人的生活质量。具体措施如下：

（一）饮食、运动、起居照护

1. 饮食照护　是老年糖尿病患者的重要照护内容，照护总原则包括控制总热量、平衡膳食、定时定量、合理餐次分配、限盐限酒，维持理想的体重。主食提倡粗制米面和适量的杂粮，多食新鲜的蔬菜，减少水果的摄入。控制碳水化合物的摄入量，建议每日 250 ～ 300g，切忌暴饮暴食，最好选用吸收较慢的多糖类谷物，如玉米、荞麦、红薯等；限制脂肪和高胆固醇食物的摄入，食用不饱和脂肪酸含量高的油，如橄榄油、玉米油等。需要注意的是，低血糖对老年人可能是一种致命的并发症，为预防低血糖的发生，老年人的饮食最好按一日五餐或六餐分配。如果出现头晕心慌等低血糖症状，应及时摄入糖类以缓解症状。

同时，可以根据中医学的辨证分型，选择合适的食物摄入，以达到食疗的目的。燥热津伤者宜多食清热养阴生津之品，如百合、雪梨、银耳、鸭肉、鳝鱼等，也可用芦根、石斛、麦冬、沙参等泡水代茶饮，或食五汁饮、天花粉粥等；阴虚胃燥者可食瘦肉、番茄汤、萝卜汤等，可多食燕麦片、荞麦面、红薯粥等粗杂粮；肾阴亏虚者宜多食滋补肾阴之品，可选熟地龙骨汤、黄芪瘦肉汤、枸杞粥、桑椹汤等；阴阳两虚者可用山药、海参、猪肾、黑芝麻等补肾，可食海参粥、五味枸杞饮等。

2.运动照护　运动应量力而行，持之以恒很关键，结合自身状况合理安排体育锻炼，保持一定的运动量，以不感到疲劳为度，最佳运动时间是餐后 1 小时。每周最好进行 2～3 次抗阻运动，若合并有心脑血管疾病者，可适当地减少运动强度。值得注意的是，运动前需要评估血糖控制情况。对于血糖控制不佳的老年糖尿病患者，运动时应警惕低血糖的发生；运动中需注意水分的补充，若出现胸闷、胸痛、视力模糊等反应，应立即停止运动；空腹血糖＞16.7mmol/L、血糖波动大、发生酮症酸中毒等急性并发症、合并急性感染、增生型视网膜病变、严重肾病及心脑血管疾病等，待病情控制稳定后方可逐步恢复运动。

3.生活照护　老年糖尿病患者应起居有常，劳逸结合，不宜久卧久坐。寒冷季节应注意保暖，以免血行瘀滞，发生冻疮。衣服鞋袜穿着宜宽松，加强手足保暖，做好足部护理，避免袜紧、鞋硬，影响局部血液循环。保持皮肤和会阴部的清洁，以减轻瘙痒和痈疖的发生。皮肤干燥者可用润肤类油膏涂擦。

4.其他照护　注意视力变化，定期检查眼底，减少使用手机的时间。肾阴亏虚或阴阳两虚者注意休息，宜节房事，以恢复正气。

（二）口服用药照护

降血糖药物应遵医嘱按时服用，一般于饭前 30 分钟服用或注射，用药后进餐，以免发生低血糖；定期监测血糖，调整降糖药用量。用药后注意观察药物疗效及不良反应。

1.磺酰脲类　属促胰岛素分泌剂，主要应用于不伴有肥胖的 2 型糖尿病患者、用饮食和运动控制血糖不理想时。治疗应从小剂量开始，根据血糖水平逐渐增加剂量。第二代磺酰脲类的各个药物有不同的作用特点，要根据老年糖尿病患者的具体情况选择使用。格列本脲在减少心血管反应方面有优势，但低血糖的发生率较高，老年人应慎用；格列喹酮主要通过粪便排泄，仅 5% 从肾脏排泄，较适用于老年糖尿病患者，尤其是合并轻度肾功能不全者；格列齐特和格列吡嗪对糖尿病并发症有一定的防治作用，且药效温和，较适用于老年人。第三代磺酰脲类药物格列美脲低血糖事件发生率较低，对心血管系统影响小，目前临床应用广泛。但需要强调的是，所有磺酰脲类药物均能引起低血糖事件，对于老年糖尿病患者建议使用短效制剂，同时加强照护与随访。

2.双胍类　属胰岛素增敏剂，适用于肥胖的老年 2 型糖尿病患者，是控制高血糖的一线药物和药物联合中的基本用药，有助于延缓或改善糖尿病血管并发症。单独使用时不会导致低血糖事件，但与胰岛素或胰岛素促泌剂合用时可增加低血糖发生的风险。对非肥胖患者伴有肌酐清除率异常、肝脏病变时易导致肝肾功能不全。餐中或餐后服药，从小剂量开始，用药过程中注意观察有无胃肠道反应，尤其是腹泻的发生率可达 30%。

3.噻唑烷二酮类　属胰岛素增敏剂可增强靶组织的敏感性，减轻胰岛素抵抗。可单独或与其他降糖药物合用治疗 2 型糖尿病患者，尤其是肥胖、胰岛素抵抗明显者。此类药物单独使用时无发生低血糖的危险，还可同时降低血脂、糖化血红蛋白。禁用于合并心力衰竭、活动性肝病、严重骨质疏松和骨折病史的老年人，1型糖尿病患者慎用。主要不良反应为水肿、体重增加等，在与胰岛素合用时更加明显。

4. a 葡萄糖苷酶抑制剂 是2型老年糖尿病的一线治疗药物，尤其适用于空腹血糖正常，而餐后血糖明显升高者。服用方法在进食第一口食物后立即服用，该药较为安全，尤其适用于老年糖尿病患者，单独使用不会产生低血糖，合并胰岛素使用时，可显著降低胰岛素的需要量。主要副作用为肠胀气，合并肝肾功能不全、胃肠道功能紊乱、肠道感染者慎用。从小剂量开始，逐渐加量可减轻胃肠道不良反应。

5. 中药 中药汤剂一般宜温服。燥热伤肺，口燥咽干烦渴者，可口服玉泉丸，或用鲜芦根煎汤代茶饮，或用生地黄、天花粉泡水。肾阴亏虚者可服用知柏地黄丸，或枸杞子、菊花、麦冬煎水代茶，以滋养肝肾。阴阳两虚者汤剂宜文火久煎，顿服，或长期服用金匮肾气丸。用药后注意观察药物疗效及不良反应，实时调整药量。

（三）胰岛素使用照护

对老年糖尿病患者，主张积极、尽早应用胰岛素，推荐白天给予口服药降糖，睡前注射中效或长效胰岛素，或者直接使用胰岛素泵。由于老年人自己配制混合胰岛素容易出错，适合选择单一剂型。考虑到老年人易发生低血糖，加用胰岛素时，应从小剂量开始，根据血糖水平逐渐调整，力求模拟生理性胰岛素分泌模式。血糖控制不可过分严格，老年糖尿病患者空腹血糖宜控制在9.0mmol/L以下，餐后2小时血糖在12.2mmol/L以下即可。

未开封的胰岛素放于冰箱2～8℃冷藏保存，正在使用的胰岛素在常温下可使用28～30天，无须重复放入冰箱，避免蛋白质凝固变性而失效。胰岛素选择皮下注射时，宜选脂肪丰富的部位，腹部胰岛素吸收最快，其次是上臂、大腿和臀部。注射部位要经常轮换，避免长期注射同一部位，造成皮下脂肪萎缩、局部硬结。

注射胰岛素常见的不良反应有低血糖、过敏反应、水肿、视力模糊等，治疗期间应当密切监测。

（四）潜在并发症的照护

1. 糖尿病足 老年糖尿病患者，特别是独居老人，尤其需要注意评估是否有发生足溃疡的危险因素，了解足部及下肢有无感觉减退、麻木、刺痛感，触觉、痛觉减退或消失；观察足部皮肤有无暗红发紫，温度明显降低等改变，足部动脉搏动是否减弱或消失等情况；注意检查趾甲、趾间、足底部皮肤有无鸡眼、甲沟炎、甲癣等。定期做足部保护性感觉测试，及时了解足部感觉功能，必要时可行多普勒超声踝肱动脉比值检查（ABI值）、感觉阈值测定、血管造影等。

指导患者勤换鞋袜，每天清洗足部一次，洗完后擦干，尤其需要擦干脚趾间。预防足部外伤的发生，避免烫冻伤及蚊虫叮咬伤。指导和协助老年糖尿病患者采用多种方法促进肢体血液循环；加强健康教育，说服患者戒烟，积极控制血糖，预防糖尿病足的发生。

2. 乳酸性酸中毒、高渗高血糖综合征 老年糖尿病患者易发生乳酸性酸中毒、高渗高血糖综合征。日常护理时应定期监测血糖，应激状况时每天监测。指导老年患者合理用药，避免降糖药随意加减，保障充足的水分摄入，特别是发生腹泻、严重感染时。发病时严密观察和记录患者的生命体征、意识、瞳孔、24小时出入量等。定时监测电解质、酮体和渗透压等变化。一旦出现昏迷需要急救时，立即开放两条静脉通路，确保液体和胰岛素的输入；绝对卧床休

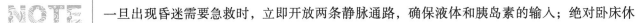

息，注意保暖，持续低流量吸氧；加强生活护理，预防压力性损伤和继发性感染；昏迷者按昏迷常规护理。

3. 低血糖　首先应加强预防，充分告知患者和家属不能随意更改降糖药物及其剂量。运动量增加时，要适当减少胰岛素的用量并及时加餐。容易在后半夜或清晨出现低血糖症状的老年糖尿病患者，晚餐宜适当增加主食或蛋白质含量较高的食物。病情较重者，可调整进餐与胰岛素注射顺序。初用各种降糖药时要从小剂量开始，然后根据血糖水平逐步调整药物剂量。老年患者常有自主神经功能紊乱而导致低血糖症状不明显，除了应加强血糖监测外，对老年人血糖不宜控制过严。一旦确定患者发生低血糖，应尽快按低血糖处理流程进行急救。同时，了解此次低血糖发生的诱因，给予相应的健康指导，以避免低血糖事件再次发生。

4. 其他糖尿病慢性并发症　老年糖尿病患者合并高血压、高血脂、大血管病变等基础疾病时，血压应控制在 130/80mmHg 以下。低密度脂蛋白应控制在 < 1.8mmol/L；首选他汀类药物控制血脂并长期坚持使用。同时，常规预防性使用小剂量阿司匹林，以减少心血管疾病的发生概率；对阿司匹林使用禁忌者，可用氯吡格雷。合并糖尿病肾病者，尽早应用血管紧张素转化酶抑制剂。膳食方面以优质蛋白为主，保障能量摄入。需要透析治疗者，应尽早治疗，以保存残余肾功能。合并糖尿病视网膜病变者，需定期检查，必要时使用激光光凝治疗、玻璃体切割术等。还可使用抗血管内皮生长因子、非洛贝特等治疗。合并糖尿病神经病变时，应积极严格地控制高血糖，并保持血糖稳定。可采用神经修复、抗氧化、改善微循环等对症治疗。

（五）心理照护

本病的病程较长，易于产生急躁或悲观等心理障碍，照护人员应重视老年糖尿病患者的心理健康状态，积极健康的心态有助于疾病的控制及生活质量的提升。对疾病早期精神紧张的老年患者，可鼓励多参加户外活动，加强体育锻炼，以转移其对疾病的高度关注；对于拒绝治疗的患者，可通过真诚交流，了解患者顾虑，逐步引导老年糖尿病患者正确认知疾病，积极治疗，配合相关照护措施；对于自暴自弃的患者，应多提供积极向上的信息，使其看到控制疾病的希望，增强战胜疾病的信心。必要时由心理咨询师对患者进行心理评估，对存在抑郁、焦虑的患者，提供必要的心理咨询与治疗服务。当患者诊断为抑郁症、焦虑症、认知功能障碍时，应转介至精神心理科医生给予治疗。

（六）健康指导

1. 自我管理教育指导　糖尿病是一种长期慢性疾病，患者自我管理能力是糖尿病控制与否的关键之一。自我管理教育指导应注意：①糖尿病患者在诊断后，应及时接受糖尿病自我管理教育，掌握相关知识和技能，并且不断学习。考虑到老年人理解力差、记忆力减退的特点，应注意用通俗易懂的语言，耐心细致地向老年人及家属讲解糖尿病的病因、临床表现、检查和治疗方法等，提高患者的依从性。②糖尿病自我管理教育和支持应以患者为中心，尊重患者的个人爱好和需求，以此指导临床决策。③教育课程应包含延迟和预防 2 型糖尿病的内容，并注重个体化方案的实施。④健康教育提供者应考虑老年糖尿病患者治疗负担和患者自我管理效能。鼓励患者家属支持和积极参与糖尿病管理，使患者感到家人的支持与关心。此外，指导老年糖尿病患者外出时随身携带识别卡，以便发生紧急状况时及时处理。

2. 日常生活指导　核心是老年人饮食与运动治疗实施的原则和方法，生活应当规律、戒烟酒，注意个人卫生；教会老年人足部护理的方法和技巧；指导老年人正确处理精神压力，保持平和的心态，积极面对生活，树立战胜疾病的信念。

3. 用药指导　向老年糖尿病患者及家属详细讲解口服降糖药的种类、剂量、食用方法，教会患者及家属观察药物的不良反应，并及时处理，预防低血糖等并发症的发生。使用胰岛素者，应配合各种教学辅助工具，教会老年人及家属正确的注射方法，开始治疗后还需定期随访。同时，应指导老年人掌握血糖、血压、体重的监测方法。

4. 康复指导　糖尿病周围神经病变可引起感觉和运动功能障碍。感觉功能的康复可通过经皮穴位电刺激、磁疗、红外线治疗等物理方法缓解疼痛，促进感觉恢复。运动功能康复包括平衡训练和耐力训练，平衡训练通过刺激足底触觉感和本体感觉达到改善平衡障碍的目的，中等强度的耐力训练可改善周围神经病变。

三、相关技术

（一）中医适宜技术干预

依据老年糖尿病患者的症状和体征，四诊合参，选取恰当的中医适宜技术进行干预。肾阴亏虚者可选取推拿手法，循经按摩足少阴肾经、足厥阴肝经及任、督二脉，取肾俞、三阴交、阴陵泉、太白、太溪、涌泉等穴，以疏通脉络、舒筋活血。皮肤瘙痒时以温盐水或苏打水擦拭后涂以紫草膏。阴部瘙痒时用苦参、蛇床子、黄柏、吴茱萸煎水坐浴或熏洗。伴随肢体麻木、肤温降低者用中药足浴熏洗，选取以舒筋活络为主要药物成分的足浴包。阴阳两虚者取神阙、气海、关元、足三里等给予督灸治疗。痰湿型肥胖者可取饥点、脾、渴点、内分泌、三焦等穴，用王不留行籽行耳穴贴压治疗。视物模糊者，可按摩晴明、四白、丝竹空等穴。

（二）老年人血糖测量方法

血糖的测量方法主要包括医院静脉血测量法和家用血糖仪测量法。在此介绍老年人家庭血糖监测的步骤：①采血前准备：准备血糖仪、试纸、采血针、棉签、75% 酒精，将配套的采血试纸安装在血糖仪上。②清洁：一般采血的部位选择指腹部位，采血前清洁洗手，然后用酒精消毒，消毒后用干棉球擦干。③采血：清洁完后采血针点刺，按压手指上端挤压出血，使其有足够的采血量，然后将试纸的采血端接触血液，试纸会自动吸取血液进行检测，血糖仪自动读取血糖结果。④记录结果：采血完成后及时记录结果，方便监测血糖，调整用药。

（三）胰岛素皮下注射方法

方法：①清洁双手，准备胰岛素，核对胰岛素的名称和剂型，检查外观有无异常。准备相应的注射物品，如 75% 的医用酒精、医用棉签、胰岛素笔、针头。②进行胰岛素注射部位的选择，可以选择腹部、大腿外侧、手臂外侧和臀部。③装针头，排气，调节胰岛素的剂量，然后消毒皮肤，进针。④确保注射在皮下，消瘦的老年人进针角度与皮肤呈 45°，正常体重和肥胖的成年人可以呈 90° 注射。⑤注射完毕后针头在皮下停留 10 秒，顺着进针的方向快速拔出针头，然后按压注射部位，按压针眼 30 秒以上，注射结束后卸下针头。

第二节　老年人骨质疏松症及照护

骨质疏松症（osteoporosis，OP）是一种以骨量降低和骨组织微结构破坏为主要特征，导致骨质脆性增加和易于骨折发生的代谢性疾病。骨质疏松症在各个年龄阶段均可发病，以老年人最为多见，尤其是绝经后的老年女性。本病可分为原发性和继发性两大类，原发性骨质疏松症可分为两个亚型，Ⅰ型为绝经后骨质疏松症，Ⅱ型为老年性骨质疏松症；继发性骨质疏松症常常由代谢性疾病或全身性疾病引起。本节论述的老年骨质疏松症属于原发性骨质疏松症Ⅱ型，是机体衰老在骨骼方面的一种特殊表现，也是发生老年骨折的常见病因。其中女性发病率是男性的2倍以上，脊柱和髋关节是其主要累及部位。国际骨质疏松基金会发布的数据显示，到2050年，世界一半以上的髋部骨折病例将出现在亚洲地区，届时我国骨质疏松症患者将激增至2亿多人，约占人口的13%。

一、评估

（一）健康史

老年人随着年龄的增长，骨代谢中骨重建处于负平衡状态。一方面破骨细胞的吸收增加，另一方面成骨细胞的功能衰减。凡可引起骨吸收增加和（或）骨形成减少的因素都会导致骨丢失和骨质量下降，造成骨脆性增加，严重者发生骨折。女性老年人骨丢失的速度高于男性老年人，除了骨质的增龄性改变外，女性绝经后雌激素的断崖式下跌，也是造成骨质疏松的重要原因。此外，老年骨质疏松症的发生还与多种因素有关。

1. 遗传因素 多种基因（维生素D受体、雌激素受体β、肾上腺素能受体）的表达水平和基因多态性可在一定程度上影响骨代谢。此外，基质胶原和其他结构成分的遗传差异与骨质疏松性骨折的发生存在相关性。

2. 性激素 在骨生成和维持骨量方面起着重要作用。雌激素减少使破骨细胞功能增强，加速骨的丢失；雄激素缺乏同样在老年性骨质疏松症的发病中发挥着重要作用。

3. 甲状旁腺素（PTH）和细胞因子PTH 作用于成骨细胞，通过其分泌的细胞因子（如IL-6）发挥增强破骨细胞功能的作用。随着年龄的增加和肾功能减退，导致肠钙的吸收和$1,25(OH)_2D_3$生成减少，血PTH代偿性分泌增多，骨髓细胞分泌护骨素的能力下降，导致骨转换率加速和骨质丢失。

4. 营养成分 钙质是骨矿物质中的最主要成分，维生素D可促进骨细胞的活性，有利于钙的吸收，磷、蛋白质及微量元素可维持钙、磷比例。这些营养成分的缺乏都可使骨的形成减少。

5. 峰值骨量不足 青春期是人体骨量发育的最关键时期，正常成年人在30岁左右达到骨量的峰值。若因遗传、发育、疾病、不良生活方式等因素，造成峰值骨量偏低，进入老年期以后，则更加容易发生骨质疏松。

6. 生活方式 适当的体力活动是刺激骨形成的基本方式之一，因此，长期卧床及活动过少的老年人易于发生骨质疏松。此外，长期吸烟、酗酒，蛋白质摄入不足、高盐饮食，大量饮用咖啡，长期服用糖皮质激素、光照减少，均是老年人骨质疏松的易发因素。

（二）身体评估

1. 骨痛和肌无力 是骨质疏松症出现较早的症状，轻者无症状，仅在X线或者骨密度体检时发现。重者表现为腰背疼痛或全身骨痛，甚至发生自发性骨折，疼痛性质为弥漫性，无固定部位，查体时常常不能发现压痛点。仰卧位或放松坐位时疼痛减轻，劳累、久站久立、剧烈活动后疼痛加重。患者负重能力下降或不能负重。

2. 身高缩短 骨质疏松非常严重时，可因椎体骨密度减少而导致脊椎椎体压缩变形，每个椎体缩短 2mm，身长平均缩短 3 ~ 6cm，严重者伴驼背。

3. 骨折 是导致老年骨质疏松症患者行动受限、生活质量降低、寿命缩短最常见和最严重的并发症。常因轻微活动、弯腰、摔倒或创伤后诱发。多发部位在老年前期以桡骨远端最为多见，老年期以后以腰椎和股骨颈部多见。脊柱压缩性骨折多见于老年绝经后骨质疏松症，可导致驼背或胸廓畸形等。

4. 远期并发症 驼背和胸廓畸形者可出现胸闷、气短、呼吸困难等症状，甚至出现发绀等表现；肺活量和心排血量降低，极易并发呼吸道及肺部感染；髋部骨折者常因感染、心血管系统慢病或慢性心力衰竭而死亡；幸存者生活自理能力下降或丧失，长期卧床更加重骨质丢失，使骨折极难愈合。

（三）辅助检查

1. 生化检查 主要包括骨吸收有关的生化指标和骨形成有关的生化指标。空腹尿钙或 24 小时尿钙排量是反映骨吸收状态的敏感指标；血清碱性磷酸酶、血清Ⅰ型胶原竣基前肽和血骨钙素是反映骨形成的相关生化指标。老年人主要表现为骨钙素、尿羟赖氨酸糖苷可轻度升高，血清镁、尿镁降低。

2. X 线检查 当骨量丢失 30% 以上时才能在 X 线上显示出骨质疏松。表现为皮质变薄、骨小梁减少变细，骨密度减低、透明度加大，晚期出现骨变形及骨折。其中，锁骨皮质厚度下降至 3.5 ~ 4.0mm 时，易伴有椎体压缩性骨折。

3. 骨密度检查 骨矿含量和骨矿密度测量是判断骨量含量，确定骨质疏松的重要手段和客观指标。世界卫生组织采用处于峰值骨量阶段的年轻成年妇女的骨密度作为确定骨质疏松症的诊断标准，骨密度每低于峰值骨量的一个标准差，骨折的危险度就会增加 1 倍，骨密度低于同性别峰值量的 1 个标准差以上，但小于 2.5 个标准差，可诊断为低骨量；若骨密度低于同性别峰值量的 2.5 个标准差以上，即为骨质疏松症。可采用单光子骨密度吸收仪（SPA）、双能 X 线吸收仪（DEXA）、定量 CT 检查等测定骨密度。

（四）心理 - 社会状况

此病的病程长，老年人心理压力较大，往往会出现焦虑、抑郁、排斥锻炼等心理问题。长时间的心理压力过大，易导致体内的酸性物质沉积，进一步影响骨的代谢。除了身体上的不适，身体外形的改变同样会加重老年人的心理负担，严重挫伤老年人的自尊心，老年人可能因为外形改变不愿进入公共场合，也会因身体活动不便或担心骨折而拒绝锻炼，从而不利于身体功能的改善。髋骨骨折会给老年人及家属带来重大的心理压力，他们往往认为发生髋骨骨折就意味着生命终结的到来，因此老年人术后抑郁症的发生率增高。

二、照护

老年骨质疏松症照护的目标：老年人能正确使用药物或非药物的方法减轻或解除疼痛，舒适感增加；老年人能按照饮食及运动原则合理进餐和活动，维持躯体的功能；预防骨折的发生；老年人能正视自身形象的改变，情绪稳定，无社交障碍。具体措施如下：

（一）起居照护

老年骨质疏松患者的居住环境宜整洁、安静。保持居住环境内灯光明暗适宜和地面干燥，有相应的防护设施，如楼梯有扶手，梯级有防滑边缘，病床有床挡。尽量将常用的私人物品放置在固定位置，保持走道通畅，以方便患者活动。离床活动时应有人陪同，选择合适的裤子并穿防滑鞋，预防跌倒。行动不便者，在他人的陪同下使用助行器或轮椅。睡觉时将床挡拉起，加强巡视。指导老年人要早睡早起，养成良好的生活习惯，戒烟戒酒。当患者使用利尿药或镇静药时，严密防范其因频繁如厕和精神恍惚所产生的意外。

（二）运动照护

根据每个老年人的身体情况制订不同的活动计划。对于能运动的老年人，每天进行适当的体育活动及负重锻炼，以增加和保持骨量；对因疼痛而活动受限的老年人，指导其维持关节的功能位，每天进行关节的活动训练，需同时进行肌肉的等长等张收缩训练，以保持肌肉的张力，缓解骨质的流失；对因骨折而做固定或牵引的老年人，要求每小时尽可能地活动身体数分钟，如上下甩动臂膀、扭动足趾，做足背屈和跖屈等。同时，照护者也可定时对这类患者进行适当按摩，以预防肌肉萎缩和肢体深静脉血栓的形成。

（三）营养与膳食照护

老年人膳食结构宜合理、宜清淡、易消化，补充足够的蛋白质有助于骨质疏松症的预防和治疗。推荐多进食富含异黄酮类的食物，如大豆、黄豆等。老年人还应当增加钙含量丰富的食物的摄入，如奶制品等。适当增加富含维生素 D、维生素 C 及硫酸亚铁的食物，也同样有助于钙的吸收。一般认为，老年骨质疏松患者每天钙元素的摄入量应为 800～1200mg，维生素 D 的摄入量为 600～800U/d。除了增加饮食中钙的摄入外，还可遵医嘱补充葡萄糖酸钙、碳酸钙、枸橼酸钙等制剂。而国外最新研究表明，65 岁以上的绝经后女性和男性均需要 1200～1500mg/d 钙才能维持体内的正钙平衡，维生素 D 摄入量最少为 800U/d。只有 800U/d 维生素 D 才能降低跌倒和骨折发生的危险，而 600U/d 的维生素 D 摄入不能起到相应的保护性作用。

因此，要特别鼓励老年人多摄入含钙和维生素 D 丰富的食物，含钙高的食品有乳制品、豆制品、芝麻酱、海带、虾米等，富含维生素 D 的食品有禽类、蛋、肝、鱼肝油等。另外，还应鼓励老年人多摄入含镁、钾丰富的食物，尽量多摄入新鲜的蔬菜和水果。

老年骨质疏松症的患者，也可以结合其中医辨证，选择合适的食物。辨证属于肺胃热盛者，多给予滋养肺胃阴津的食品，如雪梨、鲜藕、西瓜、番茄等，忌食辛辣肥甘厚味；肝肾亏损者饮食以补益为主，可多食猪牛羊脊髓、芝麻、银耳、甲鱼等；脾胃虚弱者宜多食益气健脾之品，如鸡蛋、瘦肉、牛奶、红枣、龙眼肉等；湿热浸淫者可选用赤豆、冬瓜、鲤鱼，食疗可选薏苡仁粥；瘀阻脉络者可选用红枣赤豆汤、红花汤等。

（四）疼痛照护

骨质疏松引起疼痛的原因，主要与腰背部肌张力增加及椎体压缩性骨折有关，故通过卧床休息，使腰部软组织和脊柱肌群得到放松，可显著减轻疼痛。休息时建议卧于加薄垫的木板或硬棕床上，仰卧时枕头不可过高，在腰下垫一薄枕有助于缓解腰背部的肌紧张。必要时可使用背架、紧身衣等措施，限制脊柱的活动度。也可通过洗热水澡、按摩、擦背、超短波、低频、中频电疗法等以促进肌肉放松，增加局部血液循环。同时，应用音乐疗法、暗示疏导等方法对缓解疼痛也是很有效的。疼痛严重者可遵医嘱给予适当的非甾体抗炎药，如阿司匹林、吲哚美辛等；合并骨折或发生顽固性疼痛时，可酌情使用降钙素制剂，在发挥镇痛作用的同时，还可抑制骨吸收，延缓骨质疏松的疾病进程。对骨折者应尽快通过牵引、介入或手术的方法来从根源上缓解疼痛。

（五）并发症的预防与照护

老年骨质疏松症的患者应尽量避免弯腰、负重等行为，同时为老年人提供安全的生活环境或装束，预防骨质疏松性骨折的发生。如果一旦发生了骨折，首先应该先固定，后搬运，如果同时合并有休克，应先抢救休克后处理骨折。在搬运转移此类患者的过程中，动作要稳、准、轻，防止扭动躯干和肢体，造成二次损伤。一般来说，脊柱损伤和骨盆骨折的患者需要绝对卧床，四肢骨折的患者应保持患肢功能位，抬高患肢，然后局部制动。在固定的过程中，需要密切观察患者的生命体征，患侧肢体末梢血运的情况及感觉运动情况。对已发生骨折的老年患者，每2小时翻身一次，保护和按摩受压部位，预防深静脉血栓和压力性损伤；同时，应指导老年人进行呼吸和咳嗽训练，做被动和主动的关节活动训练，以促进患者早日康复。

（六）用药照护

1. 钙制剂　如碳酸钙、葡萄糖酸钙等。注意不可与绿叶蔬菜一起服用，防止因钙螯合物形成降低钙的吸收，易空腹服用，使用过程中要增加饮水量，通过增加尿量以减少泌尿系统结石形成的机会，并防止便秘。

2. 钙调节剂　包括降钙素、维生素D、雌激素和雄激素。

（1）降钙素　是骨吸收的抑制剂。使用前需要补充数日的钙剂和维生素D。使用过程中要严密监测老年人有无面部潮红、恶心、腹泻和尿频等副反应，若出现耳鸣、眩晕、哮喘等表现时应停用；发生严重过敏反应时停用。如果大剂量短期使用，应注意有无继发性甲状腺功能低下的表现。

（2）维生素D　在服用维生素D的过程中要监测血清钙和肌酐的变化。

（3）雌激素　主要用于绝经后老年女性骨质疏松症的补充治疗，如无明显的禁忌证，可使用雌激素制剂5年。对使用该药的老年女性患者，应详细了解家族中有关恶性肿瘤和心血管疾患方面的病史，严密监测子宫内膜的变化，注意阴道出血情况，定期做乳房检查，防止肿瘤和心血管疾病的发生。

（4）雄激素　用于老年男性骨质疏松症的治疗。雄激素对肝有损害，并常导致水、钠潴留和前列腺增生，在治疗过程中要定期监测体重、肝功能、前列腺等。

3. 二膦酸盐　抑制破骨细胞生成和骨吸收，主要用于合并骨吸收明显增强的代谢性骨病的老年患者和绝经后骨质疏松症患者等。常见药物有依替膦酸二钠、帕米膦酸钠、阿仑膦酸钠、唑来膦酸钠等。老年性骨质疏松症不宜长期使用，必要时应与PTH等促进骨形成类药物合用。用药期间需补充钙剂。此类药物总体是安全的，但可引起皮疹或暂时性的低钙血症，且口服引起食管病变较多见，故应晨起空腹服用，同时饮清水200～300mL，服药后至少30分钟内不能进食或喝饮料，也不能平卧，以减轻对食管的刺激。此外，不能咀嚼或吮吸药片，以防发生口咽部溃疡。若出现吞咽困难、吞咽痛或胸骨后疼痛时，应警惕食管炎、食管溃疡和食管糜烂等情况的发生，应立即停止用药。静脉注射时要注意血栓性疾病的发生，同时应监测血钙、磷和骨吸收生化标志物。合并有血栓疾病和肾功能不全者禁用。

4. PTH　小剂量PTH可促进骨形成，增加骨量。对老年性骨质疏松症、绝经后骨质疏松症均有治疗作用。PTH可单用或与雌激素、降钙素、二膦酸盐或活性维生素D联合应用。

5. 中药 本病的发生主要由于年老肾虚，气血不足，或复因寒湿侵袭，导致气血凝滞，络脉不通，筋骨失养，导致"骨痹""骨痿"。老年骨质疏松症发病的基本病机是本虚标实，尤以肾虚为本，寒湿血瘀为标。辨证属阳虚湿阻证者，治以散寒祛湿、温通经络，方选肾着汤加减；辨证属气滞血瘀证者，治以理气活血、化瘀止痛，方选身痛逐瘀汤；辨证属脾气虚弱证者，治以健脾益气壮骨，方选龙牡壮骨颗粒；辨证属肝肾阴虚证者，治以滋补肝肾、养阴填精，方选左归丸加减；辨证属肾精不足者，治以滋肾填精、养髓壮骨，方选河车大造丸加减。

老年骨质疏松症患者在服用中药汤剂时，以饭前或空腹温服为佳，服药期间忌油腻、生冷、炙烤、辛辣的食物。实证者，护治当祛邪为主；虚证者，护治当补养为主，予以健脾益气、滋养肝肾等方法；若虚实夹杂，则宜分清主次，兼顾护治。服用中药期间，要观察患者大便情况，防止便秘和腹泻。

同时，也可以选择恰当的中医适宜技术，以促进患者康复；可行针灸、推拿、按摩、艾灸等综合护治方法，选肝俞、肾俞、脾俞、委中、阳陵泉、足三里、曲池、合谷、阳溪、梁丘、解溪等穴。也可选择用维生素 B_{12} 进行穴位注射。骨折者应协助其在床上被动运动，防止肌肉萎缩。肢体拘挛时可使用热敷或中药热罨包，避免温度过高，以免烫伤。老年骨质疏松症恢复期，可适当对患者加强功能锻炼，以促进功能恢复。

（七）心理照护

老年骨质疏松症患者由于疼痛、害怕骨折、发生骨折后限制活动等，容易出现焦虑等不良心理反应，随着病程的延长和病情的加重，容易产生绝望情绪。

照护者应与老年人倾心交谈，鼓励其表达内心的感受，明确其忧虑的根源，根据患者个人情况的不同，正确的运用语言技巧，采取开导劝说法、转移注意力法、以疑释疑法等，指导患者正确地对待疾病，尽量减少对患者康复治疗不利的心理因素。指导老年人穿宽松的上衣掩盖形体的改变，也可穿背部有条纹或其他修饰的衣服改变人的视觉效果。强调老年人在社会阅历、学识或人格方面的优势，使患者认识到个人的力量，增强自信心，逐渐适应形象的改变。对于髋关节骨折患者，在手术恢复期出现的严重疼痛和功能障碍时，要及时予以帮助，介绍疾病相关知识，鼓励患者尽早进行康复训练，告知老年人及其家属在骨折固定后几个月内下肢功能可能会有明显的恢复，以增加他们战胜疾病的信心。

（八）健康指导

1. 健康教育 提供有关的书籍、图片和影像资料，讲解骨质疏松发生的原因、表现、辅助检查结果及治疗方法。

2. 运动指导 指导每日适当运动和进行户外日光照晒。在活动中防止跌倒，避免过度用力，也可通过辅助工具协助完成各种活动。适当进行户外运动，如步行、游泳、慢跑等，避免剧烈、有危险的运动。运动要循序渐进，持之以恒。

3. 饮食指导 提供每天的饮食计划单，学会各种营养素的合理搭配，尤其要指导老年人多摄入含钙及维生素 D 丰富的食物。可以在饮食中多吃蛋白质，动物蛋白不宜过多，少饮碳酸饮料，少吃糖及食盐，戒烟酒，避免咖啡因的摄入。

4. 用药指导 指导老年人按时正确地服用各种药物，服用可咀嚼的片状钙剂，且应在饭前 1 小时及睡前服用，钙剂应与维生素 D 同时服用。教会老年人自我监测各种药物不良反应，明确各种不同药物的使用方法及疗程。应用激素治疗的患者，照护者应重点关注，指导患者定期检查，以尽早地发现可能出现的不良反应。

5. 康复训练 康复训练应尽早实施，在疾病急性期应注意卧、坐、立的姿势。卧位时应以平卧为主，低枕，背部尽量伸直，坚持睡硬板床；坐位或立位时应伸直腰背，收缩腰肌和臀肌，增加腹压，增加支撑。在慢性期应选择性地对骨质疏松症好发部位的相关肌群进行运动功能训练，如通过仰卧位抬腿动作做腹肌训练，采用膝手卧位做背肌训练等。同时，指导老年骨质疏松症患者配合有氧运动增强体质，通过翻身、起坐等动作训练维持和增加老年人的肌肉关节功能水平。

6. 中医中药 近年来的科研成果表明，以补肾健脾为主、养血祛瘀为辅的中医疗法对骨质疏松有一定疗效，可配合使用。

案例分析

回顾本章案例：张某，73 岁。糖尿病病史 20 年，血糖控制不佳。近 1 个月自觉双足大趾及双手无名指麻木，体力较之前下降。初步评估为老年糖尿病。

作为老年照护人员，需要结合患者的健康史、身体状况和辅助检查结果进行综合评估。定期做血糖监测，充分了解患者的血糖控制状况。可以为其提供的照护措施：饮食、运动和起居照护，指导老年糖尿病患者合理用药，预防潜在并发症的发生，并提供相应的心理照护。张爷爷已经出现手足麻木，应警惕糖尿病足的发生，指导患者勤换鞋袜，定期做足部保护性感觉测试。

[本章小结]

本章介绍了老年人糖尿病和老年人骨质疏松症的评估、照护及相关技术。重点是以老年人的血糖标准控制血糖、预防感染的发生、防止及延缓各种并发症及提高老年人的生活质量为目标进行老年糖尿病照护；以指导老年人正确使用药物、能够按照饮食运动的原则、合理进餐和活动、预防骨折的发生及远期并发症、调整好心态及更好地适应老年生活为目标进行老年骨质疏松症照护。

[思考题]

1. 老年糖尿病患者的生活方式照护涵盖哪些内容？
2. 如何正确指导老年糖尿病患者完成家庭血糖监测？
3. 如何对老年骨质疏松症患者进行健康指导？
4. 论述老年骨质疏松症患者的用药照护。

第十三章 老年人常见恶性肿瘤及照护

【学习要求】

1. 掌握老年人肺癌、结直肠癌和乳腺癌的健康史和身体状况评估要点及照护措施；掌握中医适宜技术在老年人肺癌、结直肠癌和乳腺癌中的应用。

2. 熟悉老年人肺癌、结直肠癌和乳腺癌的辅助检查、心理–社会状况。

3. 了解老年人肺癌、结直肠癌和乳腺癌的发病情况及病理。

扫一扫，查阅本章数字资源，含PPT等

案例导入

李某，男，64岁。4个月前开始出现咳嗽、咳痰，呈阵发性咳嗽，咳少许白色黏液样痰，不易咳出，活动后气促、气短，休息后稍缓解。10天前开始咳血丝痰，气短加重，稍事活动即气短，被家人送到当地医院就诊，经CT和支气管镜检查，被诊断为原发性支气管肺癌。近1个月体重约减轻3kg，体力下降明显。吸烟40年，每天10支，至今未戒。因为刚刚得知病情，患者情绪低落，极度悲观。

作为照护人员，请思考：

1. 如何对该患者进行饮食照护？

2. 如果医生建议该患者进行手术治疗，如何在围手术期对患者进行照护？

3. 如何对该患者进行心理照护？

恶性肿瘤是严重威胁人类健康、影响国家经济可持续发展的主要公共卫生问题之一。2019年中国肿瘤监测报告表明，随着年龄的增长，我国恶性肿瘤的发病和死亡水平呈上升趋势，于60岁年龄组之后均大幅度上升，至80岁及85岁年龄组分别达到峰值，且60岁以上老年人群恶性肿瘤发病占全人群肿瘤发病的60%以上，因恶性肿瘤死亡病例占全人群因肿瘤死亡病例70%以上。由此可知，中国恶性肿瘤负担较重，防控形势严峻。老年肿瘤患者因其身体功能相对较差，原发病较多，手术、化疗等耐受性差，增加了老年肿瘤患者的照护困难。为了使老年肿瘤患者安享晚年，需要大家共同努力，提高患者的生活质量，降低死亡率。本章重点介绍老年人肺癌、结直肠癌和乳腺癌的照护。

第一节　老年人肺癌及照护

老年人肺癌是发生于老年人的原发性支气管肺癌的简称，绝大多数起源于支气管黏膜或腺体，严重影响和危害老年人的生命健康。肺癌的发病率随年龄上升，青少年罕见，40 岁起发病率显著升高，并在 70 ～ 75 岁达高峰。我国肺癌死亡率在低于 44 岁的人群中处于较低水平，45 岁后快速上升，80 ～ 84 岁达峰值（416.0/10 万），其后有所下降。

一、评估

（一）健康史

1. 吸烟　吸烟者患肺癌的风险为不吸烟者的 2.77 倍，吸烟和肺癌危险度的关系与烟草的种类、吸烟的初始年龄、吸烟的年限、吸烟量有关。被动吸烟也是肺癌发生的危险因素，主要见于女性。

2. 环境污染　空气污染中的一氧化氮、细颗粒物、硫氧化物等可增加肺癌的发病风险。

3. 职业危害　职业性暴露于石棉、砷、铬、镍及其化合物，煤炼焦过程和电离辐射等均与肺癌发病相关。

4. 肺部疾病史　尘肺、慢性支气管炎、肺气肿、肺结核等可增加肺癌的风险。

5. 遗传因素　家族聚集性肺癌与遗传因素有关。

（二）身体状况

肺癌的临床表现与病变的部位、大小、数目、病理类型及患者的基础疾病有关。肺癌早期绝大部分无特征性临床表现，一般是在常规体检中发现。

1. 原发肿瘤引起的症状和体征

（1）咳嗽　是肺癌早期出现的症状。肿瘤生长在大气道时，会刺激气道引起阵发性刺激性呛咳，一般无痰；而生长在外周者可有浆液性痰，如果继发感染，则会出现大量黏液性脓痰。

（2）咯血　中央型肺癌多见，癌灶表面受损或肿瘤发生溃疡引起血管破裂，可出现咯血，多为痰中带血或间断出现的血痰，一般出血量不多，偶尔有大咯血。

（3）胸闷、气促　肿瘤阻塞或压迫气道，或引起胸腔积液、心包积液、上腔静脉阻塞等情况时，可出现胸闷、气促的症状。

（4）喘鸣　肿瘤阻塞或压迫气道，导致气道狭窄，会出现喘鸣，听诊可闻及干啰音。

（5）发热　肿瘤坏死会释放致热原，导致发热。肿瘤阻塞气道，分泌物排出困难，也可继发感染，引起发热。

2. 肿瘤局部侵犯引起的症状和体征

（1）胸痛　肿瘤侵犯胸膜或胸壁，可出现胸痛，呼吸运动或咳嗽时胸痛会加重。如果肿瘤进一步侵犯肋骨、脊柱，会出现持续剧烈胸痛，此时胸痛与呼吸和咳嗽无关。

（2）呼吸困难　肿瘤阻塞或压迫气道，会出现呼吸困难和三凹征。

（3）吞咽困难　肿瘤侵犯或压迫食管，可导致吞咽困难。

（4）声音嘶哑　肿瘤直接压迫或转移至纵隔淋巴结侵犯喉返神经，可导致声带麻痹，出现

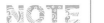

声音嘶哑。

（5）上腔静脉阻塞综合征 肿瘤压迫上腔静脉，可导致上腔静脉回流受阻，出现胸壁静脉曲张，上肢、头颈部水肿。

（6）Horner综合征 肿瘤侵犯或压迫颈交感神经可引起Horner综合征，表现为患侧眼睑下垂、瞳孔缩小、眼球内陷、同侧额部及胸壁少汗或无汗及感觉异常。

（7）臂丛神经压迫征 肿瘤压迫臂丛神经，可导致上肢放射性疼痛。

3. 肿瘤远处转移引起的症状和体征

（1）中枢神经系统转移 肿瘤转移至脑、脑膜和脊髓，可引起颅内压增高，出现头痛、恶心、呕吐等；或出现相关部位的压迫症状，如肢体感觉或运动障碍等。

（2）肝转移 表现为肝区疼痛、肝大、黄疸、腹水和消化不良等。

（3）骨转移 表现为相关部位疼痛及运动障碍，严重者可引起病理性骨折，出现剧烈疼痛，脊柱椎体压缩性骨折可能会导致截瘫。

4. 副癌综合征

（1）异位内分泌综合征 有些肺癌，特别是具有神经内分泌特性的肺癌细胞，可以分泌具有生物活性的激素，从而表现出相应的异常状况，如抗利尿激素分泌异常综合征、异位促肾上腺皮质激素综合征、神经肌肉综合征、类癌综合征、高钙血症等。

（2）肌无力样综合征 患者可有类似重症肌无力的临床表现，具体机制目前尚不明确。

（3）多发性周围神经炎 多表现为混合性的感觉和运动障碍。

（4）肥大性肺性骨关节病 可表现为杵状指和骨关节肥大改变，受累部位关节肿胀疼痛。

（三）辅助检查

1. 影像学检查 X线主要用于早期肺癌的筛查，一旦X线怀疑肺癌应及时行胸部CT检查。胸部CT是目前肺癌诊断、分期、疗效评价及治疗后随诊中最重要和最常用的影像检查方法。MRI对肺癌中枢神经系统的转移和对骨质的侵犯诊断率较高。

2. 纤维支气管镜检查 可观察声带、隆嵴、气管和支气管的管腔，肿物的形态、活动度，取活组织供病理学检查。

3. 痰脱落细胞学检查 此检查简单、无创，易于被患者接受，是肺癌定性诊断简便有效的方法之一，也可以作为肺癌高危人群的筛查手段。

4. 一般检查 在治疗前，需要行实验室常规检查，以了解患者的一般状况，以及是否适用于采取相应的治疗措施。包括：①血常规检查。②肝功能、肾功能及其他必要的生化免疫等检查。③凝血功能检查。

（四）肺癌病理

老年人肺癌以鳞癌多见，主要发生在段支气管，其次是叶支气管，2/3为中央型肺癌。癌细胞侵犯支气管黏膜，易脱落，痰中容易找到癌细胞。鳞癌有向管腔内生长的倾向，早期可引起支气管狭窄甚至堵塞，导致肺不张或阻塞性肺炎。鳞癌生长缓慢，转移晚，手术切除的机会较多，但对放疗和化疗不甚敏感。

（五）心理－社会状况

老年肺癌患者的心理反应依次会经过六个阶段的变化，分别是体验期、怀疑期、恐惧期、幻想期、绝望期和平静期。体验期表现为当得知自己患癌症时，大脑一片空白，甚至麻木。怀疑期表现为对诊断结果极力否认，四处求医，找医生咨询，以便得到不同方面的信息。恐惧期表现为对死亡、疼痛、治疗和离开家人的恐惧。幻想期患者能够正视现实，但仍存在幻想，希望能够出现奇迹根治疾病。绝望期因治疗效果不佳，患者出现绝望的情绪。平静期患者已经能够接受现实，情绪平稳，对死亡不太恐惧。照护人员应该掌握患者不同阶段的心理反应，充分利用可能的机会帮助患者消除不良心理反应，支持和鼓励患者积极配合治疗，从而提高患者的生存质量。

二、照护

（一）饮食、运动、起居照护

1. 饮食照护　老年肺癌患者日常饮食应保持营养均衡，其中蛋白质占 10% ～ 15%，脂肪占 20% ～ 30%，碳水化合物占 55% ～ 60%。蛋白质选择含低饱和脂肪酸的蛋白质，如鱼、禽肉、蛋、脱脂或低脂奶制品、豆类，肾功能不全患者应限制蛋白摄入。增加蔬菜、水果的摄入，蔬菜选择颜色深和气味重且富含微量元素的蔬菜。食物的烹饪方式采用蒸、煮为宜。戒烟限酒。

老年肺癌患者活动量少，肠蠕动减弱，易引起胃肠胀气、食欲不振、便秘。肿瘤在生长过程中产生的有害物质，患者合并代谢性酸中毒，高钙血症和焦虑等精神因素均可影响食欲；放疗、化疗等引起患者恶心、呕吐也会进一步加重食欲减退，导致营养摄入不足。因此，老年肺癌患者应进行常规营养评估，了解营养状况。对有营养不良或存在营养不良风险的老年肺癌患者，需要实施营养支持，具体方法如下：

（1）围手术期老年肺癌患者的营养支持　肠内营养支持适应于：①围术期胃肠功能正常的患者。②有营养不良风险的患者，大手术前 10 ～ 14 天。③在术后 24 小时内有需要的患者。肠内营养支持者大部分可以选择标准的整蛋白配方。肠外营养支持适应于：①围术期有营养不良或营养不良风险患者，由于各种原因导致连续 5 ～ 10 天无法经口摄食达到营养需要量者。②中、重度营养不良的患者，术前给予 7 ～ 10 天需要营养支持者。肠外营养支持应根据患者年龄、性别、体重、实际需要、代谢情况及病情需要，配制成个体化的全营养混合液制剂，并可添加特殊营养素，如谷氨酰胺。

（2）化疗老年肺癌患者的营养支持　化疗老年肺癌患者有营养不良或营养不良风险时，首选肠内营养支持，如果患者发生了化疗相关胃肠道黏膜损伤或不能耐受肠内营养时，可以采用短期肠外营养，使用通用型肠内及肠外营养配方。

（3）放疗老年肺癌患者的营养支持　进食高热量、高蛋白、高维生素、低脂肪、易消化的食物，并少量多餐，鼓励患者多饮水（每日约 3000mL）。对放疗反应严重的患者可提供要素饮食或进行胃肠外营养。多饮绿茶可减轻射线对正常组织的辐射损伤。

（4）终末期老年肺癌患者的营养支持　终末期的老年肺癌患者治疗应该以保证生活质量及缓解症状为目的，大部分患者只需极少量的食物和水减少饥渴感，过度营养治疗反而会加重患者的代谢负担，影响其生活质量。

中医学认为，首先，饮食应该多样化，并合理搭配，遵循"五谷为养，五果为助，五畜为益，五菜为充"的原则。其次，酸、苦、甘、辛、咸五味虽可养人，但偏嗜某种食物亦可伤人，五味应该调和。饮食还应做到寒温适中。尽管肿瘤多伴随气虚、血虚，但也不能过度进补。

2. 运动照护 大量的基础研究和系统评价发现,围术期运动能够改善肺癌患者健康结局,包括肺功能和预后情况等,且围术期适量运动是安全可行的。运动的适应证为肺功能受损、考虑手术治疗、具有高风险的非小细胞肺癌患者,禁忌证为骨质疏松、髋部或脊柱骨转移的患者。运动前由专业人员进行全面的医学评估,根据患者喜好,制订个体化运动方案。运动至少在术前1周开始,最佳运动方案应联合有氧运动、抗阻运动、呼吸运动三种运动方式,传统的太极拳、八段锦、气功也适合于围术期的肺癌患者。运动应遵循循序渐进、持之以恒的原则。

3. 起居照护 肺癌的疼痛、情绪的变化,会导致老年肺癌患者睡眠质量下降,出现烦躁、精神萎靡、疲乏无力,照护者应对患者进行评估,找出睡眠质量下降的原因,进行对因处理。提供舒适安静的睡眠环境,晚餐不宜过饱,睡前不饮浓茶、酒及大量的水,调整情绪,必要时选择合适的药物,均有助于睡眠。老年肺癌患者身体多比较虚弱,容易感受外邪,因此,应做到起居有常,不妄劳作,慎起居,避风寒,顾护正气,以防外邪侵袭。

(二)治疗照护

老年人肺癌的治疗应当采取多学科综合治疗(multiple disciplinary team,MDT)与个体化治疗相结合的原则,即根据患者的机体状况、肿瘤的病理组织学类型和分子分型、侵及范围和发展趋向采取MDT的模式,有计划、合理地应用手术、放疗、化疗、分子靶向治疗和免疫治疗等手段,以期达到最大程度地延长患者的生存时间、提高生存率、控制肿瘤进展和改善患者的生活质量的效果。

1. 手术照护 肺切除术是老年人肺癌的主要治疗手段,也是目前临床治愈肺癌的重要方法。老年人肺癌随着患者新陈代谢率减低,癌组织活性相对降低,肿瘤的侵袭及转移发生减慢,一经发现,尤其是早、中期肺癌应积极手术治疗。老年肺癌患者手术风险大,围手术期的并发症随着年龄增长而增加,因此,做好围手术期的照护尤为重要,具体内容如下:

(1)术前照护 术前向患者做好解释工作,包括手术的目的、流程、术后可能出现的不适和功能障碍、术后的康复等内容,解除患者思想顾虑,配合手术顺利进行。改善患者营养状况,如果存在营养不良或营养不良的风险,参照围手术期老年肺癌患者的营养支持疗法进行营养治疗。做好呼吸道管理,预防上呼吸道感染,并进行呼吸功能锻炼,必要时借助呼吸功能锻炼器,指导患者进行有效咳嗽。吸烟者术前应戒烟。术前应配合医生检查肺、心、肝、肾功能,完成CT或MRI、骨扫描等检查,测定血型、备血。术前一晚遵医嘱指导患者禁食和禁水。

(2)术后照护 术后监测生命体征,保持呼吸道通畅,给予吸氧,观察有无呼吸道阻塞,防止舌后坠、痰痂堵塞气道引起缺氧,甚至窒息。术后患者未清醒时给予平卧位,头偏向一侧;清醒后给予半卧位。观察伤口有无渗液、渗血,如果伤口敷料潮湿,告知医生及时更换。观察胸腔引流管是否通畅,记录引流液的颜色、性质及量,以便及早发现出血等并发症。如果患者术后使用自控式持续镇痛泵,注意观察镇痛泵穿刺部位有无渗出,镇痛泵连接是否完好,嘱患者活动时动作宜缓慢,不宜过猛,防止镇痛泵管道滑脱。定时评估患者疼痛强度、部位、性质和程度,寻找疼痛原因。观察有无恶心、呕吐、呼吸抑制等止痛药物的不良反应。做好深静脉血栓风险评估,根据风险等级,配合医生做好深静脉血栓的物理和药物预防措施,如使用抗凝药物、间歇充气压力装置和抗血栓弹力袜等。术后第1天,若无特殊禁忌均应鼓励患者早期下床活动，促进康复。遵医嘱逐渐给予流质、半流质饮食或普食。

2. 放疗照护　老年人肺癌放疗的适应证包括：因身体原因不能手术治疗或拒绝早期的根治性手术治疗，可手术患者的术前及术后辅助治疗，局部晚期病灶无法切除患者的局部治疗和晚期不可治愈患者的姑息治疗。放疗患者的具体照护措施如下：

（1）**放疗前照护**　饮食照护参照放疗老年肺癌患者的营养支持方法进行饮食照护。指导患者在放疗过程中保持呼吸平稳，确保每次照射时的体位与定位时的体位保持一致。

（2）**放疗不良反应的照护**　①疲乏：保存体力和转移注意力，有利于缓解放疗老年肺癌患者的疲乏。②皮肤反应：使用温水清洗治疗区域皮肤，可使用中性肥皂，用柔软的毛巾吸干水分。避免摩擦、损伤治疗区域皮肤。穿宽松、全棉的衣服。避免治疗区域皮肤阳光直射，避免在治疗区域皮肤放置冷热物品。治疗前4小时内不在治疗区域内使用护肤品。③放射性肺炎：卧床休息，注意保暖，预防感冒，必要时给予吸氧或使用糖皮质激素及抗生素对症处理。放射性肺炎的临床表现与中医学"咳嗽""肺痿""喘证"等疾病相似，病机多为肺热津伤，气阴两伤，瘀热相搏，治则为益气养阴、凉血散瘀、培补脾胃、滋肾养肝等，方剂可选沙参麦冬汤、当归补血汤或清营汤加减，单药可选用当归、黄芪等。

（3）**放疗后照护**　加强营养，规律作息，适当活动，如散步、太极拳等，预防呼吸道感染。

3. 化疗照护　老年肺癌患者的化疗应在肿瘤科医生的指导下，根据患者病期、体力状况、化疗药物的不良反应、生活质量及患者意愿制订化疗方案，避免治疗过度或治疗不足。化疗药物常见不良反应的照护措施如下：

（1）**静脉炎的照护**　静脉炎是指由于各种原因导致血管内膜受损继发的炎症反应。静脉炎表现为疼痛或触痛、红斑、发热、肿胀、硬化、化脓或者可触及静脉条索。①预防措施：使用外周静脉留置针、中心静脉导管、经外周静脉置入中心静脉导管（PICC）与使用一次性静脉输液钢针穿刺相比，可减少静脉炎的发生。外周静脉留置针宜用于短期静脉输液治疗，穿刺时尽可能选择走向直、弹性好的静脉，并且要避开静脉瓣和受损的静脉。中心静脉导管宜用于中长期静脉治疗，可用于任何性质的药物输注。PICC放置外周导管的静脉首选贵要静脉，也可选择肘正中静脉、头静脉和肱静脉，并建议选择非惯用手，不要选择下肢静脉，置管前应充分评估血管情况，导管固定良好，选择精细过滤输液器，预防静脉炎。②处理措施：一旦发生静脉炎，应拔除外周静脉留置针，可暂时保留PICC；及时通知医生，给予对症处理；将患肢抬高、制动，避免受压。必要时应停止在患肢静脉输液；观察局部及全身情况的变化并记录。

（2）**药物外渗的照护**　药物外渗是指静脉输液过程中，腐蚀性药液进入静脉管腔以外的周围组织。表现为渗漏部位疼痛、肿胀、皮肤红、水疱，重者可出现皮肤及皮下组织坏死，形成溃疡，甚至侵及肌腱。①预防措施：选择最适当的静脉输液工具和穿刺部位，每次输液前或输液期间，通过观察、触诊、冲管阻力、回血通畅及听取患者的主诉等方法，评估血管通路装置的通畅性和局部症状；使用透明敷料将导管针头固定在合适的位置，方便观察穿刺点局部情况；化疗前应告知药物的性质及存在的风险、外渗（渗出）的症状与体征，使患者共同参与化疗安全管理，降低药物外渗导致的后果。②处理措施：若药物外渗发生在外周静脉，应立即停止输注，在拔针前应尽量抽出外渗的药物，应用相应的拮抗剂，从原静脉通路注入或在外渗局部皮下注射；应尽量避免对外渗局部施加压力，以防止药物进一步扩散；根据外渗药物性质局部给予冷敷或热敷，如长春碱类药物选择热敷，蒽环类药物选择冷敷；发泡剂和刺激性化疗药物外渗给予局部封闭；抬高患肢促进回流，减轻局部肿胀；如果局部组织坏死，伤口换药可用湿性愈合方法。

（3）消化系统毒性的照护　主要表现为食欲减退、恶心、呕吐、腹痛、腹泻、便秘等。①恶心、呕吐的照护：化疗期间创造良好的治疗环境，清淡饮食，注意补充水分；化疗开始前2小时进餐，饭后不可立即平卧；卧床患者呕吐时头偏向一侧，有利于呕吐物的排出，避免引起窒息或导致肺部感染；心理因素在预期性恶心、呕吐发生中起重要作用，照护人员应耐心倾听患者的感受和需求，帮助患者调整情绪和心态，树立对治疗的信心。②腹泻的照护：老年肺癌患者一线化疗方案中含有铂类（卡铂、顺铂）药物，可引起腹泻。腹泻患者应清淡饮食，适当进食新鲜、清洁的水果，多补充水分，多吃含钾丰富的食物，如橘子、蔬菜汁等。腹泻患者还应做好肛周皮肤照护，保持肛周皮肤清洁干燥；每日涂抹氧化锌软膏保护局部皮肤，预防肛周皮肤糜烂和破损。

（4）骨髓抑制的照护　骨髓抑制表现为白细胞减少，尤其是粒细胞下降，血小板减少。遵医嘱按时查血常规，了解血常规的情况。白细胞特别是粒细胞下降时，照护者应注意患者的手卫生、口腔卫生及会阴部清洁。当白细胞计数 $< 1 \times 10^9/L$ 时，需采取保护性隔离治疗的措施。血小板下降的患者要密切观察皮肤、黏膜和大小便的出血情况；避免损伤患者皮肤黏膜，保持其完整性；减少侵入性的操作，静脉注射时止血带不宜过紧，拔针后增加按压的时间；血小板计数下降至 $< 20 \times 10^9/L$ 时，易发生颅内、胃肠道、呼吸道等部位的出血，应严密观察病情变化，嘱患者绝对卧床休息。一旦患者突然出现头痛、恶心等症状，应考虑颅内出血，及时通知医生进行抢救。

（5）泌尿系统毒性的照护　顺铂可损伤肾实质，嘱患者化疗前和化疗过程中多摄入液体，使尿量维持在每日 2000～3000mL，防止或减少肾损害；使用大剂量顺铂时应充分水化。

4. 姑息治疗照护　老年肺癌患者的姑息治疗包括姑息手术、化疗、放疗、内分泌治疗、靶向治疗、免疫治疗和（或）其他可缓解患者症状的手段。姑息治疗的目的是缓解症状、减轻痛苦、改善生活质量。肺癌治疗中常见症状的姑息照护措施如下：

（1）疼痛照护　疼痛是老年晚期肺癌患者最难以忍受的症状之一。癌性疼痛患者照护时应先对疼痛进行评估，根据疼痛程度由轻到重选择止痛剂，轻度疼痛选用非阿片类止痛药，中度疼痛选用弱阿片类联合非阿片类止痛药，重度疼痛选用强阿片类联合非阿片类止痛药。对一些有神经疼痛或精神心理症状者，可以适当加辅助药物以增加疗效。止痛药给药途径可以选择口服给药、经由直肠给药、经由皮肤给药、经由黏膜给药、经由注射给药、经由神经周围给药和患者自我控制给药等；老年肺癌患者，尤其肝、肾功能不全者，在使用阿片类药物时药量要小，并给予足够的水分；若用药后疼痛未明显缓解、疼痛加重或出现新的疼痛，持续24小时不能进食，72小时未大便，甚至出现嗜睡、神志不清、精神异常、呼吸困难等症状，应及时与医生联系并予以处置。

（2）呼吸困难的照护　一般可采取保持舒适的姿势，室内温度适宜，吸氧等方法以缓解呼吸困难。针对不同原因引起的呼吸困难，还可采取以下措施：①胸腔积液者用利尿剂治疗，如积液量多则给予引流。②解除因肿瘤造成的呼吸道阻塞。③癌性淋巴管炎用利尿剂加糖皮质激素治疗。④慢性阻塞性肺疾病用糖皮质激素加支气管扩张剂。⑤肺炎用抗生素治疗。

（3）疲乏的照护　首先，针对病因进行治疗，如止痛，抗感染，纠正水、电解质紊乱，纠正缺氧和贫血等。其次，加强营养支持和心理支持，增进高质量睡眠。另外，人参、黄芪等中药对缓解疲乏有一定的疗效。

（4）恶心、呕吐的照护　先针对病因进行治疗，如抑制胃酸分泌，纠正水、电解质、酸碱平衡紊乱；缓解焦虑情绪；吗啡引起的可更换止痛剂或联合止吐药等。恶心、呕吐严重者遵医嘱给予 5-HT$_3$ 受体拮抗剂、NK-1 受体拮抗剂、多巴胺受体拮抗剂等药物治疗；进食清淡、易消化的流食饮食，加强心理与社会支持，针刺或按摩足三里、内关、中脘等穴位，都有助于缓解恶心、呕吐。

（三）心理照护

针对老年肺癌患者不同心理反应阶段，应采取不同的照护措施。当患者处于体验期时，照护人员应当与患者建立信任关系，提供支持，表示对患者的关心和安慰。当患者处于怀疑期时，照护人员应当采用适当的策略，帮助患者了解真相，尽情表达内心的感受和想法，最终接受疾病的诊断和治疗。当患者处于恐惧期时，照护人员应当与患者交谈，倾听其感受，进行有关教育，纠正患者的一些错误认识，消除其恐惧。当患者处于幻想期时，照护人员应正确引导，预防幻想破灭，丧失治疗信心。当患者处于绝望期时，照护人员应多鼓励，允许患者发泄愤怒。患者处于平静期时，照护人员应满足其生理、心理、精神、社会交往等方面的需求，激发其生活信心。来自之前体验过癌症的同辈支持，也能帮助患者保持良好的情绪，有信心完成抗癌治疗。

中医学认为，情志失调可导致脏腑气机运行失常，引起痰饮、瘀血等病变，影响疾病的康复。据患者的心理特点有的放矢，进行说理开导，激发其对疾病治疗的信心。鼓励患者将内心的痛苦倾吐出来，宣泄解郁，从而恢复正常的情志活动。鼓励患者欣赏音乐、书法绘画等，以转移患者的注意力，移情易性。

（四）健康指导

1.疾病预防指导　老年人肺癌的预防应采取三级预防的策略：一级预防是指病因预防。向老年人及其家属宣传肺癌相关知识，如肺癌的危险因素、临床表现等，鼓励老年人尽早戒烟，远离污染环境，积极治疗基础疾病等。二级预防是指老年人肺癌的筛查、早期诊断和早期治疗。老年人应定期体检，若发现异常，尽早治疗。三级预防是指老年肺癌患者应采取适当的治疗方式防止病情恶化，避免复发、转移，提高生存率，改善生活质量，促进康复。

2.疾病知识指导　进食高蛋白、高热量、高维生素、易消化的饮食，补充水分，食物合理搭配，增进食欲。注意保暖，预防感冒。按时完成化疗或放疗，合理使用各种药物，疼痛、呼吸困难等症状加重时应及时就诊。

三、相关技术

（一）中医适宜技术干预

艾灸法是肺癌治疗中使用最多的中医适宜技术，具有温阳补虚的功效，"阳气者，温分肉，肥腠理"，能够改善肺癌患者的疲乏感和生活质量。艾灸法的种类很多，根据以往的研究发现，麦粒灸的效果最好，其他灸法如温和灸、温针灸、电子灸、热敏灸、直接灸（无瘢痕灸）、隔姜灸、隔盐灸、艾灸器灸、特殊灸法（火龙灸、雷火灸、扶阳火灸、艾盐包热熨）等也可以选择。艾灸时根据辨证的结果，常选择足三里、三阴交、气海、关元和五脏六腑的背俞穴。每次选择 2 ～ 3 个穴位，每个穴位灸 15 ～ 20 分钟，灸至局部皮肤红晕不起疱为度。

（二）静脉通路的维护

1. 穿刺点维护和敷料管理

（1）每日观察穿刺点及周围皮肤，敷料固定情况。

（2）用碘伏消毒。消毒时以穿刺点为中心用力擦拭，至少消毒两遍。消毒剂完全自然待干后，才能粘贴敷料。

（3）置管后 24 小时内应更换敷料；使用半透膜敷料常规 5 ～ 7 天更换一次；纱布敷料需至少 48 小时更换；若穿刺部位发生渗液、渗血时，应及时更换敷料；穿刺部位的敷料发生松动、污染等完整性受损时，应立即更换。

2. 冲管和封管

（1）每次输液前，用 0.9% 氯化钠溶液脉冲式冲洗导管，抽吸血管通路装置，如果遇到阻力或者抽吸无回血，应进一步确定导管的通畅性，不应强行冲洗导管。每次输液后，应该冲洗血管通路装置，使药物从导管腔内清除。

（2）用预冲式注射器进行冲封管，能有效降低导管相关性血流感染（CRBSI）的风险和节约操作时间。

（3）输液完毕，用导管容积加延长管容积 2 倍的 0.9% 氯化钠溶液或肝素盐水正压封管。

（4）PICC 导管在治疗间歇期，应至少每周维护一次。

3. 无针接头的管理

（1）输液接头（或接口）进行输液及推注药液前，应使用消毒剂多方位擦拭各种接头（或接口）的横切面及外围。

（2）常规每周更换一次输液接头。无针接头内有血液残留、完整性受损或取下后，应立即更换。

第二节　老年人结直肠癌及照护

结直肠癌（colorectal cancer，CRC）一般指大肠癌，包括结肠癌和直肠癌。近年来，随着饮食习惯和生活方式的改变，我国结直肠癌的发病率呈上升趋势，中国国家癌症中心 2022 年公布的数据显示，大肠癌是我国五大常见癌症之一。结直肠癌是老年人群常见的消化道恶性肿瘤，发病率随着年龄的增加而逐步上升，直肠癌发病率较结肠癌高。结直肠癌成人的总体发病率男性略高于女性，但老年人无明显性别差异。因早期症状特异性不高，容易被忽视，故患者确诊时大多为中晚期，且老年患者随着身体生理储备功能的丧失，合并症多，为治疗带来风险，往往预后不佳。

一、评估

（一）健康史

老年结直肠癌的发病与遗传、饮食习惯、生活方式、结直肠的良性疾病等因素有关。尤其是结直肠息肉，与结直肠癌的发病密切相关。

1. 饮食习惯与生活方式　高脂肪、高蛋白及低纤维素饮食，烧烤、油炸、腌制的食物摄入过多，可能增加结直肠癌的发病。老年人生理功能逐渐减退，大肠黏膜层和肌层萎缩，吸收和蠕动能力减退，易发生便秘，使摄入的致癌物质与肠黏膜接触时间延长，易导致肠道细胞的突变，逐渐发展成癌。此外，吸烟、饮酒等不良生活方式也与结直肠癌的发病有一定关系。

2. 遗传因素　家族成员中有家族性肠息肉病、遗传性非息肉性结直肠癌和结直肠癌等情况者，其结直肠癌的发病率高于一般人群。

3. 结直肠的良性疾病　如大肠腺瘤、溃疡性结肠炎、克罗恩病、血吸虫性肉芽肿等良性疾病，亦可发展为结直肠癌。约90%的结直肠癌由结直肠息肉演变而来，有的患者息肉与结直肠癌共存。

（二）身体状况

1. 肠道症状　老年人结直肠癌的临床症状缺乏特异性，不典型，易与其他胃肠道疾病混淆，延误诊断。由于老年人对疼痛的感受减弱，故较少以腹痛作为主诉，而多以便血和排便习惯的改变就诊，其次是腹部包块。

（1）便血和黏液血便　癌肿破溃后，可导致粪便带血和黏液，故老年患者常以便血或粪便潜血试验阳性为主诉，感染时可出现脓血便。

（2）排便习惯的改变　主要表现为便秘，与老年人肠蠕动减慢有关。若肿瘤位于直肠，可出现大便形状的改变，大便变细、变形，同时便意频繁，伴有里急后重和排便不尽感。

（3）腹部包块　老年人结直肠癌细胞分化程度较好，生长相对缓慢，故以腹部包块为主诉者比年轻人多，尤其是结肠癌患者。

（4）肠梗阻　老年人结直肠癌因起病隐匿，进展缓慢，临床表现不典型，加之老年人对疼痛感受性差，导致部分老年人出现肠梗阻甚至肠穿孔后才入院就诊。此时，常表现为便秘、腹胀，腹部阵发性绞痛，部分患者呕吐物含粪渣，需急诊手术治疗。

2. 合并症多　随着年龄增长，各器官出现退行性变化，老年结直肠癌患者常伴发多种慢性疾病，如高血压、糖尿病、冠心病、脑血管疾病、慢性肝炎、慢性肾炎等，使病情趋于复杂，降低对手术、放化疗等各种治疗手段的耐受力，影响治疗方案的制订及预后。

3. 容易误诊和漏诊　由于老年结直肠癌的早期症状不典型，老年人机体感受不灵敏，不能及时发现症状；本身常存在慢性便秘，多数合并多种慢性病，易掩盖肠道症状；老年人记忆力减退，不能准确描述病史，以上原因均易导致病情延误。因此，对于不明原因的贫血、体重下降、消瘦、乏力、低热、腹部包块等情况，应考虑是否存在结肠癌的可能性。对于已经明确诊断的痔或炎性肠病患者，出现了血便或黏液血便，也应进行肠镜检查，以排除合并结直肠癌的可能性。

（三）辅助检查

老年人结直肠癌的诊断方法与青年人相似，主要依靠内镜、影像学检查或超声内镜等。

1. 直肠指诊　是诊断直肠癌最直接和最重要的方法。通过直肠指诊，可直接触及癌肿，判断其部位、大小、固定程度及与周围组织的关系等。

2. 大便潜血试验　主要用于高危人群的普查及初筛。若大便潜血试验阳性，应进行进一步检查，如内镜检查。

3. 肿瘤标志物测定　血清癌胚抗原（carcinoembryonic antigen，CEA）的升高与结直肠癌的早期诊断价值不高。结直肠癌患者中 30% ～ 80% 出现 CEA 升高，病变局限者 CEA 升高则不足半数。此外，胰腺癌、乳腺癌、卵巢癌等患者也会出现血清 CEA 的升高，故缺乏早期诊断价值，多用于预测预后和监测复发。

4. 内镜检查　包括肛门镜、乙状结肠镜、纤维结肠镜等。可直观观察病灶部位、大小、形态及与周围组织的关系，并可镜下取材活检，是诊断大肠癌最有效和最可靠的方法。

5. 影像学检查　钡剂灌肠常用于结肠癌的检查，X 线下可见结肠壁僵硬、皱襞消失、龛影或充盈缺损。超声、CT、MRI 和经直肠腔内超声检查主要用于评估肿瘤浸润的深度，以判断临床分期，制订治疗方案。

（四）结直肠癌病理

老年人结肠癌的好发位置为从盲肠到结肠脾曲的近端结肠；直肠癌则以中低位直肠癌多见。相比青年人结直肠癌，老年人的癌细胞分化程度多数较好，低分化癌、黏液腺癌和印戒细胞癌的比例较低，因此，病程发展相对缓慢。此外，老年人结直肠癌的淋巴转移率也低于青年人，淋巴转移发生较晚。

多发癌是老年人结直肠癌一个重要的临床病理特点。多发癌分为两种情况：一种是结直肠多发癌，即一个肿瘤出现两种或两种以上组织类型，且分化程度不完全一致，多位于相同或邻近肠段；另一种情况是结直肠癌合并其他脏器肿瘤，常见合并的肿瘤有胃癌、肺癌、胆管癌、胰腺癌等。因此，评估时应注意进行整个结直肠的检查，同时重视其他脏器的检查，以排除多发癌。

（五）心理－社会状况

对于无法保留肛门的患者，需要在腹部做永久性肠造口，构建人工肛门。由于排泄方式的改变，严重影响患者的生活和社交，使患者出现焦虑、抑郁等负性情绪，出现失眠、拒绝配合治疗和照护等情况。此外，还应评估家庭对治疗的经济承受能力和支持程度，了解其社会支持状况。

二、照护

（一）围手术期照护

1. 术前照护

（1）**心理照护**　关心体贴患者，真诚交流，听取其倾诉。使用图片、视频、模型等多种方式为患者及家属讲解肠造口的照护要点，取得其信任和配合。

（2）**营养照护**　老年结直肠癌患者常以肠梗阻急诊入院，应禁食，通过静脉补液，纠正水电解质酸碱失衡。由于癌肿长期消耗，易出现营养不良、贫血等情况，应给予高蛋白、高热量、高维生素、易于消化的少渣饮食，必要时可输血或白蛋白，以改善营养状况，提高患者对手术的耐受力。

（3）**肠道准备**　术前肠道准备包括饮食准备、肠道清洁和术前用药 3 个方面。饮食准备一般术前 3 天开始，传统饮食准备术前 3 天进少渣半流质饮食（如蒸蛋、稀饭），术前 1 ～ 2 天无渣流质饮食，新型饮食准备为术前 3 天至术前 12 小时口服全营养制剂。肠道清洁一般术前 1 天进行，青年人多采用全肠道灌洗法，老年结直肠癌患者常存在心、肾功能不全、肠梗阻等情况，无法耐受全肠道灌洗，可配合灌肠法。术前口服药包括肠道不吸收的抗生素和维生素 K 等。

（4）其他　老年结直肠癌患者若出现肠梗阻，应尽早留置胃管以减轻腹胀。老年女性患者若有癌肿侵犯阴道后壁，可于术前 3 天每晚进行阴道灌洗，以避免术中污染和术后感染。

（5）三联预康复模式　是基于加速康复外科（enhanced recovery after surgery，ERAS）提出的术前管理新理念，包括运动锻炼、营养支持和心理干预三个方面，主要适用于术前功能储备明显不足，易出现术后并发症的年老体弱结直肠癌患者，其目的在于降低术后并发症的发生率。①运动锻炼：包括有氧和力量锻炼，老年患者还要进行针对性的呼吸功能锻炼，如吹气球等。不宜采用高强度的无氧运动，容易导致老年人发生意外风险和营养的过度消耗。②营养支持：主要有口服营养制剂的补充、肠内营养和肠外营养，可为老年患者提供一定营养储备。此外，还可维持老年人的肌肉群，避免呼吸肌和心肌等功能下降。③心理干预：包括健康教育、心理疏导和家庭心理支持等，可使患者术前心理状态和生理功能更加稳定，保证患者积极主动地完成放化疗和运动锻炼等治疗。

2. 术后照护

（1）饮食照护　术后早期禁食，通过静脉补充水电解质和营养物质。术后 2～3 天，肛门排气或肠造口开放后，可先试行饮水，若无不适，可进流质饮食。术后 1 周少渣半流质饮食，2 周可进普食。

（2）休息与运动照护　术后当日，老年患者需要卧床，鼓励其翻身和活动四肢。术后第 1 天，可协助其下床活动，但老年人血管调节功能变差，容易出现直立性低血压，故首次下床时需要先坐于床边，逐步过渡到床边站立和走动，以防止跌倒。同时，下床活动时，应固定好各引流管，避免管道脱出。

（二）肠造口的照护

佩戴造口袋期间，少吃易产气食物，如豆类、山芋等；少吃产生刺激性气味的食物，如大蒜、洋葱等；少吃易引起腹泻的食物和辛辣刺激的食物；避免大量食用过多膳食纤维，如芹菜等，以免大便干结，甚至造成肠梗阻。多吃新鲜的蔬菜和水果，多喝水。

佩戴造口袋期间，老年患者适宜的运动方式为散步、广场舞等，避免提重物及剧烈活动。着宽松舒适的衣服，不穿紧身衣，腰带不压迫造口处。待伤口愈合后，可行淋浴。若佩戴造口袋淋浴，应注意使用防水胶布贴紧造口底盘，淋浴结束后及时擦干水珠；若取下造口袋淋浴，注意避免用花洒对着造口冲洗。

更换造口袋时，注意观察造口情况。正常造口颜色呈鲜红色，有光泽且湿润，高度为高出皮肤 1～2cm，形状为圆形或椭圆形。若出现异常或造口出血、造口缺血坏死、造口狭窄、造口回缩、造口脱垂、皮肤黏膜分离、造口旁疝、造口周围皮肤损伤时，应及时就医。

（三）放化疗期间的照护

1. 化疗期间的照护　化疗药物主要的副作用为骨髓抑制，造成造血细胞减少，尤其是白细胞和血小板。因此，每次化疗前监测血常规，若低于正常水平，应先予升白细胞治疗。做好口腔照护和皮肤照护，预防上呼吸道感染。化疗药物还易导致恶心、呕吐、食欲不振、腹痛腹泻等不良反应，应鼓励患者少食多餐，细嚼慢咽，给予清淡易消化的饮食。加强营养，多食高蛋白和富含维生素的食物，以提高抗病能力。

2. 放疗期间的照护　因放疗对患者全身情况要求低，故容易为老年结直肠癌患者接受。

但老年组织修复能力差，故放疗时照射范围宜小，避免照射到正常组织。保护皮肤，着棉质、柔软、透气衣物。腹部和盆腔行放射治疗时，可能引起腹胀、腹痛、腹泻、大便次数增多和黏液脓血便等放射性肠炎的表现，反应较轻者可适当给予药物治疗，较重者应暂停放疗。

（四）健康指导

1. 结直肠癌的预防

（1）饮食调整　多食水果、蔬菜以及含纤维素多的食物；减少高脂肪、高蛋白、低纤维素的精细饮食的摄入；减少腌制、油炸、熏烤食物。适当运动，避免肥胖。戒烟限酒。

（2）运动指导　避免久坐、久卧，适当运动，保持健康体重，避免超重、肥胖。

（3）定期体检　积极宣传结直肠癌临床表现，以便及时就诊。积极开展普查筛查，一般人群每年一次大便潜血试验，每 5 年一次乙状结肠镜检，每 10 年一次纤维内镜检，及早发现肿瘤或癌前病变；警惕家族性肠息肉病及遗传性非息肉病性结直肠癌，积极治疗结直肠息肉、腺瘤、溃疡性结肠炎、克罗恩病等癌前病变，减少结直肠癌的发生。

2. 定期复查　每 3 ～ 6 个月定期门诊复查。肠造口者，若发现造口狭窄或排便困难，及时来院就诊。行化学治疗、放射治疗者，定期检查血常规，出现白细胞和血小板计数明显减少时，应及时到医院就诊。

三、相关技术

（一）中医适宜技术干预

结直肠癌患者术后，肠蠕动变弱，容易出现腹胀、便秘等情况，甚至发生肠粘连或肠梗阻，可将吴茱萸研成细末，用米醋调和至稀糊置于双层布袋中，加热后敷于患者神阙穴，30 分钟后揭下；也可按摩或针刺合谷穴、足三里穴及上巨虚穴，能够有效恢复肠蠕动，降逆和胃，化解腹胀。此外，八段锦锻炼可缓解结直肠癌患者化疗的不良反应，改善患者的体力活动水平和睡眠质量。中医耳穴按压联合正念冥想训练用于大肠癌患者围术期照护中，可减轻患者围术期应激反应，改善其睡眠质量。

（二）造口袋的倾倒及更换

当造口袋 1/3 ～ 1/2 满时，应及时倾倒。方法：取坐位，从底端打开造口袋，从上往下挤出排泄物后，卫生纸擦拭造口袋开口处，重新夹闭造口袋，并检查是否完全夹闭。

每 3 ～ 5 天更换一次造口袋及底盘。方法：①取造口袋：一手固定皮肤，一手由上向下轻轻撕离已用的造口袋及底盘。②清洁造口周围皮肤：使用生理盐水或温开水清洁造口及周围皮肤，并观察周围皮肤及造口情况。再使用干纱布或纸巾擦干造口及周围皮肤，保持干燥。③测量造口：用造口尺寸表测量造口的大小和形状，做好标识。④裁剪底盘：沿标记修剪造口袋底板，开口比造口直径大 0.1 ～ 0.2cm，用手磨平开口边缘。⑤贴底盘、固定造口袋：撕去粘贴面上的保护纸，按照造口位置由下向上将底盘贴上，用手由内向外轻轻按压，使底盘贴紧皮肤。再将造口袋沿底盘卡环连接好，检查两者之间有无空隙，无空隙后固定两者之间夹子，最后夹好封口夹。

（三）结肠灌洗

结肠造口患者每日或隔日进行一次结肠灌洗，可以训练有规律的肠道蠕动，养成定时排便的习惯。①患者取坐位，以便于观察造口和操作，连接灌洗装置，在集水袋内装入

500 ～ 1000mL 的温开水（39 ～ 41℃），挂于站立时与肩部齐平的高度。②涂润滑油或石蜡油于灌洗头上，打开流量控制，排出管中的空气后插入造口，使灌洗液经灌洗管道缓慢进入造口内，灌洗时间为 10 ～ 15 分钟。灌洗期间感腹胀或腹痛时，放慢灌洗速度或暂停灌洗。③灌洗液完全注入后，在体内尽可能保留 10 ～ 20 分钟。④开放灌洗袋，排空肠内容物。最初的 1 ～ 2 次灌洗结束后，可能会出现疲劳感，可卧床休息片刻。

第三节　老年人乳腺癌及照护

2020 年全球癌症统计数据显示，乳腺癌首次超过肺癌成为全球发病率最高的癌症，是第五大癌症死因。乳腺癌绝大多数发生在女性，男性乳腺癌属罕见的恶性肿瘤，约占所有乳腺癌的 1%。根据《中国老年乳腺癌治疗专家共识（2018）》，老年乳腺癌的年龄界定为 ≥ 70 岁。随着我国人口老龄化的加剧，老年乳腺癌患者的数量也持续增加，疾病负担日益加重，已成为重要的公共卫生问题。

一、评估

（一）健康史

老年乳腺癌是多因素共同作用的疾病，主要包括遗传因素、环境因素和行为生活方式因素等。

1. 年龄因素　是已知的重要危险因素，发病率随着年龄增长而增加。绝经后妇女乳腺癌患病风险增加约 50%。

2. 家族史　一级亲属中有乳腺癌病史者与无家族史者相比，乳腺癌患病风险增加 2 ～ 3 倍。若一级亲属在 40 岁以下被诊断为乳腺癌或双侧乳腺癌，患病风险进一步增加。已知 *BRCA1* 和 *BRCA2* 抑癌基因突变与乳腺癌发病相关。

3. 月经婚育史　初潮年龄小、绝经年龄晚、未育、初次足月产年龄较大及母乳喂养者，发病率增加。

4. 饮食与营养　大量摄入红肉、动物脂肪和精制碳水化合物可增加患病风险。

5. 激素治疗　激素治疗患者的乳腺癌患病风险比从未使用过的患者高。

6. 生活方式　主动吸烟或被动吸烟均会增加乳腺癌的患病风险。饮酒者乳腺癌的患病风险比非饮酒者高约 3 倍。此外，昼夜节律紊乱和睡眠持续时间延长，也会增加乳腺癌的患病风险。

（二）身体状况

1. 乳房表现

（1）乳房肿块　乳房出现无痛性、单发性小肿块常为老年乳腺癌的首发症状。多位于右上象限，质硬、表面不光滑，与周围组织分界不清，不易推动。晚期肿块粘连固定，出现卫星结节、铠甲胸、皮肤破溃等情况。

老年女性乳房松弛缩小、腺体萎缩，出现增生结节、纤维腺瘤等良性病变的概率明显低于年轻女性。所以，一旦发现乳腺包块，尤其是无痛性包块，需要警惕乳腺癌的发生。

（2）乳头溢液　老年乳腺癌乳头溢液多为血性或浆液性。由于老年女性乳腺腺体大多萎缩，腺体不再分泌，故若出现乳头溢液，即可视为病理性，警惕乳腺癌的发生。

（3）乳房外形改变　随着肿瘤生长，乳房皮肤表现凹陷，出现"酒窝征"；乳头出现扁平、回缩、凹陷；乳房皮肤呈"橘皮样"改变。

此外，虽然相对其他年龄段乳腺癌患者，老年乳腺癌腋下淋巴结转移少，临床上也常可见到腋窝淋巴结增大、融合等表现。

2. 合并症多　老年人心肺功能较差，常合并高血压、糖尿病、冠心病、脑血管疾病等慢性病，影响对手术的耐受力。

3. 容易误诊和漏诊　由于老年人健康知识相对缺乏、对疾病的重视不足；老年人对疼痛等病理变化反应迟钝、乳腺癌早期症状不明显；独居、与人缺乏交流，不愿意将疾病告诉家人等原因，没有及时诊治，导致老年患者就诊时肿瘤多处于中晚期，20%～30%的老年乳腺癌恶性程度较高。

（三）辅助检查

老年乳腺癌的辅助检查方式跟普通乳腺癌一致，常用的辅助检查方法包括钼靶X线检查、超声检查、活组织病理检查等。

1. 钼靶X线检查　是目前我国乳腺癌筛查最基本的方法，表现为密度增高的肿块影，边界不规则，或呈毛刺状，可见细小钙化灶。对于70岁以上老年女性，建议每2年做一次乳腺钼靶X线检查。

2. 超声检查　主要用来鉴别囊性或实性病灶，为肿瘤定性诊断提供依据。

3. 活组织病理检查　可通过针吸或切除活体组织行病理检查以确诊。

（四）乳腺癌病理

老年期乳腺癌的病理学类型与普通乳腺癌相同，以浸润型非特殊癌多见，其中又以浸润型非特殊癌中的浸润性导管癌常见，占70%以上。黏液腺癌和小叶浸润癌的比例随着年龄增长而有所升高。肿瘤细胞增殖活性低，生长相对缓慢，分化程度较好，腋窝淋巴结转移较少，雌激素受体和孕激素受体阳性率随年龄增长而升高。由于老年女性乳腺癌的肿瘤生物学行为较好，对内分泌治疗的有效性高等因素，故5年生存率较年轻患者高。

（五）心理-社会状况

了解老年患者对疾病的认识和对手术的顾虑。乳房作为女性的第二性征，乳房切除术后乳房缺失会导致自卑、抑郁等情绪，此时家庭和配偶的支持尤为重要。评估时注意了解患者家属尤其是配偶的支持情况，以及家庭对手术的经济承受能力。

二、照护

（一）围手术期照护

1. 术前照护

（1）心理照护　老年患者常出现恐惧、焦虑、悲观绝望等不良心理状态，与缺乏乳腺癌相关知识、各种复杂而痛苦的治疗、乳房缺失导致外形受损、担心婚姻生活受影响等有关。应详细为患者及家属介绍乳腺癌和术后康复治疗重要性相关医学知识；请手术成功且术后5年内无复发情况患者现身说法，给患者树立信心。告知患者外表的缺憾可以通过穿着带有假乳的内衣或乳房重建术进行有效弥补，增加其自信心，克服其自卑心理。对患者家属进行心理辅导，指导患者家属多关心、陪伴患者。

（2）术前检查 老年人身体功能逐步退化，常伴有各种基础疾病，如高血压、冠心病、糖尿病、肺部疾病等，需要全面评估患者的身体状况、对麻醉和手术的耐受性，相关合并疾病及时处理，提高其手术安全性，改善手术获益。

2. 术后照护

（1）伤口照护 手术部位弹力绷带加压包扎以促进皮瓣愈合，包扎松紧适宜，以可伸进一指为宜。注意观察皮瓣血液循环和患侧上肢血液循环，若出现皮瓣呈暗红色或患侧手指发麻、皮肤温度偏低、颜色青紫、脉搏减弱，则提示血液循环不良。

（2）上肢肿胀的照护 术后避免穿紧身衣物，适当控制钠盐的摄入，患肢避免负重及测量血压或注射。可将患臂垫高，使手高于肘，手握柔软物品，如毛巾等。淋巴水肿综合消肿治疗（complete decongestion therapy，CDT）是预防和治疗淋巴水肿常用方法之一，主要包括皮肤照护、徒手淋巴引流（manual lymphatic drainage，MLD）、多层弹性压力绷带包扎以及功能锻炼等。徒手淋巴引流是基于淋巴系统解剖学的专门手动治疗，通过刺激淋巴循环，增加淋巴引流量，减轻肿胀。

（二）内分泌治疗的照护

老年女性乳腺癌患者体内激素水平异常，雌性激素受体表达异常，采取以调节激素为主的内分泌治疗可显著提高乳腺癌临床治疗总有效率，治疗安全性较高，同时具有给药方便、不良反应少、疗效持久、费用低等优点，老年患者可耐受，内分泌治疗在老年乳腺癌治疗中越来越多。但也存在一些副作用，应做好给药期间的解释和照护。

1. 他莫昔芬 主要副作用有潮热、恶心、呕吐、静脉血栓形成、眼部副作用、阴道干燥或分泌物多等。用药期间需定期进行血栓风险评估、检查血脂及肝肾功能等，必要时需调整用药方案。

2. 芳香化酶抑制剂 长时间服用可引起骨质疏松、关节疼痛、潮热和阴道干燥等不良反应。给药时先进行骨密度的检查，在治疗时适当补充钙、维生素 D，必要时给予磷酸盐，以防止骨质疏松的发生。

（三）患肢康复照护

乳癌根治术切除了胸部的肌肉、筋膜和皮肤，使患肢肩关节活动明显受限。老年患者通常伴有各种基础疾病，术后常长时间卧床和肢体制动，老年人康复主动性较低，更易发生肩关节活动受限，因此，要做好老年患者术后患肢康复指导。

1. 术后 24 小时内 伸指、握拳、屈腕等锻炼。

2. 术后 1 ~ 3 天 屈肘、伸臂，肩关节小范围前屈、后伸运动。

3. 术后 4 ~ 7 天 使用患肢洗脸、刷牙、进食，触摸对侧肩部和同侧耳朵。

4. 术后 1 ~ 2 周 抬高患肢、钟摆样摆臂、爬墙训练、梳头等。

5. 出院后指导 渐进式抗阻肌力训练，如哑铃、推墙等，也可进行有氧健身操及太极拳等。一般每天 3 ~ 4 次，每次 20 ~ 30 分钟，循序渐进，逐渐增加功能锻炼的内容。

（四）健康指导

1. 定期体检 重视老年女性人群的乳腺癌普查。老年妇女每月一次自我检查和每年医院常规乳腺检查，以早发现乳腺癌。

2. 日常生活指导　提倡不吸烟、不饮酒、不熬夜，多吃蔬菜水果谷物并加强锻炼，建议首次分娩年龄不要超过 35 岁，提倡母乳喂养等，以降低乳腺癌的发病率及死亡率。

3. 保护患肢　着棉质、宽松衣服；患肢避免负重；避免患肢长时间接触刺激性洗涤液，洗涤时佩戴宽松手套；避免蚊虫叮咬；患侧手臂不要热敷，淋浴时水温不能过高；避免强光照射等高温环境。

三、相关技术

（一）中医适宜技术干预

中药熏蒸配合穴位按摩治疗，可改善乳腺癌术后上肢淋巴水肿，恢复肩关节功能。选择患侧手臂两条经络（手厥阴心包经、手阳明大肠经）上的穴位作为主要按摩穴位。加味金黄膏贴敷于天泉、曲池、太渊穴，用胶布固定，同时予温经活络方中药喷雾治疗，对术后上肢淋巴水肿具有较好的疗效。同时，也可以根据中医学的辨证分型，进行饮食调护。乳腺癌肝肾阴虚、气血两虚者，可将何首乌 30g 蒸后晒干，放入砂锅中浓煎汁，去渣，同粳米 60g、大枣 5 枚一起煮粥，每日 2 ~ 3 次，温食，可滋补肝肾，健脾补血。患病后精神恍惚，常悲伤欲哭，不能自制，舌红少苔者，可食甘麦大枣粥，先煎甘草 15g，去渣，后入小麦 50g 和大枣 10g 共煮成粥，空腹食，每日 2 次，可益气宁心安神。乳腺癌患者伤及暑热，恶心纳差者，可食荷叶粥，将荷叶 30g 洗净，浓煎取汁，再用荷叶汁同粳米 60g、冰糖适量煮粥，每日 2 ~ 3 次，可达清热解暑、理气宽中之功效。

（二）乳房自检

乳房自检是及早发现乳房病变的有效方法，老年女性多数已绝经，应每月固定一日进行自我检查。

1. 视诊　在镜子前分别双臂自然下垂、高举双手、向前弯腰等，观察双侧乳头是否水平一致，乳头有没有溃烂，乳头皮肤是否凹陷，以及乳头有没有回缩或高抬，乳头是否有溢液等异常。

2. 触诊　平卧，左手放在头后方，用右手检查左乳房，手指要并拢，从乳房上方顺时针逐渐移动检查，按外上、外下、内下、内上的顺序，系统检查有无肿块。轻压乳头，观察是否有带血的分泌物，最后检查腋窝有无肿块。

● 案例分析

回顾本章案例：李某，男，64 岁。4 月前患者出现咳嗽、咳痰，10 天前被诊断为原发性支气管肺癌。吸烟 40 年，10 支 / 天。患者情绪低落，极度悲观。作为照护人员，术前为患者提供营养均衡、清淡易消化饮食。劝其戒烟。向患者做好解释工作，解除思想顾虑，配合手术顺利进行。术前一晚，遵医嘱指导患者禁食和禁水。术后未清醒时给予平卧位，头偏向一侧；清醒后给予半卧位。观察伤口有无渗液、渗血。记录疼痛情况，必要时告知医生，根据医嘱给予止痛药物。术后第 1 天，若无特殊禁忌，应鼓励患者早期下床活动，促进康复。饮食从流质、半流质向普食逐渐过渡。营造舒适、安静的环境，多与患者沟通，解除患者焦虑、恐惧等不良情绪。

[本章小结]

本章介绍了老年人常见恶性肿瘤患者的评估要点及照护措施。老年肿瘤患者的照护者，除了要做好常规照护措施外，还应根据治疗方式的不同，采取不同的照护方式，以期达到最大程度地延长老年肿瘤患者的生存时间、控制肿瘤进展和改善其生活质量。

[思考题]

1.老年肺癌放疗患者放疗不良反应的照护措施有哪些？

2.老年肺癌化疗患者恶心、呕吐的照护措施有哪些？

3.老年结直肠癌患者肠造口的照护涵盖哪些内容？

4.如何指导老年结直肠癌患者进行造口袋的倾倒及更换？

5.如何指导老年乳腺癌患者进行患肢康复？

第十四章 老年人肌肉骨骼系统疾病及照护

【学习要求】

1. 掌握老年膝骨关节炎、肩袖损伤患者评估要点及照护措施。
2. 熟悉老年膝骨关节炎、肩袖损伤患者的临床分期或分型。
3. 了解老年膝骨关节炎、肩袖损伤患者的辅助检查结果分析。

案例导入

何某，女，62岁。主诉：右侧膝关节疼痛、活动受限3年。患者3年前出现右侧膝关节疼痛，伴有活动受限，无明显外伤史，平卧或热敷右膝关节后疼痛可稍缓解，上下楼梯、天气变冷或劳累后疼痛可加重，久坐后站起迈开步时疼痛较甚。疼痛时需口服塞来昔布止痛，停药后疼痛反复。2周前患者因膝关节受凉后出现疼痛加重，遂就诊于社区医院。

作为社区老年照护人员，请思考：

1. 你如何为何奶奶进行照护评估？
2. 基于膝骨关节炎分期，如何正确指导患者的照护？

人体肌肉骨骼系统（也称为运动系统），由骨骼、肌肉、软骨、肌腱、韧带、关节和其他结缔组织的骨骼组成，主要为身体提供形态、支撑、稳定性和运动。随着老龄化社会的到来，年龄相关的肌肉骨骼疾病（age-related musculoskeletal disorders，MSD）的患病率逐年上升（包括但不限于膝骨关节炎等），严重影响着患者的生活质量，也给社会带来了沉重的经济负担。本章节重点介绍老年患者膝骨关节炎和肩袖损伤的照护。

第一节 老年人膝骨关节炎及照护

膝骨关节炎（knee osteoarthritis，KOA），是一种以关节软骨退行性变、软骨下骨质反应性改变、关节边缘骨赘形成、滑膜病变、韧带松弛或挛缩、关节囊挛缩、肌肉萎软无力等为特征的慢性关节疾病。基于中医学"治未病"理论、现代保膝理念和慢性病管理要求，应根据个人情况，进行中西医结合阶梯诊治与照护。

一、评估

（一）健康史

有膝关节过度负重等劳损史、存在先天性膝关节周围畸形（内翻、外翻等）或外伤史。

（二）身体状况

1. 疼痛及压痛　发生率为 36.8% ～ 60.7%。疼痛特点如下：①起步痛，久坐或刚下床起步行走时疼痛较明显，活动后稍缓解。②活动痛，行走一段时间后出现疼痛加剧。③负重痛，膝关节在负重状态下，如上、下楼梯时疼痛加剧。④静息痛，膝关节在静息状态亦疼痛，以夜间为甚。除疼痛外，膝关节的局部可出现压痛，在关节肿胀时明显。

2. 活动受限　晨起时有关节僵硬及发紧感，持续时间常为几分钟至十几分钟，很少超过 30 分钟，可逐渐出现关节交锁，晚期关节活动明显受限，最终致残。

3. 关节畸形　疾病中晚期可见明显的内、外翻或旋转畸形。

4. 骨擦感　关节屈伸时可闻及骨擦音（感）。

5. 肌肉萎缩　膝关节周围伸屈肌群萎缩，以伸肌萎缩为显著。

（三）辅助检查

1. 实验室检查　急性期的患者可出现 C 反应蛋白（CRP）和血沉（ESR）轻度升高，而血常规、免疫复合物及血清补体等可正常。合并滑膜炎者可有关节积液。一般关节液透明、淡黄色、黏稠度正常或略降低。关节液常规可显示轻度白细胞增多，以单核细胞为主。滑液分析有助于排除其他关节疾病。

2. 影像学检查　影像学检查不仅可以帮助确诊膝骨关节炎，而且有助于评估关节损伤的严重程度；评价疾病进展和治疗反应；及早发现疾病或相关的并发症。

X 线：膝关节下肢全长负重位片、膝关节正侧位片、髌骨轴位片是常规首选的影像学检查。早期多见正常，中、晚期可见关节间隙不对称性变窄，软骨下骨硬化和（或）囊性变，关节边缘增生和骨赘形成，部分关节内可见游离体。影像学分级可参照 Kellgren-Lawrence 影像分级（K-L 分级）方法，见表 14-1。

表 14-1　骨关节炎 Kellgren-Lawrence 分级

分级	描述
0 级	无改变（正常）
I 级	可能有骨赘，关节间隙可疑变窄
II 级	明显骨赘，关节间隙可疑变窄
III 级	中等量骨赘，关节间隙变窄较明显，有硬化性改变
IV 级	大量骨赘，关节间隙明显变窄，严重硬化性病变及明显畸形

磁共振（MRI）：有助于发现和评估关节相关组织的病变程度，如软骨损伤、关节滑液渗出、软骨下骨髓水肿、滑膜炎和半月板或韧带损伤；还可用于排除肿瘤和缺血性骨坏死等。MRI 一般以 Recht 分级为标准，见表 14-2。

表 14-2　膝骨关节炎 MRI 的 Recht 分级

分级	描述
0 级	无改变（正常）
Ⅰ 级	软骨内异常信号，但软骨面光滑
Ⅱ 级	软骨表面轻度不规则和（或）软骨全层厚度 50% 以下的局灶缺损
Ⅲ 级	软骨表面严重不规则和（或）软骨全层厚度 50% 以上，但未达全层的局灶缺损
Ⅳ 级	软骨全层缺损，软骨下骨暴露

3.诊断要点　诊断标准：主要根据患者的症状、体征及影像学检查。目前采用中国中西医结合学会 2018 年修订的诊断标准，见表 14-3。

表 14-3　膝骨关节炎分类标准

序号	症状或体征
1	近 1 个月内反复膝关节疼痛
2	年龄 ≥ 50 岁
3	晨僵时间 ≤ 30 分钟
4	活动时有骨摩擦音（感）
5	X 线（站立或负重位）示关节间隙变窄、软骨下骨硬化和（或）囊性变、关节缘骨赘形成
6	MRI 示软骨损伤、骨赘形成、软骨下骨髓水肿和（或）囊性变、半月板退行性撕裂、软骨部分或全层缺失

注：满足诊断标准 1+2+3+4 或 1+5 或 1+6，可诊断为膝骨关节炎。

4.鉴别诊断　膝骨关节炎需要与类风湿关节炎、痛风性关节炎、强直性脊柱炎、银屑病关节炎等相鉴别。

5.辨病分期与辨证分型

（1）辨病分期　把膝骨关节炎列入慢性疾病管理：慢病管理侧重于对膝骨关节炎及其危险因素进行一系列定期监测、连续监测、评估和综合干预的医学过程及行为。主要包括以下方面：高危因素的管理、常见症状的管理、常见检查的管理、常用药物的管理、生活方式的管理，以及管理效果的评价等。作为一个系统化的医疗管理，慢病管理强调疾患发生、发展各阶段的健康教育及非药物干预措施，最大限度地促进患者日常生活的自我管理能力。《美国骨科医师学会膝关节骨关节炎治疗指南》认为，对患者进行的健康教育及生活方式的改变在膝骨关节炎的治疗中具有重要作用，骨科医生和其他骨骼肌肉医护人员须将膝骨关节炎作为一种慢病进行治疗。

膝骨关节炎的临床分期及其临床意义：在中医学整体观与大健康理念指引下，基于中医学治未病理论、现代保健理念和慢性病管理患者人群细分要求，结合影像学评估，可将膝骨关节炎分为五期，见表 14-4。

（2）辨证分型　膝骨关节炎属于中医学"骨痹""痹证"范畴，可归纳为如下证型：寒湿痹阻证、湿热痹阻证、气滞血瘀证、肝肾亏虚证和气血虚弱证。临证或有不同证型，或有兼证，可据临床实际予以辨证。

表 14-4　膝骨关节炎分期及临床表现

分期	临床表现	影像学表现	时段分属
Ⅰ期（前期）	关节有轻度不适，怕冷，上楼酸软、下蹲站起乏力，关节活动有摩擦感或响声。极个别患者剧烈运动可以出现急性滑膜炎，但按诊断标准尚未构成骨关节炎，或有超出正常范围的发育性关节内外翻畸形	K-L 影像学分级为 0～Ⅰ级，MRI 表现为正常	未病期欲病期
Ⅱ期（早期）	按诊断标准可以确诊。非药物疗法可以控制，有时过度运动或劳累出现急性发作，一般可以临床治愈	K-L 影像学分级为Ⅰ～Ⅱ级，MRI 表现为软骨内异常信号，但软骨面光滑	发作期缓解期
Ⅲ期（中期）	出现关节疼痛肿胀急性发作次数增多，需要止痛药控制，症状不易治愈，需要长期多种疗法综合应用才能治愈或缓解	K-L 影像学分级为Ⅱ～Ⅲ级，MRI 表现为软骨表面轻度不规则和（或）软骨全层厚度 50% 以下的局灶缺损	发作期缓解期
Ⅳ期（后期）	发育性关节内外翻角度加大。关节疼痛肿胀急性发作次数增多，服药症状不能完全缓解	K-L 影像学分级为Ⅲ～Ⅳ级。MRI 表现为局部软骨病损明显，骨髓水肿，甚至局部骨裸露、坏死	发作期缓解期
Ⅴ期（晚期）	保守治疗效果差，关节僵硬、活动明显障碍，肿痛反复发作，肌肉萎缩，经常需要助行器或扶拐行走	K-L 影像学分级为Ⅳ级。MRI 表现为广泛软骨病损明显，软骨下骨裸露，甚至出现骨坏死	发作期缓解期

注：发作期：膝关节中度以上疼痛，或呈持续性，重者疼痛难以入眠；膝关节肿胀，功能受限，跛行，甚至不能行走。缓解期：膝关节轻度疼痛，劳累或天气变化时加重，或以酸胀、乏力为主，或伴膝关节活动受限。

二、照护

根据膝骨关节炎的临床表现及影像学评价，将膝骨关节炎分为五期进行中西医结合阶梯诊治与照护，见表 14-4 及图 14-1；临床分期强调"治未病"理念，进行"未病先防"，通过改善生活方式、避免危险因素等来积极预防膝骨关节炎的发生。当膝骨关节炎发生时，则综合患者临床表现及影像学等资料进行个体化阶梯诊治与照护，充分发挥中西医优势，阻止或延缓膝骨关节炎进展。

（一）饮食、运动、起居照护

1. 饮食照护　膝骨关节炎患者在日常饮食方面需要进行调整，来帮助防治膝骨关节炎；一方面是进食能够减缓发炎、减轻疼痛的食物，另一方面可进食有利于关节软骨组织生长修复的食物。关节软骨的生长需要维生素、蛋白质和矿物质等营养物质的供给；维生素 A 促进蛋白质的生物合成和骨细胞的分化，维持骨骼正常生长发育，如鱼肝油、鸡蛋、胡萝卜、红心红薯、辣椒和柿子等含维生素 A 较多；维生素 C 有利于纤维和结缔组织形成，如辣椒、茼蒿、菠菜、土豆、韭菜等含维生素 C 较多；维生素 D 可促进钙磷的吸收，有利于骨钙化，如奶类、蛋黄、动物肝脏、海鱼等含维生素 D 较多；鸡爪、蹄筋、贝类、小鱼干等富含胶质、软骨素的食物，有利于关节软骨修复；而生物类黄酮可加强关节内胶质的能力，加速损伤软骨的复原，如柑橘、绿茶等。

多进食生姜、葱蒜、鱼类、橄榄油、樱桃、咖喱等食物，有助于减轻关节炎症反应；三文鱼中富含的 omega-3 脂肪酸，有利于减缓炎症；而一些碳水化合物（如面包、馒头）、动物类脂肪摄入过多，可导致炎症加重，减少此类食物的摄入可减轻关节疼痛；控制碳水化合物、脂肪等含热量较高的食物来减肥，也是预防膝骨关节炎的一项重要举措。

同时，也可以根据中医学的辨证分型，选择合适的食物摄入，以达到食疗的目的。寒湿痹阻者宜多食生姜、薏苡仁、葱等；湿热痹阻者宜多食薏苡仁、赤小豆、花生等；气滞血瘀证者宜多食山楂、玫瑰花、莱菔子、醋等；肝肾亏虚者宜多食核桃、黑芝麻、山药等；气血虚弱者宜多食大枣、山药、龙眼肉等。

2. 运动照护 对于患有膝骨关节的老年患者，其膝关节运动应遵循相应的原则：免负荷、减负荷。所谓负荷，是指膝关节承受的压力，即我们在运动时尽量减少膝关节承受额外的压力，目的是让膝关节处于放松的状态进行运动，这样使膝关节周围肌肉韧带的力量在增强的过程中，同时也能够避免关节软骨的磨损，可达到趋利避害的作用。国际指南主张膝骨性关节炎患者进行关节活动训练、肌力训练和有氧运动。适宜的运动疗法训练不仅可降低患者关节疼痛和僵硬，而且可以增加柔韧性、肌肉力量、有氧能力和耐力，同时还可以控制体重、改善健康状态。关节运动可以维持或尽快恢复关节正常的活动范围，促进血液循环，消除慢性炎症，以缓解临床症状。根据病情，患者可采取主动运动或被动运动（由照护人员帮助活动关节），运动过程中必须根据疼痛感觉控制力度，避免产生新的损伤。锻炼方法：首先选择散步、骑车、游泳等不负重或负重较轻的运动，避免爬楼梯、登山，以及长时间跑、跳、蹲、跪等较为剧烈、会增加关节磨损和负荷的运动。在运动强度和运动时间方面，应该循序渐进、量力而行、因人而异。"坚信身体的感觉"，身体一旦出现不舒服，就应该立即停下来休息，不要坚持。

（1）床上锻炼 屈伸练习：在床上进行膝关节屈伸运动。平躺，双腿放松伸直，脚跟沿着床，一直往臀部的方向靠，将膝关节屈曲到最大限度，维持 10～30 秒（或以自身的承受范围为度），然后将膝关节伸直后继续用力伸直，维持 10～30 秒，左右脚交替做，双脚完成一次为一个循环，每组做 5 个循环，每做完一组休息 2～3 分钟，每次做 5 组。每天分别于早上、下午和晚上各做一次。

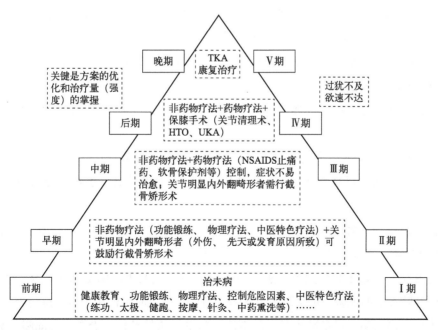

注：HTO：胫骨高位截骨术；UKA：单髁置换手术；TKA：全膝关节置换；根据阶梯治疗思维和患者临床实际病情，优先选择UKA、HTO和非手术治疗等保膝方法。

图 14-1 膝骨关节炎的中西医结合阶梯诊治与照护

抬脚练习：在床上进行抬脚运动。首先平躺，双腿放松伸直，单腿伸直抬起30°，维持10～30秒后放下休息1～2分钟，同一腿继续抬起，此时膝关节屈曲成90°（大腿与床面垂直，小腿与床面平行），维持10～30秒后放下休息1～2分钟，左右脚交替做，双脚完成一次为1个循环，每组做5个循环，每做完一组休息2～3分钟，每次做5组。每天做3次。

空中踩单车训练：人平躺在床上，双脚做踩自行车的动作，每次3～5分钟，休息2～3分钟，重复4～5组，每天练习3～4次。

踝泵运动：即踝关节的屈伸活动和旋转运动，首先脚尖用力向前伸，伸到最大限度时维持10～30秒，然后脚尖向头部方位勾，在最大的限度位置维持10～30秒，之后踝关节做顺时针旋转运动3次，逆时针运动3次，一个脚完成后，到另一个脚做，双脚完成后为一个循环，每组做5个循环，每做完一组休息2～3分钟，每次做5组，每天做3次。

（2）椅子上锻炼　抬脚训练：坐在椅子上，将双脚平放在地上，然后逐渐将左（或右）膝伸直，并保持直腿姿势5～10秒，再慢慢放下。双腿交替进行，重复练习10～20次为一组。4～5组连续练习，这样每天练习3～5次。

（3）墙边锻炼　"金鸡独立"训练：双手微张开，一脚抬起，单腿站立，站立腿绷直，维持10～30秒，换另一腿站立10～30秒，双腿交替进行，重复练习10～20次为一组。10组连续练习，每天练习3～5次。在墙旁练习，手随时可扶墙，防止跌倒。

静蹲靠墙训练：双脚与肩同宽，双脚位置在身体前方，整个躯干紧贴墙壁，膝盖弯曲，缓慢下蹲至大腿与地面平行并维持这个姿势，脚尖不要超过膝盖，保持小腿与地面保持垂直，每次30秒～2分钟，休息1～2分钟，重复4～5组，每天练习2～3次。

踢腿训练：一手扶墙，防止跌倒。一脚做小腿踢腿动作10次，然后换另一脚踢腿10次，完成5个循环为一组，每做完一组休息2～3分钟，每次做5组，每天练习3～5次。

（4）户外运动　有氧运动：促进局部血液循环，增强细胞活力和加速代谢废物的排出，简便易行，容易为广大患者所接受。常用的训练方法包括步行、游泳、骑车等。

步行：步行的快慢、远近、时间点的长短要量力而行，老年患者以散步为主，每次15～30分钟，每次2000步左右；身体素质好，而且膝关节保养良好者，可日行万步以强身健体，但不主张走得太多。

骑车：每日可进行2～3次的骑自行车运动，每次20～30分钟，根据自身情况，避免过度劳累。

游泳：以不过度劳累为主，每周可游泳4～5次，每次0.5～1小时，根据自身状况可尽量多游泳，同时可增强肺活量，提高免疫力。不会游泳者，也可练习水中行走和下蹲训练。

中医特色运动：太极拳、八段锦、五禽戏、易筋经等。此类运动需跟有经验的人学习，并在教练或医师的指导下进行。

3. 生活照护　老年膝骨关节炎患者应注意四时节气变化，免受风寒暑湿侵袭。在寒冷环境中注意膝关节的保暖，可采取关节热敷和按摩，外出时可使用护膝。避免处于潮湿阴暗的环境中，多晒太阳。尽量减少长时间下蹲、负重屈膝的动作，少做跷二郎腿、跪的动作，女性应该少穿高跟鞋；选择合适的鞋和鞋垫以减震；适当休息，使用手杖，减轻受累关节负荷。

（二）非药物治疗照护

非药物治疗在膝骨关节炎的治疗中有非常重要的作用，是药物治疗及手术治疗等的基础。

1.健康教育与自我管理　健康教育：可改善膝骨关节炎患者的疼痛和心理社会状态。照护人员应当指导患者：①认识疾病，明确治疗目的（改善症状，延缓病情发展）。②树立信心，消除思想负担，缓解焦虑情绪和运动恐惧。③医患合作，密切配合医护诊疗。④合理锻炼，调整生活方式。

自我管理：超重和肥胖是公认的膝骨关节炎发病危险因素，会导致患者关节疼痛，甚至残疾。控制饮食联合运动治疗可提高减重对膝骨关节炎症状的治疗效果。

2.手法　采用推揉点按、拔伸屈膝、摇转屈膝、拿捏弹拨等理筋、整骨多种手法，可起到舒筋通络、活血化瘀、松解粘连、滑利关节的作用，可改善关节僵硬和肌力、减轻关节疼痛、改善关节功能。伴感染、皮损、肿瘤及心脑血管疾病者须慎用。推拿治疗可有效缓解膝骨关节炎患者的临床症状，提高其生活质量，并且无明显不良反应。

3.针灸　针刺包括毫针疗法、温针疗法、电针疗法等，对缓解膝骨关节炎疼痛和改善关节功能具有积极作用。灸法集热疗、光疗、药物刺激与特定腧穴刺激于一体，能有效降低炎症灶血管通透性，改善血液流变学和血液动力学指标，临床运用可缓解患者膝关节疼痛、改善患者关节功能、提升患者生活质量。

4.理疗　常用方法包括热疗、磁疗、红外线照射、水疗、蜡疗、超声波等各种理疗，可联合针刺、手法等其他疗法，以改善关节活动，缓解疼痛和肌紧张，促进局部血液循环及炎症吸收。

5.辅具

（1）使用手杖、助步器等协助活动，以减轻受累关节的负荷。

（2）可穿戴辅具，以保护关节，如可戴保护关节的弹性套，如护膝等；对髌股关节腔室骨关节炎采用髌骨内侧贴扎辅助治疗可显著减轻疼痛；对膝关节内侧室骨关节炎可用楔形鞋垫辅助治疗。

（三）药物治疗照护

经非药物治疗无效，可根据关节疼痛情况选择药物治疗。

1.外用药　中草药外用主要包括熏洗、敷贴和离子导入等；中成药外用主要包括各种贴膏、膏药、药膏及酊剂等；非甾体抗炎药局部外用，不良反应小，可减轻关节疼痛和压痛。

2.关节腔注射治疗　根据医护的临床经验和患者具体病情，决定是否采用玻璃酸钠、医用几丁糖（关节腔注射液）等关节黏弹性补充疗法。富血小板血浆富含多种生长因子和炎症调节因子，具有保护软骨细胞、促进软骨愈合和减轻关节内炎症的作用，能够缓解疼痛、改善关节功能。关节腔注射长效糖皮质激素可缓解疼痛、减少渗出。疗效持续数周至数月，反对在同一关节反复注射，以免加剧关节软骨损害，注射间隔时间不应短于4～6个月。

3.中药　照护人员在专业医生建议指导下，根据患者不同证型（寒湿痹阻证、湿热痹阻证、气滞血瘀证、肝肾亏虚证、气血虚弱证等）或体质类型，进行针对性的膳食调养指导。

4.中成药　治疗膝骨关节炎的中成药品种多样，可根据辨证选用相应中成药治疗。可选择金乌骨通胶囊、痹祺胶囊、龙鳖胶囊、虎力散胶囊、仙灵骨葆胶囊、金天格胶囊、壮骨关节胶囊等。

5. 控制症状的口服药

（1）对乙酰氨基酚　由于老年人对非甾体抗炎药（NSAIDs）易发生不良反应，且膝骨关节炎的滑膜炎在发病初期并非主要因素，故轻症可短期使用对乙酰氨基酚。

（2）非甾体抗炎药（NSAIDs）　既有止痛作用又有抗炎作用，是最常用的一类控制骨关节炎症状的药物。其主要不良反应有胃肠道症状、肾或肝功能损害、影像血小板功能，可增加心血管不良事件发生的风险。如患者有发生心血管不良事件的危险则应慎用。

（3）阿片类药物　对于急性疼痛发作的患者，当对乙酰氨基酚及非甾体抗炎药不能充分缓解疼痛或有用药禁忌时，可考虑用弱阿片类药物，这类药物耐受性较好而成瘾性小。如口服曲马多等，该类制剂应从低剂量开始，每隔数日缓慢增加剂量，可减少不良反应。

6. 骨关节炎慢作用药（DMOAD）及软骨保护剂　此类药物一般起效较慢，需治疗数周才能见效，故称骨关节炎慢作用药。其具有降低基质金属蛋白酶、胶原酶等活性的作用，既可抗炎、止痛，又可保护关节软骨，有延缓膝骨关节炎发展的作用。但目前尚未有公认的理想的药物，常用药物氨基葡萄糖、双醋瑞因、硫酸软骨素等可能有一定的作用。

（四）手术治疗的照护

对于反复发作的膝关节肿痛、关节积液，经非手术治疗效果欠佳，疼痛进行性加剧、关节功能明显障碍、关节畸形的患者，可以考虑手术治疗，以矫正畸形和改善关节功能。建议评估病情及手术指征后行相应的手术康复治疗，包括关节镜手术、膝关节周围截骨术（胫骨近端截骨术、股骨远端截骨术）、单髁置换术、全膝置换术。患者手术后密切关注患者的有关并发症，术后主要并发症有关节粘连、感染、血栓等；老年照护人员应密切关注术后患者的有关生命体征和有关实验室检查结果，例如，体温、血压、心率、血常规等，并严格按照医嘱督促患者进行服药，防止感染和其他术后并发症；对于术后可以进行功能锻炼的患者，老年照护人员应积极帮助患者进行关节功能康复，以防止膝关节粘连和下肢静脉血栓形成。密切关注患者的术后生命体征和精神状态，患者有任何不适，应积极反馈，并协助医师调整照护方案。

三、相关技术

（一）运动功能评定

运动功能测试的指标是膝关节功能的直接反应，对评价治疗方法的有效性有直观的作用，它是临床医学实践中较常用的评定治疗照护效果的方法之一。主要有膝关节的关节活动度（range of motion，ROM）和肌力测试与评定。ROM测试主要评价膝关节的主动和被动活动范围。肌力测试与评定主要包括等长、等张运动与等速测试及评价等内容。

（二）临床测试与康复评定方法

临床测试与评定方法主要是依据膝关节伤病后的临床表现，即患者的主观感觉及临床检查结果进行综合评价；由于膝关节伤病的不同，其测试评定的方法及标准也不尽一致。因此，临床中常配合应用。

1. 西安大略和麦克马斯特大学骨关节炎WOMAC量表评分　该量表又称WOMAC骨关节炎指数评分，多用于评估中老年膝骨关节炎患者，也可以用于随访病情。该评分包括三个方面，分别为关节僵硬（8分）、疼痛（20分）和生理功能（68分），共24个条目，每个项目评分为0～4分五个等级，总分为0～96分；分值越高，表示骨关节炎越严重。具体分数与功能的相关性如下：1 级：≥ 40，极为严重；2 级：20 ～ 39，严重；3 级：10 ～ 19，中度；4 级：0 ～ 9，轻度。

2. 美国膝关节协会 N-KSS 评分　该评分量表经研究人员翻译、修订形成简体中文版全膝关节置换评估分析系统，又称为 NKSS 2.0 评估分析系统，主要评定手术治疗前后功能的变化，也可用于评定康复治疗效果。该评分包括术前膝关节测定量表和术后膝关节测定量表两个评估量表，分别对术前、术后的膝关节情况给予评估。每套评估问卷包括四个子量表，共 34 个问题，包括临床医护完成的膝关节客观指标：力线（25 分）、内（外）侧不稳定性（15 分）、前（后）方不稳定性（10 分）和关节活动度（25 分），评分最高为 75 分。由患者完成的膝关节主观指标：症状（25 分）、满意度（40 分）、期望值（15 分）及功能活动（100 分），功能活动进一步分为：行走和站立（30 分）、标准活动（30 分）、高级活动（25 分）和自由活动（15 分），上述维度主要依据计算各个条目的计分得到各个维度评分总数，每一个维度之间均为相对独立。NKSS 2.0 评估分析系统共计 255 分，包括客观指标 75 分，症状 25 分，满意度 40 分，期望值 15 分，功能活动 100 分；分值越高，表示临床膝关节功能越好。术前膝关节测定量表和术后膝关节测定量表这两个量表，最主要的区别侧重于维度"期望值"，即术前测定量表聚焦在患者的预期想法或要求，术后测定量表强调患者期望被满足的情况。

3. 疼痛视觉模拟 VAS 评分　VAS 评分主要用于评估患者膝关节疼痛程度，即由患者在标有 0 ～ 10 刻度的软尺上给出能代表自身疼痛程度的数值，其中 0 分表示无痛，10 分表示剧烈剧痛。该评分总分为 10 分，1 ～ 3 分为轻度疼痛，4 ～ 6 分为中度疼痛，7 ～ 10 分为重度疼痛。

第二节　老年人肩袖损伤及照护

肩袖损伤（rotater cuff tears）是骨伤科临床常见疾病，其发病率高，患病率在 50 岁以上人群中高达 54%，是导致肩关节疼痛及功能障碍的最主要原因之一。肩袖主要是由冈上肌、冈下肌、小圆肌、肩胛下肌的肌腱在肱骨头上、后、前方形成的袖套样肌腱结构，由外伤、劳损、撞击或退变等因素导致上述肩袖结构的损伤即为肩袖损伤。

一、评估

（一）健康史
存在肩关节损伤史（直接暴力或间接暴力）或长期肩关节劳损的人群，以中老年人居多。

（二）身体状况
肩袖损伤临床表现差别较大，有症状的患者可表现为肩痛（部分患者以夜间静息痛为主要特征）、活动受限、力弱等症状。

1. 冈上肌损伤　肩袖损伤好发于冈上肌部位，而尤以其肌腱远端约 1cm 处最为多见。主要功能是使肩关节外展，与其相关的肩关节体格检查主要是肩关节外展功能的检查。

（1）Jobe 试验　也称为空杯试验（empty can test），嘱患者将上臂于肩胛骨平面内维持在上举 90°，上臂内旋使得拇指指向下方。患者要抵抗由检查者向下施加于腕关节的作用力。如果该操作使患者出现疼痛，则试验阳性。

（2）0度外展抗阻试验　嘱患者将上肢置于身体的侧方，令患者对抗检查者的阻力用力外展上肢，出现肩部疼痛即为阳性。

（3）落臂试验　检查者将患者肩关节外展至 90° 以上，屈曲 30°，拇指向下，患肩无法保持该位置，无力坠落者即为阳性。

（4）疼痛弧试验　嘱患者在肩胛骨平面上举上臂，使肘关节保持伸直，上臂置于旋转中立位。上臂可置于完全上举位，患者将上臂慢慢地放下置于体侧。当患者在外展 60° ～ 100° 出现疼痛，则提示阳性。

2.冈下肌与小圆肌损伤　冈下肌与小圆肌功能类似，主要用于控制肩关节内收及外旋，与其相关的肩关节检查主要是肩关节外旋功能的检查。

（1）坠落试验　又称为坠落征（arm drop test），患者取坐位，肩关节在肩胛骨平面外展 90°，屈肘 90°，检查者使肩关节达到最大程度的外旋，然后放松，嘱患者自行保持该位置。若患者无力保持最大外旋，手从上方坠落，至肩内旋，即为阳性。

（2）吹号征　患者取站位，正常做吹号姿势时需要一定程度的肩关节外旋，如果主动外旋肌力丧失，则需要外展肩关节以代偿即为阳性表现，提示冈下肌及小圆肌巨大损伤。

（3）外旋减弱征　嘱患者肘关节屈曲 90°，肩关节在肩胛骨平面外展 20°。检查者一只手固定肘关节，另一只手使肩关节外旋达最大程度，然后放松。嘱患者自行保持最大外旋。若外旋度数逐渐减少，即为阳性。

（4）外旋抗阻试验　患者肩处于内收位，屈肘 90°，肘部处于体侧并夹紧。嘱患者抗阻力将双肩外旋，使双手远离体侧，若出现肩部疼痛或力弱即为阳性。

3.肩胛下肌　肩胛下肌的作用主要是控制肩胛关节内收、内旋和后伸。与其相关的肩关节检查主要是肩关节内旋功能的检查。

（1）抬离试验　也称为背后推离试验（lift-off test），嘱患者将手置于腰后，远离身体做推手的动作。患者远离身体做推手的动作时，肘关节不能移动。予以抗阻，若出现疼痛或对比健侧力弱，则提示为阳性。

（2）拿破仑试验（Napoleon test）　是改良的压腹试验，嘱患者将手置于腹部，肘关节置于患者体侧。检查者将患者手向前拉，而嘱患者抗阻力做压腹部的动作。若患者不将整个肩胛带向前移，就不能将肘关节置于身体前方，即提示为阳性。

（3）熊抱试验（bear hug test）　患者手掌搭在对侧肩上，手指伸直，手掌朝下，检查者抓住患者腕部施加外方力量，患者用内施力量对抗，如果力量减弱，手不能搭在肩上，则为阳性，提示肩胛下肌损伤。

（三）辅助检查

1.X 线检查　在肩袖损伤的诊断过程中，X 线是必备的检查项目，肩关节 X 线（正位、轴位、冈上肌开口位）能显示肩峰形态、肩峰下骨赘、肩峰下间隙的距离及异常钙化等影像学变化。X 线下肩峰分为三型：Ⅰ 型（扁平型）占 18.4%，Ⅱ 型（弯曲型）占 52.6%，Ⅲ 型（钩型）占 29.0%。

2.CT 检查　CT 对临床诊断肩袖损伤特异性普遍不高，可用于确定肩峰形态及鉴别钙化性肌腱炎等。

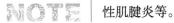

3. 超声检查　肩关节超声检查的敏感性略低于 MRI，但能够动态观察运动状态下的肌腱，不仅更清晰地显示肌腱及其连续性，还能发现冈上肌肌腱以外其他肩袖撕裂，属于无创检查，操作方便，可重复性高。

4. MRI 检查　MRI 不仅可以清晰地判断肩关节内的炎症程度，还可直观地展现患者的肩袖结构和损伤发生部位，且可据此评估肩峰角、喙肩韧带厚度、肩肱间距、喙肩韧带骨赘和肩袖损伤脂肪浸润程度，为进一步评估手术指征、制订治疗方案提供依据。

5. 肩关节镜检查　肩关节镜检查是诊断肩袖损伤的"金标准"。

6. 临床分型　肩袖损伤分型标准主要有五种，包括：Ellman 分型（部分撕裂、全层撕裂）、Burkhart 分型（新月形撕裂、纵向撕裂、巨大回缩撕裂、肩袖撕裂性关节病）、Neer 分型、Bateman 分级系统以及 Patter 分型。

7. 鉴别诊断　肩袖损伤需要与粘连性肩关节囊炎、肱二头肌长头肌腱炎、钙化性肌腱炎、肩峰撞击综合征、肩关节感染、肩关节肿瘤、颈椎病等相鉴别。

8. 辨证分型　肩袖损伤的主要证型有气滞血瘀证、寒湿痹阻证、气血两虚证、肝肾亏虚证。

（四）心理－社会状况

老年人对肩关节疾患的认识不足，患病时不能及时就诊，导致病情延误或加重，表现为精神高度紧张、烦躁易怒等；疼痛及肩关节活动受限，使老年人日常生活受到巨大影响，甚至不能自主生活，长此以往容易产生焦虑、抑郁、情绪不稳等消极心理。

二、照护

肩袖损伤患者照护的目的在于减轻疼痛和恢复肩关节功能；部分患者可以通过非手术治疗照护减轻临床症状，但有复发的可能。非手术治疗和手术都有一定的再撕裂率。

（一）饮食、运动、起居照护

1. 饮食照护　改变饮食结构，合理营养搭配。患者因以低脂、低热量、低糖、低盐饮食为主。也可通过多食豆制品、奶制品、紫菜、海带、鱼虾等海鲜类补充钙和维生素 D。还可通过多吃水果和蔬菜补充维生素 C，以达到抗氧化抗炎的作用。同时，根据中医辨证论治对患者的体质进行判断，进而制订合理的食疗方案，将有助于人体肩袖的保养、治疗和康复。气滞血瘀者，在日常饮食方面，可使用一些活血化瘀的中药煲汤，如田七瘦肉汤、丹参炖瘦肉；红花泡茶喝；可常吃黑木耳、金针菜、薏苡仁或多食蔬菜（藕、芥菜、丝瓜等），不仅可以消瘀血，也可健脾胃、通二便。寒湿痹阻者，宜多食粉葛、防风煮粥，当归生姜羊肉汤、牛膝独活猪骨汤等。肝肾亏虚者，宜多食枸杞子、杜仲、牛膝、熟地黄煲汤或党参炖鸡。气血两虚者，宜多食大枣、山药、龙眼肉等；对于面色苍白，伴有贫血的气血虚衰者，可加入当归、黄芪，可起到调补气血之功效。也可常用怀山药、栗子煲粥或者煲汤，补益肝肾，调养脾胃，以促进营养的吸收。

2. 运动照护　肩袖损伤后，无论是手术治疗或非手术治疗后，均应避免提拉重物，建议在专科医护及康复治疗师的指导下进行系统的功能锻炼。

手术治疗期间的功能锻炼：根据不同的肩袖损伤程度、不同手术方式，术后患者的康复方案也不同。手术患者术后早期应以被动功能锻炼为主，维持一定的肩关节活动范围，在活动和练习时应避免耸肩，禁止过度后伸肩关节，禁止过度外旋，禁止患肢支撑体重，避免突然活动肩关节。

非手术治疗期间的功能锻炼：非手术治疗患者在口服药物、针灸、手法、冲击波等非手术治疗的基础上，进行功能锻炼。通过牵拉练习、肌肉力量训练、核心肌群训练，达到肩部无疼痛、活动度正常、力量恢复，最终达到可以正常生活和参加活动的目的。

养成良好的肩关节保护意识，运动前充分热身，减少不合理的运动，避免撞击、摔倒、过度负重等情况发生。肩部外伤后及时就诊，注意观察肩关节疼痛、肿胀等情况；定期门诊复诊，必要时完善 MRI 检查，评估肩袖情况，及时调整照护方案。

3. 起居照护 顺应四季气候变化，调整起居生活，注意肩部保暖，免受风、寒及湿侵袭。日常生活活动中，避免不良姿势，如避免长时间双上肢高于肩膀水平面持物工作；长时间的反复操作或持重物时，保持肘关节弯曲，并靠近身体；上举过头顶取物时，尽量使用脚垫或者小板凳。生活规律，休作有时；根据个人生物钟，依据季节和气候建立规律的生活节律，保证足够的睡眠，维持精神心理平衡。改善环境，注意保暖；从衣着、生活用品、待人接物和处理人际关系等方面养成良好而优雅的生活习惯。

（二）非手术治疗照护

目前对保守治疗无统一标准，一般认为以下几种情况可尝试非手术治疗照护：①新鲜的（损伤 3 个月内）、临床症状较轻的患者。② Neer 分期属Ⅰ期的患者。③肩袖部分撕裂或肩袖肌腱病的患者（Ellman 分级Ⅰ、Ⅱ级且撕裂厚度 < 50%）。④全层撕裂不愿意接受手术治疗患者。⑤巨大肩袖撕裂不适合手术治疗者。

需要注意的是，部分无症状的肩袖撕裂可发展为有症状的肩袖撕裂，同时撕裂范围也可进一步扩大，需告知患者定期随访，根据患者病情变化调整治疗方案，对于因外伤撕裂或血液阻滞，造成局部营养不良导致的腱内坏死患者，也可优先考虑非手术治疗照护。

1. 保护制动 急性肩袖损伤患者需用外展枕将患肩固定为外展 30°、旋转中立位，固定 4 ~ 6 周。制动期间，患者需进行手指、腕、肘关节屈伸活动和用力握拳活动，同时在医护指导下，患者可做助力、被动患肩活动度训练，防止肩关节粘连。

2. 针刺治疗 肩袖损伤保守治疗全病程均可选择针刺疗法辨证施治。针刺治疗包括毫针疗法、温针疗法、电针疗法等，可有效减轻肩关节疼痛，改善肩关节功能。毫针疗法适用于肩袖损伤各期中肩关节疼痛、活动受限、力弱者。温针疗法适用于寒湿痹阻证，症见患肩冷痛、遇冷加剧、得温则减者。治疗前需评估患者状态，避免在患者饥饿、紧张、疲惫的状态下进行治疗。

3. 灸法治疗 灸法是指以艾绒为主要材料，点燃后直接或间接熏灼腧穴或病变部位，通过其温热刺激及药物作用来治疗肩袖损伤，能够有效调节机体免疫功能、改善血液循环。灸法包括艾灸、雷火灸、隔物灸、瘢痕灸等多种灸法，适用于功能康复期。治疗时应避免不当操作导致的烧伤、感染等问题。

4. 手法治疗 适用于功能康复期。对患侧部位施以点按、拿捏、掌推、拔伸等手法，可起到活血通络、疏筋散结、滑利关节的作用。可改善关节僵硬和肌力，缓解关节疼痛，加速肩关节功能恢复。对于肩袖损伤急性发病期，不可采用手法治疗，避免加重病情。

5. 封闭治疗 适用于肩袖损伤急性期，以及伴有腱鞘炎、滑囊炎、粘连性肩关节囊炎等慢性炎症时，可以短期缓解疼痛、改善关节功能。反对同一个关节反复注射，以免肩袖肌腱病理性断裂。注射间隔时间不低于 1 周，每年不超过 4 次。操作过程中需严格遵守无菌原则。

6. 物理治疗　常用方法包括冲击波、超声波等，可联合针刺、手法、中药外敷等其他疗法，以改善关节功能，缓解疼痛，促进血液循环和炎症吸收。

7. 富血小板血浆治疗　可用于肩袖部分撕裂非手术治疗患者，或肩袖修补术后患者。医护人员可根据临床经验及患者具体病情，决定是否采用此疗法。

（三）药物治疗照护

1. 中药内治照护　照护人员在专业医生建议指导下，根据患者不同证型（气滞血瘀证、湿痹阻证、气血两虚证、肝肾亏虚证等）或体质类型，进行针对性的膳食调养指导。

2. 中成药口服治疗照护　可根据辨证分型，选择相应的中成药口服。

3. 西药口服治疗照护　对于肩袖损伤持续性疼痛或中、重度疼痛的患者，可酌情使用非甾体抗炎药（NSAIDs）。用药前临床医护需评估患者消化道、心血管等风险。如患者有发生消化道出血、心血管不良事件的风险应慎用。对于非甾体抗炎药无效或存在用药禁忌的患者，可考虑选择用阿片类止痛药，该类制剂具有成瘾性，应谨慎使用。

（四）手术治疗照护

部分肩袖损伤患者采用非手术治疗可取得满意的治疗效果，但是非手术治疗的患者肩袖撕裂尺寸、肌肉萎缩和脂肪浸润程度可能会在 5～10 年内持续进展。故需进一步评估病情及手术指征后行相应的手术康复治疗，包括肩袖修复术治疗、肩峰成形术治疗、肌腱转移术治疗、肩峰下球囊植入术治疗、反肩关节置换术治疗。术后需按时服药并密切配合医护嘱托的理疗、功能锻炼等康复方案。此外，可以继续配合中医针灸、按摩等康复照护，以恢复肩关节活动功能，更快地融入正常生活。

（五）心理照护

可采取多种形式帮助患者进行有效的心理情志管理。

1. 个体辅导　针对有特殊需求的患者，可采用个体辅导的方式，患者可以通过电话咨询或到社区医院咨询，医务人员可根据患者的情况，提供心理方面及疾病相关知识指导。

2. 群体辅导　开展心理辅导课，要求肩袖损伤患者定期参与，督促患者主动采取措施，及时调整心理状态。

3. 组织活动　定期召开"肩袖患友会""圆桌会议"等，加强肩袖损伤患者之间的沟通交流，让生活态度积极向上的患者现身说法，介绍其调节心态的方法及健康的生活方式，鼓励患者从事生活中力所能及的事情，使自身价值得以体现。

此外，充分利用中医情志管理法，增强情志管理的效果，如行为传情法、疏导移情法、以情胜情法等，灵活运用中医学"怒伤肝，悲胜怒""喜伤心，恐胜喜""思伤脾，怒胜思""忧伤肺，喜胜忧""恐伤肾，思胜恐"的情志理论进行调整。

三、相关技术

（一）运动功能评定

1. 肩关节活动度（range of motion，ROM）　关节活动度测定是肌腱损伤后关节功能检查最常用的评定项目之一。关节活动度的测定目的在于了解受累关节的活动受限程度，进而判断是否对日常生活活动产生影响。临床一般采用通用量角器测量患者康复治疗前及治疗结束后的肩关节外展、前屈、后伸活动度等。

2.肌力评定   徒手肌力检查对肌腱损伤的诊断和康复评定有着重要作用，尤其对肌腱断裂的临床诊断有着重要意义。通常肌腱损伤者，其肌肉或所在肌群的肌力明显减低。针对肩袖损伤，可选择性地检测肩关节外展、内旋或外旋肌肉或肌群的肌力。

（二）临床测试与康复评定方法

1.肩部疼痛评分   一般采用视觉模拟 VAS 评分评估患者康复治疗前及治疗结束后的肩关节疼痛程度，评分 0～10 分，0 分表示无痛，10 分表示剧烈剧痛；评分越高则提示患者的肩痛程度越严重。

2. Constant–Murley 评分   也称为 Constant 肩关节功能评分，包含医护体检评估和患者报告结局。测量四个方面：肩部功能、疼痛（15 分）、日常生活活动（20 分）、行动能力（40分）、力量（25 分）；总分范围为 0～100 分，评分越高，提示患者的肩关节功能越佳。

3.美国加州大学肩袖损伤专业评分系统（UCLA）评分   UCLA 评分包括五个方面：疼痛（10 分）、功能（10 分）、主动前屈（5 分）、前屈力量（5 分）、总满意度（5 分）。总分范围0～35 分，分数越高代表情况越好。

案例分析

回顾本章案例：何某，女，62 岁，主要症状是右侧膝关节疼痛、活动受限。作为老年照护人员，要在治疗期间对何阿姨定期监测，进行恰当、有效的照护。例如，发放健康宣传册，调整生活方式；减少长时间下蹲、负重屈膝的动作，少做跷二郎腿、跪的动作；适当休息，使用手杖，减轻受累关节负荷等；在专科医生指导下，进行合理的照护评定和功能评估；基于膝骨关节炎分期，正确指导患者的照护；给予必要的心理鼓励，关爱关节，科学防护；指导主动健康干预，从今天开始不再拖延；提高用药依从性。

[本章小结]

本章介绍了基于中医治未病理论、现代保膝理念和慢性病管理患者人群细分要求，结合影像学评估将膝骨关节炎分为五期，进行中西医结合阶梯诊治与照护。重点介绍了膝骨关节炎患者通过改善生活方式、避免危险因素等积极预防膝骨关节炎的发生；当膝骨关节炎发生时，应综合患者临床表现及影像学等资料进行个体化阶梯诊治和照护，充分发挥中西医优势，阻止或延缓膝骨关节炎进展。肩袖损伤患者照护的目的在于减轻疼痛和恢复肩关节功能；部分患者可以通过非手术治疗照护减轻临床症状，但有复发的可能；非手术治疗和手术都有一定的再撕裂率；在非手术治疗照护的基础上进行功能锻炼，最终可以达到正常生活和参加活动的目的。

[思考题]

1.简述老年膝骨关节炎患者运动照护涵盖的内容。

2.简述基于膝骨关节炎循证分期，如何正确指导患者照护。

3.简述老年肩袖损伤患者饮食照护涵盖的内容。

4.简述老年肩袖损伤患者如何进行功能锻炼。

第四篇
老年患者特殊情况照护

第十五章 老年人临终照护

扫一扫，查阅本章数字资源，含PPT等

【学习要求】

1. 掌握临终关怀的概念、团队组成、临终老年人常见症状的临床特点与照护措施、临终老年人常见心理问题及照护措施。

2. 熟悉临终关怀的服务原则、常见濒死期症状的照护措施、临终老年人家属的心理问题及照护措施、悲伤辅导方法。

3. 了解临终关怀的起源与发展、居丧照护的概念及内容、派克斯悲伤反应四阶段理论。

案例导入

高某，女，65岁，卵巢癌，伴有高血压、糖尿病等慢性病，入院时癌细胞已经通过淋巴转移，在家人的安排下，她接受了化学治疗。由于化学治疗的副作用，高奶奶发生呼吸道及泌尿道细菌感染，急救时采取气管内插管及人工呼吸器，高奶奶企图自行拔管，经家属要求，工作人员将她双手暂时束缚在床上。因高奶奶无法进食，又插入中心静脉导管、鼻胃管及导尿管等，虽积极抢救治疗，高奶奶仍痛苦离世。家属无奈又心痛，心中遗憾又自责。

作为临终关怀团队的一员，你该怎么做？

生老病死是人的自然规律，追求优逝、获得善终是每个人的基本权利，也是医学发展和社会文明进步的体现。随着人口老龄化的加剧、家庭规模小型化的趋势，以及疾病谱、死因谱的变化，社会对临终关怀的认知度在提升，需求日益增加，临终关怀服务也变得越来越迫切和重要。

第一节 临终关怀概述

一、临终关怀的起源与发展

（一）国外临终关怀的发展

1.起源 临终关怀一词译自英文"hospice"，其原意是"客栈""救济院""安息所""驿站"等，是欧洲中世纪时一些向贫困的老人、孤儿、旅行者及流浪汉提供住所和食物等物资的修道院或寺庙，多隶属于宗教团体。这里的教士、修女为他们提供膳食和服务，为死者祈祷并将其安葬。受条件限制，当时的临终关怀缺少专业的医疗照顾和心理关怀。国际临终关怀学术界普遍认为，现代临终关怀事业的发展是从 1967 年西斯里·桑德斯（Cicely Saunders）博士在英国伦敦创建圣·克里斯多弗临终关怀院开始的。它的建立标志着现代临终关怀的开始。

2. 发展　在圣·克里斯多弗临终关怀院的影响和带动下，临终关怀服务率先在英国快速发展起来。1987 年英国正式将"临终关怀学"作为一个独立的医学专业；1988 年将临终关怀纳入医学专科领域，称为姑息医学（palliative medicine），并确立了临终关怀的专科标准；2004 年，英国首先提出每年十月的第二个星期六为世界临终关怀日，通过这一天的全球性活动，提高人们对临终关怀重要性的认识，促进全球范围内临终关怀服务机构的发展，造福人类。

继英国之后，美国、法国、加拿大、澳大利亚、新西兰、芬兰、德国、日本、韩国及新加坡等 60 多个国家和地区相继开展了临终关怀服务。美国于 1974 年建立了第一家临终关怀院；加拿大于 1974 年建立了第一家临终关怀医院，1991 年正式成立临终关怀协会，2002 年发布了《基于国家原则和规范的临终关怀实践模式指南》；2005 年德国政府正式出台了第一部《临终关怀法》。临终关怀在西方主要国家逐步发展起来，呈现出政府重视、民众参与程度高、服务机构规模大和服务模式多样化等特点。

（二）国内临终关怀的发展

1. 起源　我国自古就有临终关怀的理念。唐代的"悲田院"、北宋时期的"福田院"、元代的"济众院"、明代的"养济院"及清代在北京设立的"普济堂"等机构，专门收养贫穷、没有依靠的老年人或残障人，在这些机构得到照顾的人，在死亡后大多也能得到殡葬服务。

2. 发展

（1）中国香港、台湾地区　我国率先开展现代临终关怀工作的是香港和台湾地区。香港九龙圣母医院于 1982 年首先提出善终服务，1986 年成立了善终服务会，1992 年第一个独立的临终关怀机构"白普理宁养院"在香港沙田落成，该院除了提供临终患者住院服务外，还开展了居家临终关怀服务。台湾地区于 1983 年由天主教康泰医疗基金会开展癌症末期患者居家照顾及服务，开创了台湾地区临终关怀居家服务之先河。1990 年，马偕纪念医院在淡水分院设立第一批安宁病房。1996 年开始推行居家安宁疗护试办计划，并将其纳入全民健康保险，使实际提供服务的居家安宁疗护机构快速增加。2000 年，台湾地区通过了《安宁缓和医疗条例》，从此"不做心肺复苏术（donotresuscitate，DNR）"正式合法，并于 2002 年、2011 年及 2013 年对该法进行了修订、完善。2013 年，安宁住院也纳入全民健康保险。2015 年通过了《患者自主权利法》，这是亚洲第一部患者自主权利专法。

（2）中国内地　临终关怀理论的研究源于 1986 年，首先在《医学与哲学》杂志上介绍了临终关怀。1988 年，天津医学院（现天津医科大学）临终关怀研究中心成立，是我国内地第一所临终关怀研究机构，同时该中心还建立了我国第一个临终关怀病房。1988 年，上海市南汇县（今属上海市浦东新区）老年护理院（现为上海市浦东新区老年医院）成为我国第一家机构型临终关怀医院。1990 年北京松堂临终关怀医院建立。1996 年云南昆明第三人民医院成立"关怀科"。1997 年，上海市闸北区临汾路街道社区卫生服务中心成立临终关怀科。1998 年汕头大学医学院第一附属医院建立宁养院。2006 年，中国第一个关注人生命晚期生存状态的临终关怀社会团体——中国生命关怀协会成立。2012 年，上海市十三届人大第五次会议明确把开展社区临终关怀服务作为政府的工作目标和任务。2016 年全国政协第 49 次双周协商座谈会在北京召开，主题为"推进安宁疗护工作"。2017 年年初，国家卫生计生委连发三个相关文件《安宁疗护中心基本标准（试行）》《安宁疗护中心管理规范（试行）》《安宁疗护实践指南（试行）》，要求全国各地积极开展安宁疗护试点工作，由此极大地推动了我国临终关怀事业的发展。

二、临终关怀的概念、团队与原则

（一）概念

临终关怀（hospice care）是指由多学科人员共同组成的临终关怀团队，针对各种疾病晚期治疗不再生效的患者，不以治愈和延长患者生命为目的，向临终患者及其家属提供生理、心理、精神和社会等方面的全面性支持和照护。

（二）临终关怀团队

临终关怀团队（team of hospice care）是由多学科、多专业和多方面的人员组成的完整服务团队。

1. 临床医师　是团队的核心和领导。包括经过专门培训的内科医师、全科医师、缓和（姑息）医学（palliative medicine）专业医师，还包括肿瘤科、ICU 及疼痛科医师。他们能为临终人士并存的多种疾病和症候群提供治疗，处理临终人士的诸多痛苦症状，为其制订完整的治疗方案和个体化的照护计划，并进行指导和实施。

2. 护士　经过缓和（姑息）医学或临终关怀培训，准确执行医嘱，用专业护理技术实施整体护理，满足临终人士身、心、社、灵的需求。

3. 心理咨询师　及时准确发现并有效解决临终人士及家属出现的各种心理障碍及心理问题，对常见的焦虑、抑郁、烦躁、失眠，甚至自杀等问题进行心理咨询、疏导和治疗。

4. 营养师　动态评估临终人士的营养状态，制订和实施适宜的、个体化的营养目标和有效的营养支持方案。

5. 临床药师　根据临终患者病情，制订优选用药计划，在保证有效缓解症状的同时，尽可能减少药物数量及药物不良反应。

6. 康复治疗师　应用专业的理疗方法与技术为临终人士缓解痛苦，如疲乏、疼痛、腹胀、肢体功能障碍、认知功能障碍等。

7. 社会工作者　通过协调、整合和利用各方面资源，协助临终人士做出意愿选择和达成心愿，处理未尽事宜，满足临终人士心理及灵性需求，探寻生命价值，维护家庭功能，进行哀伤辅导等。

8. 其他　根据临终人士的需要及实际情况，临终关怀团队还可以纳入老年照护人员、志愿者、健康管理师、患者本人及家属等。临终关怀服务需要大量照护者、志愿者的参与，主要是认同临终关怀理念、具有照护经验及生活阅历丰富的人员；健康管理师可以提供针对临终人士整体健康情况的监测、分析、评估，以及健康维护和健康促进。此外，家庭成员是临终人士最重要、最有力的照顾者，临终人士在团队成员的关怀、支持、指导和帮助下，参与并选择适合自己本人意愿的照护支持方案。在某些国家和地区有"临床宗教师"在床旁开展精神心理照护服务。

（三）临终关怀服务的原则

1. 坚持人文关怀的原则 以临终人士和家属为中心，创造舒适、温馨、安全和具有家庭氛围感的人文环境。

2. 尊重临终人士和家属权益的原则 临终阶段更应该尊重临终人士和家属的权益、利益和尊严。临终人士和家属有权利参与医护方案的制订，有权利放弃无效治疗。团队成员应尽最大努力为临终人士保护个人隐私和保留自己的生活习惯。

3. 提高临终人士生命质量的原则 临终关怀的重点是控制疼痛和各种临终症状，给予舒适照护，以提高生命质量，维护生命尊严，而不是一味地延长生存时间。

4. 全社会参与的原则 临终关怀是一个社会化的系统工程，应在专业团队和专门机构的基础上，动员其他社会力量共同参与。对全民开展临终关怀知识普及教育，正确理解生命神圣论、生命价值论与生命质量论的关系，以科学的态度正确对待死亡。

5. 本土化原则 我国临终关怀事业虽然起步较晚，但公众对于临终服务的需求却日益高涨。我们可以借鉴和学习发达国家的经验，并结合我国政治、经济、文化发展的实际情况，因地制宜、因时制宜、因病而异、因人而异地设计和开展适合我国国情、具有中国文化特色的临终关怀理论研究和服务模式实践研究。

三、临终关怀学

临终关怀学是社会学科中一门独立的应用性学科，是以社会科学与自然科学为基础，研究有关人类临终阶段缓和医疗、临终护理及社会支持过程的临终关怀理论、知识、技能及其发展规律的综合性应用科学。

临终关怀学是一门广义的社会学专科，其功能具备以下五个要素：①整体观。把临终人士及其家属视为一个整体，为其提供整体性服务。②独特的方法论。采用整合的生物 – 心理 – 社会医学模式，应用社会学研究方法，即运用系统论和整体论的方法来理解和处理临终人士的身体、心理、社会、灵性的全人问题。③世界卫生组织临终关怀基本原则。④具体的缓和医疗及临终照护服务方法和手段。⑤独特的服务内容。对临终人士及家属提供系列的全面照料服务。

第二节 临终老年人生理照护

一、呼吸困难

（一）概念

呼吸困难（dyspnea）指老年人感觉空气不足，呼吸费力，严重时出现鼻翼扇动、发绀、端坐呼吸，并可有呼吸频率、深度及节律的异常。临终老年人在最后 6 周的生命中，约 70% 会出现呼吸困难症状。

（二）引起呼吸困难的相关因素

1. 疾病因素 如肿瘤造成的呼吸道阻塞、肺部感染、肿瘤栓塞、胸腔积液及心包积液等。

2. 治疗因素　如手术（肺切除）、放疗（肺纤维化、放射性肺炎）、化疗（肺纤维化、心肌病变）等。

3. 心理因素　患者极度抑郁、焦虑、恐惧等。

（三）临床特点

主观症状感觉空气不足、呼吸费力。客观症状按临床特点可分为吸气性呼吸困难、呼气性呼吸困难、混合性呼吸困难等。

（四）呼吸困难的照护

1. 病情观察　密切观察临终老年人的生命体征、意识状态、面容与表情、口唇、指（趾）端皮肤颜色，呼吸的频率、节律、深度，体位、胸部体征、心率及心律等。

2. 对症照护　①调整体位。协助临终老年人取半卧位、坐位或前倾位。②保持呼吸道通畅。及时清理呼吸道分泌物，对无力排痰者，给予机械吸引。③给予氧气吸入治疗。同时指导临终老年人安静休息以减少身体耗氧，减轻呼吸负担。④呼吸训练。帮助临终老年人放松，做深而慢且有规则的放松呼吸，如腹式缩唇呼吸。⑤用药照护。遵医嘱使用支气管扩张剂、类固醇类药物等，注意观察药物使用后的效果和副作用。

3. 生活照护　保持环境清洁整齐，室内空气流通，温度保持在 18 ～ 22℃，湿度保持在 50% ～ 60%，避免对流风及刺激性气味。衣着宽松，尤其是领口胸围保持宽松舒适。保持舒适的姿势，放松肌肉，可舒缓胸口紧绷的感觉。

4. 心理照护　严重的呼吸困难易造成恐惧，而恐惧本身又加重呼吸困难。应鼓励临终老年人表达自身恐惧，及时给予心理支持和疏导，接受心理放松训练。

二、疲乏

（一）概念

疲乏（fatigue）是指生理或心理过度消耗而导致衰弱、无力、功能减弱等状况。癌因性疲乏（cancer related fatigue）是肿瘤患者最常见的症状，是一种痛苦的、持续的、主观的乏力感或疲惫感，与活动量不成正比，发生率高达 70% ～ 100%。

（二）临床特点

主观症状主要表现为精力不足、疲乏无力、情绪低落、兴趣减少等，特点是患者经充足的睡眠及休息后疲乏仍无法缓解。客观症状表现为活动无耐力、注意力不集中、认知能力下降等。

（三）疲乏的照护

1. 病情观察　观察临终老年人生命体征、精神、意识状态，有无虚弱、懒散、冷漠、思想不集中、记忆力减弱及沮丧等。

2. 对症照护　①指导临终老年人根据病情进行适当的有氧运动。如散步、做操等，也可以在室内或卧床进行，量力而为。②合理饮食。在营养师的指导下提供色香味俱全、营养丰富、易消化的食物，不能进食者给予肠外营养。③环境调整。保持室内空气新鲜，室温保持在 20℃左右，相对湿度保持在 50% 左右。④睡眠调节。制订作息计划，避免长时间午睡。建立诱导睡眠的环境，如光线暗、安静、舒适。也可通过耳穴贴压和中药沐足等方法改善睡眠。⑤用药照护。癌因性疲乏在药物治疗上主要以纠正贫血、提升白细胞、服用抗抑郁药、加强营养为主。此外，精神兴奋剂、皮质醇及孕激素等也有利于疲乏症状的缓解。

3.心理照护 指导临终老年人进行心理放松训练、紧张情绪处理训练等。

4.健康教育 向临终老年人及家人讲解疲乏的原因及有效处理措施，如通过音乐、绘画、阅读等方式分散注意力，指导临终老年人保存精力。

三、恶心、呕吐

（一）概念

恶心（nausea）是一种特殊的主观感觉，表现为胃部不适和胀满感，常为呕吐的前奏，多伴有流涎与反复的吞咽动作；呕吐（vomiting）是一种胃的反射性强力收缩，通过胃、食管、口腔、膈肌和腹肌等部位的协同作用，迫使胃内容物由胃、食管经口腔急速排出体外。恶心与呕吐是临床上临终患者的常见症状，化疗引起的恶心呕吐是肿瘤患者常见的症状之一，发生率可高达 60% 以上。

（二）相关因素

1.肿瘤相关性因素 如肿瘤或转移淋巴结导致的肠梗阻，骨转移导致的高钙血症、肿瘤中枢神经系统转移和颅压增高等，肿瘤所致的电解质紊乱、化学性刺激、放化疗反应也可引起恶心呕吐。

2.治疗相关性因素 多种药物均可导致恶心呕吐，如阿片类、非甾体抗炎药、抗生素、铁剂、三环类抗抑郁药等。

3.并发症所致 如由体质虚弱和免疫功能减低而导致便秘、食道真菌感染等并发症，也会引起恶心呕吐。

（三）临床特点

主观症状有头晕、乏力等。客观症状有恶心、呕吐，严重时伴迷走神经兴奋，如脸色苍白、心跳过缓、流涎、出冷汗和呼吸窘迫等。

（四）恶心、呕吐的照护

1.病情观察 观察并记录临终老年人生命体征、出入量，呕吐的时间、次数、方式，以及呕吐物的性质、量、颜色、气味、成分及营养状况等。

2.对症照护 ①预防为主。止吐药物最好预先给予，以口服为佳，同时注意观察止吐药物的不良反应。②防止误吸。呕吐时协助老年人坐起或侧卧位，膝部弯曲，使其头部偏向一侧，预防误吸。用深色袋子装呕吐物可缓解老年人的焦虑情绪。③呕吐结束后进行口腔清洁。口护时应避免刺激舌、咽喉、上腭等易诱发恶心呕吐的部位。清洁后给予碎冰块，保持口腔清爽。及时清理污染用物，更换干净衣服、被褥等。④食物暂时减量或禁食。

3.中医照护 指压内关穴和足三里穴位有助于止呕；采用生姜、半夏、白术等健脾和胃药物制成贴敷剂，贴于曲池、内关、足三里等穴位，可缓解癌症患者化疗引起的恶心呕吐。

4.心理照护 向临终老年人耐心解释，抚慰其紧张不安的情绪。

5.生活照护 病房内空气流通性差、温度和湿度不适宜、异味、噪音及空间拥挤杂乱等因素，均可诱发或加重恶心呕吐。食物味道过重、油腻、食物过热或过冷，均可能引起恶心、呕吐。因此，应保持环境清洁安静，空气清新，创造愉悦的居住环境；鼓励老年人通过聊天、阅读或从事感兴趣的活动来转移注意力，稳定情绪，减轻恶心呕吐症状。

6. 健康指导 根据老年人的饮食喜好制订饮食计划。合理搭配，清淡饮食，少食多餐，进食前后尽量少饮水。餐后勿立即躺下，避免食物反流而引起恶心。忌酒、甜、腻、辣和油炸食品。

四、常见濒死期症状的照护

（一）临终脱水

临终脱水通常伴有口唇干燥、咀嚼或吞咽困难，也可伴有恶心、呕吐；脱水也会造成眼窝凹陷、皮肤弹性差，老年人感到疲乏、头晕、血压不稳或降低、脉搏减弱，严重者有休克表现；部分人亦可能出现烦躁、幻觉、谵妄，甚至神志不清、意识模糊；也有部分人可能仅表现为口干或偶尔的渴感。

照护：①适当增加环境空气的湿度。②老年人在状态允许的情况下，可给予少量多次饮水。③眼睛的干燥会造成老年人明显不适，可在眼睛上面覆盖湿纱布缓解干燥；口唇干燥者，可使用棉签蘸水湿润口唇，涂抹润唇膏，或用生理盐水纱布覆盖口唇，并定时更换，必要时给予特殊口腔护理。④静脉补液是纠正脱水的有效干预手段，但应用时应权衡风险和获益，还需兼顾老年人和家属的意愿。

（二）临终喉鸣

濒死老年人意识减退，咳嗽或吞咽反射受抑制或消失，气管或支气管内积存的大量分泌物不能排出，分泌物随着呼吸振动所产生的声音，称为临终喉鸣。研究显示，12%～92% 的患者在濒死阶段会出现临终咽喉哮鸣。

照护：老年人状态允许时可适当抬高床头 15～30℃，将患者头偏一侧；喉鸣患者不一定感到痛苦，用吸引器吸痰常常会失败，反而给患者带来更大的痛苦，可遵医嘱使用抗胆碱药物减少呼吸道分泌物，减少吸痰次数，尽可能使老年人舒适。

（三）谵妄

谵妄（delirium）是一种急性发作的非特异性脑器质性综合征，以觉醒水平和认知功能紊乱为主要特点，表现为意识水平下降、定向和记忆障碍、错觉、幻觉、激越，伴有紧张、恐惧等。照护包括：

1. 安全照护 老年人出现烦躁不安时，需注意安全，避免自伤或伤人行为，可用软垫、棉被包裹床栏，尽量减少甚至避免使用约束带。评估及改造环境，以防老年人跌倒或发生意外伤害，如移去可能自伤的物品或设备；摘除活动假牙、耳环、发夹、戒指和手表等物品；加强各种管路的固定，尽量避免管路出现在老年人视野范围内；若老年人平时配戴眼镜或助听器，谵妄发作时应戴上，以帮助老年人能够看清和听清，增加安全感；若老年人要求下床，应评估环境安全性和老年人的身体稳定性。

2. 药物控制 遵医嘱可使用氟哌啶醇、咪达唑仑、苯巴比妥等。注意药物使用剂量、次数及方法，密切观察药物不良反应。

3. 稳定情绪 对思维混乱、产生幻觉的老年人，照护者可运用现实导向措施，在老年人情绪稳定时，可呼唤其姓名，并告之所处环境、时间等信息，反复讲解目前的真实情况，帮助老年人恢复定向力，促进老年人认知功能的康复。照护者要态度温和，富有耐心，阻止症状的进一步发展。

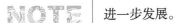

4.环境调整　减少噪声、保持环境安静，避免刺激，尽可能提供单间。照护者要说话轻声，避免在病房中交谈、重物撞击、其他患者围观等一切激惹因素。以熟悉的环境、事物来缓解老年人的焦虑不安，如允许携带家中熟悉的物品、习惯穿着的衣物等，也可在房间摆放对老年人有意义的物品。白天保持明亮柔和的光线，夜间尽量减少光源，帮助老年人矫正作息紊乱的症状。

5.健康教育　临终关怀团队通过病案讨论分析，寻找可能引起谵妄反复、持续发作的原因，向老年人家属解释以减少恐慌情绪。

（四）皮肤湿冷

濒死期的老年人肌肉松软无弹性、色泽暗淡，四肢末梢冰冷，全身皮肤苍白湿冷，受压的皮肤颜色变深或出现紫色瘀斑，提示可能存在散在出血点，口唇甲床呈灰白或青紫色。

照护：①适当保暖。可以使用暖灯，但不可使用电热毯或热水袋，以免皮肤烫伤；不必加盖棉被，正常重量的棉被对临终人士而言已然非常沉重，难以承受。②协助翻身。由于临终老年人存在血流动力不稳定、疼痛、呕吐等情况，故协助其翻身需要权衡，以不增加老年人的痛苦为原则取舒适体位。③加强皮肤照护。保持皮肤和床单位整洁，可运用芳香疗法按摩老年人的四肢和骨隆突处，改善外周循环；还可使用气垫床、脂肪垫等设施减轻局部受压，预防压力性损伤。

（五）感知觉减退

濒死期老年人神经功能退化，视觉、听觉、触觉、嗅觉等感知觉都有所减退。表现为视觉模糊，或仅存在光感，甚至全盲。听觉往往是最后消失的感知觉。

照护：①提供舒适、安静、整洁、光线柔和的环境。②播放舒缓的背景音乐，创造安宁的氛围。③鼓励家属给予充分陪伴，进行情感沟通，与老年人做最后的交流，表达彼此的感受、爱意与道别，安抚临终老年人，减轻痛苦和恐惧。

第三节　临终老年人心理照护

一、临终老年人常见心理问题

（一）恐惧

很多临终老年人都会出现对死亡的恐惧，表现为心慌、气短、眩晕、失眠、噩梦连连、惊恐万状等。台湾安宁疗护专家赵可式教授认为，人们对死亡的恐惧，大致可以从"6W"的角度来分析：① Why：害怕死亡的原因，是久病缠绵病榻还是担心突然死亡？② When：谁知道死亡在哪年哪月哪天来临？③ Where：死亡的地点是自家床上、医院中、马路上或飞机上？死后又会到哪里？④ How：死亡时的各种情境如何？⑤ What：死亡时自己的身体、心理、灵性到底会发生什么变化？⑥ Who：临终及死亡时，谁会在我身边？他们在做些什么？

（二）焦虑

临终老年人往往处于渴望生存与面临死亡的矛盾之中，既期待新的治疗方案和技术，又不断地推翻和否定这种幻想，内心充满了矛盾和焦虑，表现为头痛、心慌、气短、咽喉发紧、注意力不集中、失眠、坐立不安等。

（三）愤怒、抑郁

临终老年人心里感到绝望，会无端向照护人员发泄内心的不满和愤怒，对身边的人挑剔、抱怨，甚至恶语相向，或不积极配合治疗和照护；有的则出现情绪低落、悲哀、少语、情感淡漠等抑郁表现。愤怒的表达可以帮助老年人宣泄负面情绪，积极主动地去寻找帮助，但也会使老年人与周围人疏远，减少社会支持，甚至亲人也会放弃感情投入。

（四）自责自罪

家人因照顾临终老年人而忙碌、疲惫，甚至可能放弃工作，加之长期治疗增加了家庭经济负担。这些付出让老年人感到自己对家庭是一种负担而内心自责。

（五）孤独

一个人经历死亡，其他人无法感同身受，缺少同理心支持，因此老年人在心理上会感到孤独。此外，如果老年人长时间住院而远离亲人和自己熟悉的环境，也会增加其内心的孤独感，渴望回到熟悉的环境中，回归正常的生活。

二、临终老年人心理治疗

针对临终老年人的心理问题，可以接受专业的心理治疗。常见的心理治疗方法大致可分为以下几类。

（一）根据所依据的理论划分

常用的方法有精神分析疗法、行为主义疗法、人本主义疗法、中医疗法和宗教心理疗法等。

（二）根据治疗的主要目标划分

常用的方法有支持患者脆弱情感的精神支持疗法、提高患者自信心的正念疗法、纠正错误认知和非理性思维的认知疗法、改善人际交往能力的人际关系疗法等。

（三）根据治疗运用的工具和形式划分

根据治疗运用的工具和形式划分，包括催眠疗法、诗文阅读疗法、绘画疗法、音乐疗法、舞蹈疗法、体育治疗、游戏疗法、工作疗法、旅游疗法、生物反馈治疗、厌恶疗法等。

三、临终老年人常见心理问题的照护

（一）恐惧

照护者要鼓励老年人说出自己的害怕感受，与其讨论治疗相关的信息，循序渐进地为其做解答。通过交谈、松弛疗法、呼吸疗法等帮助临终老年人进行放松训练，释放恐惧。

（二）焦虑

多陪伴、鼓励和倾听老年人的内心宣泄，为其创造安静的环境。持续评估焦虑的程度，必要时请专业医生给予适当的镇静药物。指导老年人学会自我放松的方法。

（三）愤怒

观察老年人的愤怒情绪，引导宣泄内心不快，倾诉心中的怨恨和不满，包容老年人的任何情绪反应，并采取必要的安全措施，防止其自伤或伤人，必要时辅以镇静药稳定其情绪。

（四）抑郁

对老年人表示充分的理解和支持，采用"顺情从欲"的方法，尽可能顺从患者，不要在态度、语言和行为上强行干预或阻挠老年人的想法和做法。亲人应多探望和陪伴，让老年人按照自己的心绪去表达感情。此阶段适当的沉默、拥抱、触摸等非语言性的陪伴，比语言性的支持与劝阻更为有效。持续评估老年人的抑郁程度，适当辅以药物治疗，提供安全保护，防止发生自杀行为。

（五）自责自罪

与老年人进行深度沟通，可以采用人生回顾的方式，帮助老年人梳理过去生活中积极、有意义的事件，回忆美好快乐的时光，肯定自我与生命的价值，接纳目前的自我，珍惜善待生命。借助志愿者、社会工作者等力量，帮助患者实现心愿，让其感受到被重视、被尊重、被需要。

（六）孤独

除了专业人员的照护外，应加强亲人的陪伴，鼓励家属进行爱的抚触，如握着老年人的手、抚摸其脸颊、全身性的按摩等，使其感到亲情的温暖和精神的归属感。

四、临终老年人的灵性照护

灵性照护（spiritual care）是照护工作者通过评估患者的灵性需求（困扰）后，作用于患者的信念、信仰、价值观及与他人的联系等维度，来帮助其寻求生命存在的意义和获得精神安宁舒适的照护方式或活动。灵性照护涉及人最高的精神层面，照护人员要联合家属和临终关怀团队成员，善用个体化的方法实施灵性照护。

1. 意义疗法（logotherapy）　意义疗法的理论来源于奥地利精神病学家维克多·埃米尔·弗兰克尔（Viktor Emil Frankl）的著作《人类寻找意义》。弗兰克尔认为"现代人面临的最困难的心理问题是由于生活缺乏意义而产生的存在性的空虚"，为克服这一最具挑战性的障碍，开发了意义疗法，即通过使临终患者意识到自己拥有人生态度的选择权，有融入生活的能力，能够留下人生财富，从而增加患者生活的意义和价值，促进灵性健康。意义疗法主要分为三个步骤：①认识现在：当前情绪和认知水平的评估。②生命回顾：探讨过去重要的生活事件。③面对未来：对于未来生命意义优先次序的讨论。

2. 尊严疗法（dignity therapy）　通过引导患者回忆最重要、最有意义、最有价值和最想被家人记住的事情，将人生智慧或感悟等精神财富留给自己爱的人，使患者感受到自己生命存在的价值、目的和意义，降低精神压力和心理负担，激发其对生活的热情，同时感受到来自家庭和社会的关爱及支持，增强生存意愿，获得尊重和尊严感，安宁圆满地度过生命的最后时光。尊严疗法旨在改善绝症患者面临生命有限性时的社会心理状态和生存困境。

3. 其他　艺术疗法、音乐疗法、想象疗法、梦境疗法和叙事疗法等都可以为临终患者提供精神安宁。例如，音乐疗法可以使患者获得共鸣与平静，让患者在音乐中实现行为、情感和心理上的改变，也可鼓励患者唱一些喜欢的歌曲，感受音乐带来的轻松、舒缓的感觉。此外，遇到有宗教信仰的患者时，照护人员首先要尊重患者的宗教信仰，其次正确引导，以发挥宗教文化的生命意义教育作用，减轻患者和家属的痛苦和悲伤情绪。

第四节　临终老年人家属照护

一、临终老年人家属的心理问题及照护

（一）临终老年人家属常见的心理问题

1. 焦虑　老年人临终期间很多因素均可成为家属焦虑的来源，如担心老年人的病情恶化；缺乏照顾的知识和技能，尤其是居家照护；经济负担过重；担心无法面对失去亲人后的生活等。临终老年人对家属越重要，家属就越容易产生焦虑情绪。在生理方面可表现为心慌、出汗、血压升高、失眠、头痛、疲乏等；在情感方面可表现为易怒、退缩、自卑或自责等；在认知方面可表现为健忘，不能面对现实等。

2. 愤怒　当家属经历四处奔波求医，老年人病情仍得不到控制，甚至日益加重时，家属经常会产生愤怒的情绪，容易迁怒照护人员，向照护人员提出无理要求，甚至发生过激行为；或者抱怨命运不公，难以承受亲人临终的事实。在生理方面可表现为血压升高、心慌、出汗、肌肉紧张、血流加速等；在情绪方面可表现为激动、情绪不稳定、暴躁不安；认知方面可表现为行为反常、采取报复态度、拒绝帮助等。

3. 恐惧　临终老年人对于死亡的恐惧也会传递给家属。与亲人诀别的惧怕、照顾亲人时产生的孤独无助、生活无意义感等，都可成为恐惧的来源。另外，部分家属长期照顾患者，脱离正常生活，这种脱离感也可成为恐惧感的来源。在生理上可表现为失眠、出汗、厌食，在心理方面可表现为惶恐不安。

4. 孤独　临终老年人与家属越相互依赖，老年人离世后家属产生的孤独感就越严重，尤其是性格内向、缺乏社会支持的家属。在生理上可表现为厌食、失眠、疲倦、消瘦；在心理上可表现为无用感、沮丧、抑郁、情绪低落；在认知上可表现为无法与人沟通，社会互动减少。

5. 悲伤　从老年人被诊断为患有不可治愈的疾病开始，到离世后一两年，家属往往沉浸在悲伤、自责、负罪中，觉得没能照顾好亲人。在生理上可表现为头晕、哭泣、厌食、失眠、疲倦、动作迟缓等；在心理上表现为郁闷、沮丧、自责自罪、悲观；在认知上可表现为注意力不集中、迟钝、幻觉等。

6. 绝望　当临终老年人承担着重要的家庭角色，是家属生活、心理的主要支持时，面对患者的预期丧失，家属可产生绝望的心理。生理上表现为厌食、消瘦等；心理上表现为缺乏兴趣感、悲观、情绪低落、焦虑、无动力等；认知上表现为记忆减退、社交退缩等。

（二）临终老年人家属的心理照护

1. 重视需求，鼓励表达　照护团队要关注临终患者家属这个群体，及时识别他们的心理需求，积极与其沟通，建立良好的信任关系，鼓励家属说出内心感受，给予情感表达和不良情绪宣泄的机会。

2. 做好准备，提升信心　面对亲人即将去世，家属常感无力、无助和对未来的迷茫，此时照护团队应帮助家属了解临终患者的病情，让其参与临终患者的日常照顾和心愿的达成，协助家属了解亲人去世后的相关事宜，做好相应的准备，增强家属对未来生活的信心。

3. 营造和谐家庭氛围　临终关怀病房尽可能维持日常的家庭生活氛围，增加临终老年人及家属的心理舒适感。照护团队帮助安排家属在陪伴期间的生活，尤其是缺乏社会支持、年老的家属。

4. 进行死亡教育　适时开展死亡教育，帮助家属正确理解生命的价值和意义，以正向、科学的态度接纳死亡。

二、临终老年人家属的居丧照护

（一）概念

居丧照护（bereavement care）是指临终关怀团队运用医学、护理学、心理学、社会学等学科的知识和技术向居丧者提供哀伤辅导及支持性服务，帮助其在合理时间内引发正常的哀伤，并关注完成哀伤的过程。

（二）居丧照护的主要内容

1. 帮助居丧者顺利度过居丧期　帮助居丧者接受亲人逝去的事实，有效应对失去和悲伤，降低负性心理反应，健康平稳地度过哀伤的整个过程，恢复或建立新的生活。

2. 做好遗体照护，完成最后的告别　对逝者进行遗体照护，维持良好的遗体外观，体现对逝者的尊重和负责，对家属安抚和慰藉，完成最后的、最好的告别。

3. 协助丧葬，实现善别和善后　丧葬民俗文化对居丧者有着极大影响，举行丧葬仪式，有利于增加居丧者对死亡的真实感，及时宣泄悲伤情绪；同时在仪式中对逝者生命价值的肯定、尊重和赞扬，能够使逝者安息、生者受到抚慰，增加重启新生活的信心和力量。

三、临终老年人家属的悲伤辅导

（一）概念

悲伤辅导（grief counseling）又称为哀伤辅导，是指专业人员协助人们在合理事件内，引发正常的哀伤，健康地完成哀伤任务。

（二）派克斯悲伤反应四阶段理论

美国心理学家派克斯（Parkes）提出了人的悲伤反应要经历四个阶段，这四个阶段是循序渐进的，中间没有明显的界限。

1. 麻木　家属在得知亲人去世消息后，第一反应是震惊和麻木，尤其是突发的或意料之外的亲人死亡。表现为持久的发呆，甚至发呆持续数天。常常还存在非现实感，不能完全接受亲人已逝的事实。

2. 渴望　麻木反应之后就是悲痛，并常常渴望能再见到已逝去的亲人，反复思考逝者去世前的事情，似乎这样做可以发现到底是哪里出了错，现在可以纠正过来。有时候会感觉逝去的亲人就在身边，能看到亲人的影子或听到亲人的声音。

3. 颓丧　悲痛之后变得冷漠，对周围事物和人漠不关心，感觉到人生空虚毫无意义，对周围事物毫无兴趣。

4. 复原　随着时间的推移，悲伤减到可以接受的程度，放弃不现实的希望，开始新的生活，为了身边亲人，生活仍要继续。

根据派克斯的理论，居丧者经历以上四个阶段大约需要一年的时间。但是每个居丧者的表现和时间经历会有所不同。有的居丧者经历悲伤的时间会稍长一些，甚至永远不会停止，但是这种悲伤感会渐渐融入许多令人欣慰的思念，如和逝去的亲人在一起时难忘的事情和快乐的时光，这些思念感可作为居丧者建立新生活的一个组成部分。

（三）悲伤辅导的方法

1. 共情式倾听　共情是处理哀伤过程的基础，哀伤辅导人员要用共情的态度来倾听居丧者。共情提供了一个容器或空间，居丧者可以在这里将自己的哀伤娓娓道来，不受外界困扰，以一种安全的方式体验哀伤痛苦、释放痛苦、自我探索，有助于找到哀伤的本质和相对应的方法。

2. 指导居丧者宣泄情绪　对丧亲初期的居丧者，要少讲"请节哀顺变""要勇敢""要坚强""不要哭"之类的语言，应允许家属释放悲伤情绪和适当哭泣，如果哭得太久或太激动，可采取适当的安抚行为；给予居丧者足够的时间和空间去表达，不要急于劝阻。

3. 引导想象　让居丧者找一个舒服的姿势坐下来或躺好，深呼吸放松，引导其想象自己在一个美好的地方，如山川、流水、花草、树木……感受美丽的景色。可以用这样的指导语——你也会注意到一束光亮穿过你身体的每一部分，是你所爱之人的光辉，从一个富有治愈力的地方来安慰你，希望你知道他（她）一切都很好，希望你可以自己照顾好自己，希望你能过得好。

4. 整理回忆录　鼓励居丧者整理回忆素材（如撰写回忆录）来怀念逝者，记录所爱之人的特别之处、爱好特长、生活习惯等。鼓励居丧者与亲人朋友们分享他们所爱之人的人生经历。

5. 保留逝者物品　逝者留下纪念物品（如物件、音频、视频等）对于居丧者缓解悲伤是十分有效的方法。如帮助临终老年人录制语音或视频，留存个人的真实情感和对亲人们的祝福叮嘱。听到录音或看到视频的家人和朋友能够重温与逝去亲人一起度过的美好时光，在这份珍贵的记忆中慢慢疗伤、复原，开启新的生活。今后，人工智能技术的发展也可以帮助建立"数字人生"，但这一技术的应用和推广还存在一定争论，还需健全和完善。

❖ 案例分析

回顾本章案例：高某，女，65 岁，卵巢癌，伴有数种慢性病，入院后接受了化学治疗。由于病情恶化，高奶奶被放置了气管内插管及人工呼吸器、中心静脉导管、鼻胃管及导尿管等，被约束在病床上痛苦而终，家属无奈又心痛，心中遗憾又自责。

临终关怀团队首先要意识到高奶奶的疾病目前无法治愈，生命处在临终阶段，应及时给予临终关怀服务；其次，要从生理、心理、社会等方面对高奶奶进行评估，并提供相应的照护措施，这个过程尤其要运用临终关怀的人文服务理念，倾听并尊重高奶奶本人意愿，让她也参与到治疗和照护的共同决策中来，维护她生命尊严及价值；最后，针对家属的心理和社会需求，临终关怀团队要给予关注和提供应对策略，帮助临终老年人家庭正确面对死亡，重启新生活。

［本章小结］

本章介绍了临终关怀的基础知识、临终老年人生理照护、心理照护，以及家属照护的相关内容。重点是临终老年人常见生理症状及其照护、临终老年人常见心理问题及照护、家属常见心理问题，以及悲伤辅导方法。难点是需要理解临终关怀多学科合作的含义和如何为临终老年人提供整体照护。

［思考题］

1.临终关怀的团队组成及服务原则是什么？如何理解临终关怀多学科合作？

2.临终老年人常见的生理症状有哪些？常见的濒死期症状有哪些？照护要点分别是什么？

3.临终老年人常见的心理问题有哪些？照护要点是什么？

4.临终老年人家属常见的心理问题有哪些？如何开展悲伤辅导？

5.如何为临终老年人提供整体照护？

第十六章　老年患者其他情况照护

【学习要求】

1. 掌握老年人跌倒、噎呛、慢性疼痛的常用评估量表；老年人烧烫伤、创伤的伤情评估内容，跌倒、噎呛、烧烫伤的现场紧急救护要点，噎呛、心搏骤停的临床表现，心肺复苏术的操作要点。

2. 熟悉老年人跌倒、噎呛、烧烫伤、创伤的常见风险评估内容和评估方法，慢性疼痛评估方法，烧烫伤、创伤的伤后照护内容，疼痛的药物和非药物镇痛方法。

3. 了解老年人跌倒、噎呛的常见原因，跌倒、噎呛、疼痛的一般照护方法，烧烫伤、创伤的照护相关技术，自动体外除颤器的使用方法。

案例导入

章某，男，85岁。3年前入住某养老机构。章爷爷有糖尿病病史10年、高血压病史15年，目前能按时服药，病情稳定；下肢功能障碍，行走时依靠拐杖辅助。一天夜里，章爷爷准备下床上厕所，因室内灯光较暗，在床边没找到拐杖，下床时跌倒了。幸亏照护员夜间巡视房间时及时发现，通知医生并进行了救助，未造成严重后果。

作为机构老年照护人员，请分析：

1. 章爷爷跌倒的原因有哪些?

2. 如何预防老年人跌倒事故的发生?

个体进入老年阶段，新陈代谢缓慢、各方面功能下降，慢病高发、多病共存。据国家卫生健康委数据：2018年中国慢性病患病率为34.3%，65岁以上患病率达到52.3%。除此以外，老年人常常伴有认知症、尿失禁、疼痛、谵妄、晕厥、抑郁、失眠等老年综合征。其中疼痛是最常见的老年综合征之一，持续的疼痛可导致生活质量下降。另外，老年人还容易出现跌倒、噎呛、烧烫伤、外伤等意外事故。无论是慢病急性发作还是意外事故，均易出现心搏骤停，此时就需要通过心肺复苏术来进行抢救。本章就以上照护问题进行具体介绍。

第一节　跌倒照护

跌倒（fall）是指突发的、不自主的、非故意的体位改变，倒在地上或更低的平面上。按照国际疾病分类（ICD-10）对跌倒的分类，跌倒包括从一个平面至另一个平面的跌落和同一平面的跌倒两种类型。随着年龄的增加，老年人的各项生理功能都在下降，很容易出现跌倒。一旦跌倒就有可能导致颅内出血、骨折等不良后果，严重影响老年人的健康。因此，做好老年人的跌倒风险防控非常重要。

一、评估

（一）常见原因

老年人容易发生跌倒，既有自身的年老体弱、多种慢病共存，以及由此需要长期服药等内在因素，也可能因为一些不适合老年人生活或使用的外在环境和设施等因素引起，常常是多种因素交互作用的结果。

1. 内因　老年人跌倒的内在因素包括老年人的生理、病理因素及所服药物的影响，见表16-1。年龄大于65岁、患有多种疾病、曾有跌倒史、步态的稳定性下降和平衡功能受损，是引发老年人跌倒的主要原因。

表 16-1　老年人跌倒的内在因素

类别	具体内容
人口统计学特征	老年
功能水平	ADL/IADL下降、使用手杖（助步器）、有既往跌倒史
步态、平衡（肌肉）力量	行走速度缓慢、姿势摇摆、上（下）肢力量减弱、反射受损
感觉	视觉模糊、下肢知觉麻木
慢性疾病	帕金森病（其他神经肌肉性疾病）、中风、尿失禁
服用药物	精神类药、抗高血压药、降糖药，同时使用以上药物
精神状态	认知障碍、抑郁

2. 外因　老年人生活环境和日常生活起居方面存在安全隐患，导致跌倒，其关键点见表16-2。

表 16-2　老年人跌倒的外在危险因素关键点

环境	关键点	环境	关键点
地面	湿滑或不平整 门槛过高 堆放物品杂乱 地毯（脚垫）过厚、不平 低置物品 台阶过高过长、宽度过窄	照明	无窗帘、地砖等造成光线刺眼 暗色墙壁造成光线不足 缺乏夜灯 开关不便
家具	散乱，妨碍活动 家具不稳 无扶手或靠背的矮凳 卧床过高或过低 橱柜过高或过低	浴室	马桶过低 浴盆无安全性扶手 缺乏防滑及辅助措施
		其他	门柱遮挡 楼梯无扶手 行走辅助工具和设备不足 鞋子（无防滑性、高跟、过大）

（二）风险评估

老年人跌倒的发生并不是一种意外，而是存在潜在的危险因素。它是机体功能下降和机体老化过程的反映，是一些急慢性疾病的非特异性表现，是"衰老"造成伤害和导致老年人致残或致死的主要原因之一。老年人跌倒是可以预防和控制的，因此，对老年人进行跌倒的风险评估尤为重要。

1. 下肢功能评估　老年人跌倒与下肢功能退化关系密切，Tinetti 量表可以用于预测老年人跌倒的危险性，包括平衡和步态测试两部分：平衡测试部分共有 10 个项目，满分 16 分，得分越低，表示平衡性越差；步态测试部分共有 8 个项目，满分 12 分，分值越低，表示步态异常的程度越大。如果两项总得分少于 24 分，表示有平衡功能障碍；少于 15 分，表示有跌倒的危险性。

2. 居住环境评估　老年人常常因为居住环境中存在一些不适合老年人生活或使用的设施、物品摆放欠整齐、光线昏暗导致看物不清等外在危险因素而导致跌倒发生，室内环境评估内容见表 16-3，根据每个选项来判断居住环境中跌倒的危险因素。

表 16-3　老年人跌倒居住环境危险因素评估

功能区	居住环境评估内容	是	否
地面和通道	地毯或地垫平整，没有褶皱或边缘卷曲	1	0
	过道上无杂物堆放	1	0
	室内使用防滑地砖	1	0
	未养猫或狗	1	0
卧室	使用双控照明开关	1	0
	躺在床上不用下床也能开关灯	1	0
	床边没有杂物影响上下床	1	0
	床头装有电话	1	0
厨房	排风扇和窗户通风良好	1	0
	不用攀高或不改变体位可取用常用厨房用具	1	0
其他	阳台使用手摇或电动升降式晒衣架	1	0
	墙上插座高度合适（50～80cm）	1	0
客厅	室内照明充足	1	0
	取物不需要使用梯子或凳子	1	0
	沙发高度和软硬度适合起身	1	0
	常用椅子有扶手	1	0
卫生间	地面平整，排水通畅	1	0
	不设门槛，内外地面在同一水平	1	0
	马桶旁有扶手	1	0
	浴缸 / 淋浴房使用防滑垫	1	0
	浴缸 / 淋浴房旁有扶手	1	0
	洗漱用品可轻易取用	1	0
其他	常穿鞋子大小合适	1	0
	常穿鞋子防滑	1	0

3. 综合评估　老年人跌倒经常是同时受到多种因素的影响，需要进行综合评估来筛选出高危人群，常用量表有 Morse 跌倒评估量表、简易跌倒评分表等。

（1）Morse 跌倒评估量表（Morse Fall Scale，MFS）由美国宾夕法尼亚大学 Janice Morse 教授于 1989 年研制而成的。该量表有较高的信效度，是公认的专为评估住院老年人跌倒风险的评估工具。评估项目包括是否跌倒史、超过 1 个医学诊断、静脉输液 / 置管 / 使用特殊药物、是否需要行走辅助、步态和认知状态情况六个方面，共计 125 分。25 ～ 45 分为低风险，给予标准防护措施即可；＞ 45 分则存在跌倒高风险，需要给予高危防护措施。

（2）简易跌倒评分表　主要用于养老机构老年人的跌倒风险评估。评估项目包括年龄、一年内跌倒史、活动情况、神经精神状态、感觉功能、疾病因素和用药物情况共七个方面，每个项目 1 ～ 3 分，总分 21 分。1 ～ 7 分为低危险，8 ～ 14 分为中危险，15 ～ 21 分为高危险。

二、照护

（一）一般照护

1. 提供安全的休养环境

（1）室内　作为老年人活动的主要场所，布置室内环境时应充分考虑到老年人的安全，需要注意以下几点：①座椅睡床：高度适中，选稳重有扶手和靠背的椅子为宜，避免坐折叠椅，椅脚加防滑垫。床垫松软度适宜，睡床高度适中，有扶手或床栏的睡床可以帮助起身。②注意地面安全：地面应平坦、防滑、没有障碍物。在适当的地方贴上"小心地滑""小心台阶"等警示牌，及时清除室内、外楼梯及通道上的杂物；楼梯走廊、厕所、浴室要安装扶手。③光线应均匀、柔和、避免闪烁。④卫生间安全措施：老年人进出浴缸比较困难，在适当位置安装稳固扶手可帮助起身及进出；使用浴缸坐板或沐浴凳可让老年人坐下沐浴，增加稳定性和安全性；在卫生间安装呼叫器。

（2）室外　在社区公共设施的建设时考虑老年人群的生理特点，道路及其他老年人活动场所的地面要平坦和具有较强的防滑性，经常修缮老年人休息或锻炼设施。

2. 日常生活指导

（1）穿着宽松合身：衣裤和鞋子都要合适，质料轻而保暖，选择尺码适中及底部防滑的鞋，走路时尽可能不穿拖鞋，穿脱鞋、袜、裤时要坐着进行。

（2）完全清醒后起床：起床时为防止出现体位性低血压，应做到"3 个 30 秒"，即醒后 30 秒再起床，床上坐起 30 秒后再站立，站立 30 秒后再行走。

（3）合理摆放用物：避免登高取物等危险性动作。

（4）适时使用辅具：视力听力下降时，及时佩戴老花镜和（或）助听器；活动不便时使用安全辅助工具。

（5）外出时最好有人陪同，不要在人多的地方走动。随身携带老年人手机和急救卡，卡片上记录姓名、年龄、简单病史及急救药，以及紧急联系人和联系电话。

（二）慢病管理

1. 积极治疗原发病　老年人一般患有一种或几种疾病。照护人员要对患有高血压、心律失常、糖尿病、癫痫等疾病的老年人做好宣教，疾病本身和使用这些疾病的药物都可能增加跌倒风险，提醒他们既要积极治疗原发病，还要加强跌倒的防护意识。

2. 合理调整所服药物　与医生讨论，尽量停服不必要的药物。提醒服用镇静、安神药物的老年人，在尚未完全清醒的状态下不要下床活动；使用降压、降糖、利尿及抗心律失常等药物、抗精神病药、抗抑郁药、抗焦虑药等药物时，告知药物的不良反应，提醒有可能增加跌倒的风险。

3. 重视疾病预防保健　了解他们的晕厥史，做好预防工作；注意引起视力障碍的各种原因，对远视或近视者配戴好眼镜，白内障者可行白内障摘除术；对有骨关节肌肉疾病和平衡功能障碍的老年人，指导他们进行必要的功能锻炼，保持骨关节的灵活性，防止肌肉萎缩和骨质疏松，特别是要加强下肢肌肉、关节的锻炼。

（三）做好应急预案

如果跌倒后躺在地上起不来，时间超过 1 小时，称为"长躺"。长躺对于老年人很危险，能够导致虚弱、疾病，还可能导致死亡。因此，对于跌倒高危老年人，除以上措施外，还要在床头卡上做明显标记，加强对老年人夜间巡视，必要时抬起两侧床挡，限制老年人的部分活动。照护人员与团队要提前做好跌倒应急预案，熟悉意外跌倒后的紧急处理流程，避免因为跌倒后的"长躺"或其他原因导致的二次伤害。

（四）指导自救

老年人跌倒后，要尽量及时向他人寻求帮助。但老年人独自一人在家时发生跌倒，就只能自己起身。因此，照护者在为跌倒高危老年人做好预防工作的同时，还要做好健康教育工作，教会老年人进行跌倒后自救。

1. 如果是背部先着地，应弯曲双腿，挪动臀部到放有毯子或垫子的椅子或床旁，然后使自己较舒适地平躺，盖好毯子，保持体温。

2. 休息片刻，等体力准备充分后，尽力向椅子（床）的方向翻转身体，使自己变成俯卧位。随后双手支撑地面，弯曲膝关节，尽力使自己面向椅子（床）跪立，双手以椅子（床）为支撑，尽力站起来，随后坐到椅子或床上。

3. 继续休息片刻，部分恢复体力后，向家人或其他救助人员打电话，报告自己跌倒了，寻求进一步帮助。

（五）现场紧急处理

1. 现场评估　发现老年人跌倒，不能急于扶起，而要进行全面评估，确认老年人受伤程度。评估时，轻轻拍打老年人双肩，看有无意识；摸颈动脉，看是否有搏动；用脸颊感受有无呼吸气流，注视胸部有无起伏。根据跌倒所致伤害严重程度不同，可分为五级：

0 级：无伤害。

Ⅰ级：不需要或只需要稍给治疗与观察的伤害程度，如皮肤擦伤、软组织挫伤，以及不需外科缝合处理的皮肤小裂伤。

Ⅱ级：需要采用缝合、外固定等医疗措施的伤害程度，如关节扭伤、软组织撕裂伤、挫伤等。

Ⅲ级：需要继续住院医疗及他科会诊等医疗措施的伤害程度，如骨、关节损伤，意识丧失、精神或躯体状态改变等。

Ⅳ级：死亡。

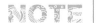

2. 紧急处理　根据不同情况进行以下处理：

（1）**意识不清者**　立即拨打急救电话，同时进行以下操作：①有外伤出血者：立即止血、包扎。②有呕吐者：将头偏向一侧，并清理口、鼻腔呕吐物，保持呼吸通畅。③出现抽搐：移至平整软地面或身体下垫软物，防止碰、擦伤，必要时牙间垫较硬物，防止舌咬伤，不要硬掰抽搐肢体，防止肌肉、骨骼损伤。④如呼吸、心跳停止：应立即进行胸外心脏按压、口对口人工呼吸等急救措施。⑤如需搬动：保证平稳，尽量平卧。

（2）**意识清醒者**　出现以下情况时，需要立即拨打急救电话，等待专业人员的救助。①不记得跌倒过程者可能出现晕厥或脑血管意外；有剧烈头痛、手脚无力等症状，发现口角㖞斜、言语不利等，提示有脑卒中的可能。此时禁止搬动，否则可能加重脑出血或脑缺血。②如果出现双腿失去知觉或不能自行活动，出现大小便失禁等情形，提示可能有腰椎损害。此时也不能搬动，否则有可能加重病情。③出现关节异常、肢体位置异常等，提示有骨折可能，应禁止搬动，在原地等待救援。如果判断只有外伤和出血，应立即止血、包扎。

（3）**意识清楚并试图自行站起者**　可协助其缓慢坐起和站立，等待片刻，确认无碍后方可离开。

另外，发生跌倒者，不管自我感觉是否严重，都应在家庭成员或保健人员的陪同下到医院诊治，查找跌倒危险因素，评估跌倒风险，制订跌倒防护方案。

（六）跌倒后期照护

1. 预判跌倒后果　老年人跌倒后，多数会出现一些身体不适或心理阴影等远期不良影响。

（1）**躯体受伤**　跌倒引起躯体损伤率为10%，其中重度软组织损伤占5%，包括关节积血、脱位、扭伤及血肿；骨折占5%，主要是肱骨外科颈、桡骨远端及髋部骨折。髋部骨折后3个月病死率为20%，死因常为长期卧床所致的肺部感染等并发症。

（2）**自理能力下降**　跌倒导致日常活动能力和活动水平下降，随之体力衰退、独立生活能力减退和与社会接触减少，老年人生活质量进一步下降。

（3）**心理创伤**　老年人跌倒除了可能出现躯体损伤，还会给他们带来极大的心理创伤，因为对跌倒的恐惧造成"跌倒—丧失信心—不敢活动—衰弱—更易跌倒"的恶性循环，甚至卧床不起。

2. 心理照护　鼓励老年人保持乐观情绪，克服害怕恐惧心理，主动进行运动锻炼，提高身体平衡能力，降低跌倒的风险。

3. 指导康复锻炼　老年人康复锻炼的目标：促进生理和心理健康，尽量维持日常生活能力、保持自理状态，最大限度地提高生活质量，延长健康寿命。

因此，康复锻炼内容包括以下几个方面：

（1）评估老年人的功能障碍情况：评估老年人功能障碍的性质、范围、程度及康复训练中的恢复情况，认真做好记录，及时与有关人员沟通。

（2）预防并发症和继发性残疾：协助和指导长期卧床老年人预防感染、压疮、挛缩、畸形、萎缩等并发症的发生。

（3）促进日常生活活动能力的恢复：指导老年人进行床上活动、就餐、洗漱、更衣、入浴、排泄、移动、使用家庭用具等，以训练老年人日常生活自理能力。

（4）鼓励坚持康复训练：指导老年人学习掌握各种功能训练技术和方法，经常不断地进行功能训练，维持残余功能，激发潜在能力。

（5）必要时指导老年人选择、使用合适的自助器、步行支具。

第二节　噎呛照护

噎呛是指在进餐时食物噎在食管的某一狭窄处，或呛到咽喉部、气管，而引起的呛咳、呼吸困难，甚至窒息。由于生理及某些疾病的原因，老年人进食时很容易出现噎呛，直接原因是由于吞咽障碍引起。噎呛窒息是老年人猝死的常见原因之一，与年龄、药物、脑血管疾病等因素有关。

一、评估

（一）常见原因

1.生理因素　老年人的牙齿松动或残缺、咀嚼功能较差，食物未经充分咀嚼或食块中的杂物不能及时觉察而吐出；老年人唾液分泌减少，神经末梢感受器的感觉功能渐趋迟钝；老年人口腔、咽、喉等部位的组织结构发生退行性变化，导致喉头下降、吞咽反射迟钝，吞咽动作不协调；咽喉部感觉减退，防止异物进入气道的反射性降低，这些都容易引起噎呛。

2.病理因素　老年人大多都有不同程度的脑血管病变，吞咽反射出现不同程度的障碍，尤其脑卒中患者常常出现噎食。老年人食管有比较明显的病变，在进食时随时可能发生食管痉挛，造成吞咽困难，从而发生噎食。慢性病变导致老年人体质虚弱、面部肌肉长时间处于松弛状态，发生反流、噎食时没有能力咳出；阿尔茨海默病患者多数伴有吞咽障碍且没有饱食感，出现暴饮暴食、抢食现象，这些情况下都容易出现噎呛。

3.药理因素　一方面，患有脑血管疾病、认知障碍的老年人在服用抗精神病药物治疗时，会引起咽喉肌功能失调，抑制吞咽反射，出现吞咽困难；另一方面，由于药物的作用，引发老年人感到强烈的饥饿感，发生不知饥饱、暴饮暴食，甚至抢食的精神症状，引发急性食管阻塞，发生噎食。

4.食物因素　老年人大多牙齿不全或戴假牙，无法对食物进行彻底咀嚼。如果进食年糕、汤圆等黏性较强的食物，馒头、鸡蛋等水分较少的食物，以及滑溜的鱼丸、肉丸等圆物或者大块状的食物，吞服时易黏附在喉部引起梗阻，导致噎食。

5.其他　老年人平卧于床上进食，食管处于水平位；进餐时情绪激动或进餐过快，诱发食管痉挛；进餐时说笑或看电视，导致注意力不集中；老年人意识不清或处于昏睡状态时，出现张口反射下降，抵御咽喉部分泌物和胃内容物反流入呼吸道的能力下降，以上情况都容易造成食物卡在喉部，发生噎呛。

（二）临床表现

老年人进餐时出现噎呛，最常见的表现是急性吸气性呼吸困难、咳嗽和喘鸣。

1.部分气道阻塞　老年人突然不能说话，表现出窒息的痛苦表情，用手呈"V"形手势抓捏自己的颈部、喉部。尚有较好通气者，多有剧烈、有力的咳嗽，有典型的喘鸣音。堵塞严重致气体交换不足时，表现为呼吸困难、明显气急、咳嗽无力，或有鸡鸣、犬吠样的喘鸣音；口唇和面色可能表现为发绀或苍白。

2. 完全气道堵塞 老年人突然不能说话和咳嗽，有挣扎的呼吸动作，但无呼吸声音；面色立即出现苍白、发绀等；可在 3 ～ 5 分钟出现窒息、神志模糊，甚至昏迷，随即出现心搏骤停。

（三）风险评估

噎呛的风险评估，也就是吞咽障碍筛查，是指通过一系列吞咽障碍症状和体征识别未发现的吞咽障碍风险。具体的评估方法包括：日常筛查，如反复唾液吞咽试验、洼田饮水试验；临床功能评估，如口颜面功能评估、吞咽反射功能、喉功能评定、摄食评估；仪器评估，如吞咽造影检查、吞咽内窥镜检查、吞咽测压等。

1. 日常筛查 通过快速、非侵入、低风险的筛查，来识别吞咽障碍高风险人群。

（1）反复唾液吞咽试验（repetitive saliva swallowing test，RSST） 通过观察 30 秒内的吞咽启动时间、吞咽次数和喉上抬的幅度来判断其吞咽反射诱发功能。适宜人群为通过症状筛查疑有吞咽障碍者。检查方法：协助受试者取端坐位，卧床时抬高床头 30°。检测者将食指放在舌骨处，中指放在甲状软骨处；指导老年人吞咽，当确认喉头随吞咽动作上举，越过手指后复位，即判定完成一次吞咽。观察 30 秒内老年人吞咽的次数和喉上抬的幅度并记录。结果：80 岁以上的老年人在 30 秒内能完成 3 次吞咽动作；80 岁以下的老年人在 30 秒内能完成 5 次吞咽动作，喉部上抬能越过舌骨（约上升 2cm）。

（2）洼田饮水试验 该试验由洼田俊夫于 1982 年提出，通过饮水来筛查老年人是否存在吞咽障碍并判断其严重程度，可以作为判断是否需要进行吞咽造影检查的筛选标准。洼田饮水试验常常针对症状筛查及反复唾液吞咽测试阳性者进行。检查时，请受试者端坐，喝下 30mL 温开水，观察所需时间和呛咳情况。根据测试结果确定进食途径：1 ～ 2 级者吞咽功能基本正常，可经口进食；3 级及以上者存在一定程度的吞咽障碍，经口进食时需要谨慎，并做好防护；5 级表示存在严重的吞咽障碍，应禁止经口进食。

（3）进食评估问卷（eating assessment tool-10，EAT-10） 受检者对自己在进食过程中的 10 个问题进行识别，发现误吸的征兆和隐性误吸，以及异常吞咽的体征；与饮水试验合用，可提高筛查试验的敏感性和特异性。

（4）床边吞糊试验 该试验的目的是判断老年人吞咽功能障碍的程度，并依据判定结果，明确老年人进食的食物性状。适宜人群为通过洼田饮水试验评定吞咽功能为 4 级的老年人，具体试验方法见表 16-4。

表 16-4 增稠剂调制水或食物的方法

类型	水	凝固粉	模拟食物状态
微稠流质	100mL	2 勺	米汤、番茄汁
小稠流质	100mL	3 勺	杏仁露、核桃露
中稠流质	100mL	4 勺	芝麻糊、奶昔
特稠流质	100mL	5 勺	奶酪

床边吞糊试验的注意事项：①坚持从稠到稀顺序，每个类型的食物取 10mL，用 5mL 汤匙分次喂食。若无呛咳，依次喂食下一档。②根据老年人的吞咽情况判断是否存在吞咽困难；再结合进食情况，判断其最适合的进食稠度。③如老年人出现呛咳、清嗓、说话声音变浑浊、吞咽延迟或不吞咽时，应立即停止试验，表示试验不通过。

2. 仪器评估　老年人发生脑卒中后常常出现吞咽障碍，临床上常用透视和纤维内镜等仪器来了解其吞咽功能及康复治疗效果，常用的仪器评估：视频透视吞咽检查和纤维内镜吞咽功能检查。

（1）视频透视吞咽检查（video fluoroscopic swallowing study，VFSS）　这是诊断吞咽障碍的"金标准"。具体方法：用含碘的水样造影剂调制米粉成糊状，或使用钡粉混入不同质地的食物中，让受试者食入。通过 X 线直接观察口内食物的传递，软腭、舌骨、舌根的活动，喉头上举和闭锁，会厌谷和梨状窦的滞留，食物越过会厌皱襞落入气管等情况，帮助语言治疗师发现吞咽障碍的异常原因并制订相应的治疗方案。

（2）纤维内镜吞咽功能检查（fiberoptic endoscopic evaluation of swallowing，FEES）　检查时，纤维内镜的探头从鼻腔通过鼻咽进入咽喉部，同时请受检者吞咽染色的食物或与口腔分泌物颜色不同的食物。纤维内镜能够观察吞咽前和吞咽后的情况，包括咽期起始延迟、吞咽后食物残留在会厌谷和梨状窦的情况，以及吞咽前或后的误吸；能对运动和感觉功能进行较全面的评估，提供高效和可靠的吞咽障碍处理策略，包括对老年人最初进食状态的建议，确定何时恢复经口进食及用何种性质的食物达到最佳吞咽等。

二、照护

（一）一般照护

1. 进食体位　见第四章第二节体位照护相关内容。

2. 饮食照护

（1）合理调整饮食种类　选择柔软、容易嚼碎的食物，蔬菜要切细，肉类最好制成肉末，可以选取煮或炖的烹饪方法，尽量使食物易于消化；对脑卒中、食管癌等有吞咽困难的老年人，给予流质饮食；对较容易呛咳的老年人，可以在流质饮食中加入淀粉类凝固粉，使之呈糊状再食用。另外，应注意食物冷热适宜、色香味美，增进老年人的食欲。

（2）指导老年人进食　指导老年人进食时应细嚼慢咽，尽量不要有说笑或看电视等分散注意力的行为；需要用汤勺帮助老年人进食时，每次进食量要少，等待完全咽下去后再喂下一口；给双目失明或者眼部手术患者喂食时，每喂一口都要先用餐具或者食物碰患者的嘴唇，以刺激知觉，促进舌的运动，然后将食物送进口腔。一旦发生呛咳，应立即停止进食，休息片刻呼吸平稳后再继续。进食后用温水漱口，以清除口腔内食物残渣，避免残留的食物引起噎呛及口腔感染。

3. 心理照护　严重的噎呛会危及生命，进餐时经常出现轻度噎呛的老年人往往会产生焦虑和恐惧。当噎呛发生后，应及时稳定老年人和家属的情绪；在脱离危险后，对老年人及时给予心理疏导，消除其恐惧心理。

4. 呼吸道管理　老年人进食不小心呛咳后，少数会引发吸入性肺炎、肺部感染等并发症。

照护人员应当做好呼吸道照护工作，避免并发症的发生。急救后，立即清理老年人呼吸道分泌物，保持呼吸道通畅；协助漱口，帮助翻身叩背，指导有效咳嗽和排痰；进食后30分钟不进行容易引发呕吐的操作。

5. 健康指导　对于存在吞咽困难的老年人，指导采用不同咀嚼和吞咽方法，具体包括：①空吞咽与吞咽食物交替进行：在吞咽一次食物后，先做几次空吞咽，确认口腔中无残留食物后再进食。②侧方吞咽：指导老年人在吞咽食物后，分别向左、右两侧转头，同时空吞咽，挤出梨状隐窝中残留在内的食物。③点头样吞咽：指导老年人在吞咽食物后，将颈部后屈再尽量前屈，形似点头，同时做空吞咽动作，减少食物的残留，避免噎呛的发生。严重吞咽困难的老年人，在征求家属同意后进行管饲饮食。

6. 吞咽功能锻炼　提醒和督促噎呛高危人群平时加强吞咽功能锻炼，具体方法：①面部肌肉锻炼，包括皱眉、鼓腮、露齿、龇牙、张口等动作。②舌肌运动锻炼，即将舌前伸、缩回、再前伸反复进行；舌尖在口腔内左右用力顶两颊部，随后沿口腔前庭做环转运动。③软腭的训练，张口后用压舌板压舌，用冰棉签于软腭上做快速摩擦，刺激软腭；发"啊、喔"声音，使软腭上抬，利于吞咽。

（二）现场紧急处理

噎食窒息的死亡发生在一瞬间，及时而有效的急救是抢救生命的关键。照护者发现老年人发生噎食，应立即呼叫其他工作人员，同时实施紧急救助。

1. 指导老年人自救　自救适用于意识清楚、行动方便的老年人。指导老年人采用快速收腹咳嗽动作，多次重复；或者指导老年人用椅背或桌边顶住上腹部快速而猛烈地挤压，挤压后随即放松。重复进行，直至异物排出。

2. 海姆立克急救法　又叫海姆立克腹部冲击法，是全球抢救气道异物梗阻的标准有效方法。①立式腹部冲击法：对于意识清醒者，老年人呈站立或坐位。抢救者站于其身后，双手臂环绕其腰部，一手握拳并将拇指突起部顶住腹部正中线脐上部分，另一手手掌压在拳头上，快速向内向上冲击腹部6～10次，反复多次，直到口腔有异物排出。②卧式腹部冲击法：此法适用于噎食情况较重而昏迷者，或者抢救者身材矮小，难以环腰立位冲击。老年人取平卧位，头后仰，开放气道。抢救者面对老年人，骑跨在老年人的髋部，双膝跪地，上身前倾，右手掌根放在老年人剑突下和脐上的腹部，左手压在右手上，两手分指扣紧，两臂伸直，用力快速向前向下冲击腹部6～10次，然后查看口腔，如有异物排出，可用手指抠出。待老年人气道通畅后，再为其漱口，随后安置老年人休息。

3. 拍背法　立即协助老年人低头弯腰，身体前倾，头低于胸部。照护者在老年人背部肩胛区脊柱快速连续拍击，通过重力作用和拍打的冲击力，使食物排出；必要时，可以诱导呕吐反射，促使食物排出体外。

4. 手指清除法　适用于异物在咽部以上的昏迷老年人。将老年人放置侧卧位或平卧头偏向一侧，照护者一手握住老年人的下颌，打开口腔并上提下颌；另一手食指沿口角插入，用钩取动作抠出异物。操作时注意避免异物落进气管或更深部位。

如果老年人已经发生心搏停止，应按照心肺复苏的常规步骤为老年人实施心肺复苏术。待医护人员到达后，继续配合医护人员进行救治。

第三节　烧烫伤照护

烧伤（burn）泛指由热力、电流、化学物质、激光等因素所造成的人体组织损伤，其中热力烧伤最为常见，如火焰、热液、蒸汽、热固体等。烫伤（scald）是指机体直接接触无火焰的高温物体，如沸水、热油、高温蒸汽或高温固体等所致的组织损伤。老年人烧伤以火焰烧伤和烫伤多见，其次为电烧伤和化学烧伤等。

老年人由于骨质疏松、肌力下降、关节僵硬、肢体不灵活等原因，很容易出现烧烫伤等意外事件。另外，老年人对烧烫伤的承受能力下降，同时可能伴有各种慢性疾病（如高血压、冠心病、慢性支气管炎、肺气肿、糖尿病等），导致烧伤后病情相对复杂，休克发生率高，创面愈合慢，并发症多，病死率较高。

一、评估

（一）常见原因及风险评估

老年人生理功能退化、反应迟钝，应全面分析老年人是否存在烧烫伤的危险因素，进行风险评估，尽早识别有烧烫伤高风险的老年人。

1. 生理因素　老年人因神经系统生理老化而导致痛温觉减退，视力下降，皮肤厚度变薄，末梢循环差，对热的耐受力降低，接触温度过高的物体时易导致烧烫伤。

2. 病理因素　患有糖尿病周围神经病变、脉管炎等疾病的老年人，痛温觉减退，沐浴或泡脚时，水温过高容易导致烧烫伤。

3. 环境因素　老年人黑色素细胞不断减少，对有害射线的抵抗力低，在阳光下暴晒，很容易晒伤。

4. 主观因素　老年人行动不便或感官衰退，生活中不小心碰倒热水瓶、热水杯等导致烧烫伤；使用热水袋、电热毯、电暖手宝等时温度过高造成烧烫伤；做饭炒菜时的热蒸汽、热油等易导致烧烫伤。

5. 治疗因素　某些药物热疗方法和理疗手段使用不当，易导致老年人烧烫伤。使用烤灯等热疗仪器如温度设置、距离调节不当，以及拔罐、艾灸等温度过高，或者操作技术不当等，均会造成烧烫伤。

6. 照顾者因素　老年人生活自理能力下降，身边需要照顾者，但照护者对烧烫伤的危险因素预估不足，未能提前加强预防，或未及时发现异常情况，使烧烫伤的风险增加。

（二）伤情评估

伤情根据烧烫伤的面积、深度和部位而定，同时应考虑全身情况，如休克、重度吸入性损伤等。

1. 烧烫伤面积　以相对于体表面积的百分率表示。目前国内成年人多采用中国新九分法和手掌法。中国新九分法将人体体表面积分为 11 个 9% 的等份，另加 1%，见表 16-5。手掌法适用于小面积烧烫伤的估计，即不论年龄、性别，将患者五指并拢，其单掌的掌面面积即估算为 1% 体表面积。大面积烧烫伤时手掌法常与新九分法联合使用。

表 16-5　中国新九分法

部位		各部分占体表面积（%）	
头颈部	头部	3	
	面部	3	9
	颈部	3	
双上肢	双手	5	
	双前臂	6	9×2
	双上臂	7	
躯干	躯干前	13	
	躯干后	13	9×3
	会阴	1	
双下肢	双臀	5	
	双大腿	21	
	双小腿	13	9×5+1
	双足	7	

2. 烧烫伤深度　目前普遍采用三度四分法，见表 16-6。

表 16-6　烧烫伤局部临床特点

深度		组织损伤	局部表现	预后
浅度	I 度	表皮浅层	皮肤红斑、干燥，无水疱，烧灼痛	3～7天脱屑痊愈，无瘢痕
	浅 II 度	表皮全层、真皮浅层	皮肤红肿明显，有大小不一的水疱，疱壁薄，创面潮红湿润，疼痛剧烈	1～2周内愈合，无瘢痕，多有色素沉着
深度	深 II 度	真皮深层	皮肤水肿明显，有较小的水疱，疱壁较厚，创面稍湿，红白相间，痛觉迟钝，有拔毛痛	3～4周内愈合，留有瘢痕和色素沉着
	III 度	皮肤全层，皮下、肌肉或骨骼	创面无水疱，呈蜡白或焦黄，甚至炭化，皮肤凝固性坏死后形成焦痂，触之无弹性，干燥如皮革样，痂下可见树枝状栓塞的血管，痛觉消失	须植皮，留有瘢痕

3. 烧烫伤严重程度　烧烫伤程度根据烧烫伤的深度和烧烫伤的总面积（I 度烧烫伤不算在内），可分为四类：

（1）轻度　II 度烧烫伤面积在 10% 以下。

（2）中度　II 度烧烫伤面积在 11%～30% 内，或 III 度烧烫伤面积不足 10%。

（3）重度　总面积达 31%～50%，或 III 度烧烫伤面积达 11%～20%，或烧烫伤面积虽不足上述百分比，但伴有休克、吸入性烧伤、复合伤、化学物质中毒等。

（4）特重　烧烫伤总面积达 50% 以上，或 III 度烧烫伤面积达 20% 以上，或已有严重并发症。

4. 全身表现　大面积烧烫伤、严重烧烫伤后 48 小时内易发生低血容量性休克，出现口渴、面色苍白、血压下降、脉搏细数、皮肤湿冷、尿量减少、烦躁不安等症状。感染发生后出现体温骤升或骤降、心率加快、呼吸急促、血白细胞计数骤升或骤降等表现。

5. 吸入性损伤　又称"呼吸道烧伤"，其致伤因素除热力外，燃烧时烟雾中含有大量化学物质等，被吸入至下呼吸道，引起呼吸道损伤或全身中毒。表现为鼻毛烧毁，口鼻有黑色分泌物；呼吸困难，声音嘶哑；刺激性咳嗽，咳出炭末样痰；肺部可闻及哮鸣音。

二、预防照护

（一）确定高危人群

患有糖尿病周围神经病变、脉管炎、肢体感觉障碍、长期卧床、视力障碍、意识障碍及曾发生过烧烫伤等的老年人，应视为高危人群。

（二）健康教育和指导

对易发生烧烫伤的老年人，加强照顾者和老年人对相关物品的使用指导，确保防护措施到位，加强交接班管理。

1. 热水袋　热水袋水温不高于 50℃，装 70% 左右热水即可，然后赶尽袋内的空气，不要挤压热水袋，注意把盖拧紧，防止漏水。热水袋不宜直接接触皮肤以免烫伤。应在热水袋外面用布或毛巾包裹隔热，或放于两层毯子中间。使用热水袋取暖的时间不要过长，最好睡前放入，睡时取出。

2. 电热毯　电热毯使用时必须平铺，放置在垫被和床单之间，不要放在垫被下使用，以防热量传递缓慢，使局部温度过高而烧毁元件，严重者引发火灾。电热毯的控制开关一般具有关闭、预热、保温三档，先将开关拨到预热档，预热约半小时后，温度可达 25℃ 左右。使用预热档最好不要超过 2 小时，若长时间使用，容易使电热毯的保险装置损坏。入睡前关闭电热毯。如果需要继续取暖，将开关拨至保温档。注意通电时间不宜过长，不要通宵使用。

3. 烤灯　应用烤灯热疗时，注意调整灯距和温度，一般烤灯与老年人皮肤的距离应在 30 ～ 50cm，温热为宜，时间为 20 ～ 30 分钟。了解烤灯的注意事项及治疗效果，注意观察皮肤的颜色和反应状况，如有明显红肿应停止应用，及时就医。如果有意识不清、局部感觉障碍、血液循环障碍及瘢痕者，应加大灯距，防止烫伤。

4. 日常生活防护

（1）喝热水或热汤时，放置温凉时再食用。

（2）打开带盖的热液容器时，避免被蒸汽烫伤。

（3）沐浴时要先注入冷水，再注入热水，试过水温后再洗澡。

（4）泡脚、坐浴等所使用的温水，先用手试温后再用。

（5）需要安全掌握各种家庭电器的使用操作方法，定时检查电缆线路橡胶是否完好，发现老化或损坏应及时更换。另外，使用带有熄火保护装置的燃气灶。

（6）外出时，做好遮阳措施。

（7）勿穿宽大的衣服做饭、炒菜，以免被点燃。

（8）养成良好的生活习惯，禁止在床上吸烟。

（三）安全教育

广泛宣传防火、灭火和自救等安全知识，告知老年人和照顾者发生烧烫伤的危险因素及严重后果，提高防范烧烫伤的安全意识，普及烧烫伤的预防和急救知识，提高应急能力。另外，采取科学合理的方法与他们沟通，确保安全措施落实到位。

三、伤后照护

（一）现场紧急救护

现场经简单评估，优先处理危及生命的紧急情况，如大出血、窒息、中毒等，特别要注

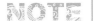

意有无吸入性损伤。

1. 迅速脱离致热源　火焰烧伤者应尽快离开火场，脱去着火衣物，或就地打滚，或用水浇灭火焰，或跳入水池，或用非易燃物品（棉被、毛毯等）覆盖，以隔绝空气灭火。切忌用手扑火或奔跑呼叫。脱去被热液浸湿的衣服，如发生衣服和皮肤粘连者，可以用剪刀剪开衣服，缓慢剥离，避免水疱表皮破损，从而加重疼痛和引起感染。烧烫伤早期可能出现肿胀，佩戴的戒指、手表或手镯等在肿胀形成之前，应及时摘下，以免后期因肢体肿胀造成血液循环障碍。

2. 流动水冲洗创面　火焰烧伤、烫伤的轻度患者，使用清洁的流动水持续冲洗创面15～20分钟，可以防止余热损伤和减轻疼痛。强酸烧伤时先用清水反复冲洗后再用弱碱性小苏打水、碱性肥皂水湿敷；强碱烧伤时先用清水冲洗后再用弱醋酸浸泡，如食醋、硼酸水等；生石灰烧伤时先擦去粉末，再用流动清水冲洗，忌用清水浸泡，因生石灰遇水会产热，可加重烧伤；磷烧伤时先清除磷颗粒，尽快用水冲净，然后浸泡在清水中，使创面与空气隔绝，以免磷在空气中氧化燃烧加重创伤。另外，由于老年人体温调节能力差，在冲洗的过程中应注意保暖，避免受凉。

3. 保护创面　当患者脱离事故现场后，用干净的布料包扎创面，避免受压，防止再污染和损伤。避免涂有色药物（红汞、紫药水），以免影响对烧烫伤深度的判断。

4. 保持呼吸道通畅　火焰、烟雾可致吸入性损伤，引起呼吸窘迫。必要时放置通气管、行气管插管或切开，防止窒息。如合并一氧化碳中毒者，应移至通风处，给予氧气吸入。

5. 初步补液治疗　少量多次口服淡盐水，避免饮用大量白开水，以免发生呕吐及水中毒。烧烫伤严重者应尽快建立静脉通路，进行补液治疗。

6. 镇静止痛　疼痛剧烈者给予镇静止痛药物。合并吸入性烧伤或颅脑损伤者禁用吗啡，以免引起呼吸抑制。

7. 应用抗生素　对大面积烧烫伤患者，应尽早口服或注射广谱抗生素。

8. 妥善转运　现场急救后，中度以上烧烫伤者，如不能快速到达附近医院，应在原地输液抗休克治疗，待休克控制后再转送。必须转送者应备好急救药物及器械，转送途中应建立静脉输液通道，保持呼吸道通畅。

（二）持续补液

烧烫伤后尽早建立静脉通道，以维持有效血容量和保证组织灌流。由于老年人功能减退，可能存在心、肺、肾、内分泌等慢性和消耗性疾病，代偿能力差，对补液的耐受性差，易发生肺水肿和心功能衰竭。应注意补液安全，严密监测体温、脉搏、呼吸、血压等生命体征，仔细观察患者意识、四肢末梢循环情况及监测尿量。根据患者反应，遵医嘱及时调整输液速度及种类，准确记录出入量。

（三）创面及皮肤处理

Ⅰ度烧烫伤创面不用处理，可外敷烧伤膏。Ⅱ度烧烫伤，水疱较大且疱皮完整，予以保存，只需用无菌注射器抽去疱液，保留疱皮，以防细菌侵入而发生感染。如疱皮已破应剪去，用无菌油性敷料包扎。如创面无感染，不用经常换药。头面部与会阴部烧烫伤可予以暴露。按需要应用止痛剂和镇静剂。酌情使用破伤风抗毒素。定时翻身，每次翻身时认真检查老年人骨突处皮肤情况，及时更换潮湿敷料、被服，避免大小便污染。在创面愈合过程中，可能出现皮肤干燥、痒痛等情况，告知老年人及照护者避免使用刺激性肥皂清洗，水温不宜过高，勿搔抓。烧烫伤部位在一年内避免太阳暴晒。

（四）保持呼吸道通畅

做好房间空气消毒，定时开窗通风，室内温湿度适宜。定时翻身叩背，指导深呼吸及有效咳嗽，必要时按医嘱雾化吸入以稀释痰液。若患者有痰鸣或痰液黏稠不能自行咳痰者，应及时吸痰，必要时行气管切开，并做好相应照护。

（五）原有疾病照护

老年人烧烫伤后可能诱发伤前疾病，如烧烫伤后疼痛可诱发心肌梗死、心绞痛的发生；烧烫伤后应激反应易引起血糖升高，加重糖尿病等。因此，照护者要详细了解病史，严密观察患者病情变化，发现异常情况时，及时联系医生。

（六）加强营养供给

老年人消化吸收功能减退，烧烫伤后能量消耗大，较长时间处于高代谢和负氮平衡的状态，易出现低蛋白血症，影响创面愈合。鼓励患者尽早进食，少食多餐，以利于胃肠黏膜功能的恢复。定期测量体重、内脏蛋白及氮平衡测定等，以此判断饮食照护的效果。

（七）心理照护

指导老年人及照护者进行生活自理能力训练，鼓励患者积极参与家庭活动和社会活动，减轻心理压力、放松精神和促进康复。

（八）健康教育

无论烧烫伤面积大小，应尽早开始运动和功能锻炼，最大程度恢复机体的生理功能。

四、相关技术

（一）包扎疗法

创面清创后用油性纱布覆盖创面，再用多层吸水性强的干纱布包裹，包扎厚度为 2～3cm，包扎范围应超过创面边缘 5cm。包扎松紧适宜，压力均匀，为避免发生粘连或畸形，指（趾）与指（趾）之间要分开包扎。

（二）暴露疗法

将患者创面暴露在清洁、温暖、干燥的空气中，使创面的渗液及坏死组织干燥成痂，以暂时保护创面。适用于头面部、会阴部等的烧烫伤。创面可涂 1% 磺胺嘧啶银霜等外用药物。

第四节　创伤照护

创伤（trauma）是指机械性致伤因素作用于人体所造成的组织结构完整性的破坏或功能障碍。老年人创伤以跌倒伤和交通事故伤多见，其次为钝器伤及锐器伤等。老年人常因行动迟缓、反应速度慢，在参加社会活动时易发生各种创伤。当遭遇创伤时，即使是微小创伤，也往往比年轻人严重，将给家庭、社会带来沉重的经济负担。

一、评估

（一）常见原因

1. 生理因素　随着年龄增加，老年人各种生理功能退化，视力、听力、嗅觉、记忆力均

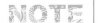

减退，对事物反应迟钝，活动能力受限，身体协调能力下降，肌力减退，这些都是老年人发生创伤的主要原因。

2. 病理因素　老年人可能伴有各种慢性疾病，如高血压、心脑血管疾病、认知障碍、白内障、骨质疏松及贫血等，影响了老年人的活动及注意力，使他们成为交通伤、跌倒伤发生的高危人群。

3. 药物因素　老年人服用药物品种繁多，如镇静药、抗抑郁药、降压药等，导致老年人出现头晕、低血压、意识改变、夜尿多等诸多药物不良反应，易发生跌倒、坠床等。

4. 心理因素　老年人生理功能减退，退休后经济收入减少，社会地位下降，使得老年人的自我效能感和生活幸福感下降，特别是独居老年人，更容易出现孤独、抑郁等心理问题，甚至会出现割腕自杀行为。另外，某些老年人不服老，不愿意麻烦别人，不听取他人意见，这也是造成老年人发生创伤的原因。

5. 环境因素　老年人居家环境设计不合理，如地面无防滑地垫，室内墙壁无扶手等，容易造成老年人跌倒、磕碰伤、骨折等。而室外环境没有无障碍设施、环境杂乱、购物、就医环境不便等，均会造成老年人发生交通事故、跌倒等。

6. 营养因素　老年人受生理和病理因素的影响，容易出现营养不良，表现为精神不振、乏力、骨质疏松等，常造成老年人发生跌倒、骨折等创伤。

7. 个体因素　老年人步履迟缓，过马路时只注意眼前路况，不注意远处交通动态，对车速的误判和路上行驶车辆的知觉延误等情况，导致其不能及时发现和躲避车辆。部分老年人交通安全意识不强，存在侥幸心理，没有让行意识，这些都是老年人易发生交通伤的主要原因。除此之外，老年人做较多的家务活，尤其是老年女性，容易受到锐器划伤、钝器挫伤等。

8. 照顾者因素　家属和照顾者对创伤的危险因素认识不足，没有提前加强预防或未及时发现异常情况，使老年人创伤的发生风险增加。

（二）伤情评估

准确、简便地对创伤严重程度进行评估，是快速评估伤情、检伤分类后送与创伤救治质量改进的前提。创伤评分相对于查体和辅助检查来说，是一种重要的科学手段，在创伤病情评估中是不可或缺的。创伤评分以计分的方式估计创伤的严重程度，以一种相对量化的分类方法，以分值大小反应病情的轻重。创伤评分的方法较多，院前评估常用的方法有格拉斯哥昏迷评分（glasgow coma scale，GCS）、院前指数（prehospital index，PHI）、创伤指数（trauma index，TI）和CRAMS记分等。

1. 格拉斯哥昏迷评分（GCS）　依据患者睁眼反应（1～4分）、语言反应（1～5分）及运动反应（1～6分）进行评分，三者得分相加表示意识障碍程度。最高15分表示意识清醒，8分以下为昏迷，最低3分。分数越低表明意识障碍越严重。

2. 院前指数（PHI）　分为收缩压、脉搏、呼吸、意识四个项目。每个项目根据伤情计0～5分，四项得分相加即为PHI总分。0～3分为轻伤，4～5分为中度伤，6分及以上为重伤，如有胸、腹穿透伤，则另加4分。

3. 创伤指数（TI）　一般是在事故现场用于检伤分类，它包括损伤部位、损伤类型、循环状态、呼吸状态和意识状态五个方面的评定，按照每个方面异常程度各计1、3、5、6分，5个方面相加（5～30分）即为TI总分。≤9分为轻度伤；10～16分为中度伤；≥17分为重度伤。TI 值为 10 分或 10 分以上的患者送往创伤中心或大医院救治。

4. CRAMS 记分 是一种判断伤员病情严重程度的院前评分方法。CRAMS 是循环（circulation）、呼吸（respiration）、腹部（abdomen）、运动（motor）和言语功能（speech）的首字母组合。按照这五个方面异常程度各计 2、1、0 分，五个方面分值相加，即为 CRAMS 总分。总分 ≥ 9 分为轻伤，7 ~ 8 分为重伤，≤ 6 分为极重度伤。

二、预防照护

（一）交通事故伤的预防

1.规范老年人的日常行为和骑车、驾车行为，指导老年人出门时要遵守交通规则。

2.对于有残疾（视力残疾、听力残疾、智力残疾、肢体残疾和精神残疾）或伴有严重疾病的老年人，外出一定要有照顾者陪伴。

3.提倡老年人穿花衣服或荧光衣服，带反光效果的浅色帽子，护航老年人安全出行。

（二）跌倒的预防

见第十六章第一节跌倒照护相关内容。

（三）锐器伤、钝器伤的预防

1.增强老年人自身的安全防范意识。

2.指导老年人和照顾者将锋利的刀具妥善放置。对于独居抑郁老年人，家里尽量不要放置此类器具。

3.告知老年人做家务时动作缓慢，减少身体和四肢的暴露。

三、伤后照护

（一）现场紧急救护

1.抢救生命 现场经简单评估，找出危及生命的紧迫问题，立即就地救护。在急救车未到来前不能消极等待，要积极采取抢救措施。

（1）心肺复苏 心跳、呼吸骤停时，立即采取胸外心脏按压及口对口人工呼吸。

（2）保持呼吸道通畅 立即解开患者衣领，清除伤员口中义齿等异物，清理口鼻腔，置导管通气、给氧，气管切开等。

（3）止血 有外出血尤其伤口大出血时，应立即止血，常采用指压法、填塞法、加压包扎法、扎止血带法等。

2.包扎 开放性伤口清创后，用无菌敷料或清洁布料包扎，可以保护伤口、减少污染、压迫止血、固定骨折和减轻疼痛。但要注意已暴露在外的骨折断端或腹腔内脏不可还纳回去。

3.固定 骨折伤员须固定或制动，肢体骨折可使用夹板、就地取材，或利用自身肢体、躯干进行固定。使用夹板前，在夹板接触的肢体侧放棉花或布类等衬垫，观察肢体末梢血液循环情况，如出现指（趾）末端苍白、发凉、麻木或青紫等现象，说明固定过紧，应重新调整固定压力。

4.转送 现场救护应尽可能快，经初步处理后，将伤员用担架迅速、安全、平稳地转送到医院。转送途中注意保暖，减少搬动。搬运昏迷伤员应将头偏向一侧，或采取半卧位或侧卧位，以保持呼吸道通畅。在搬运脊柱骨折伤员时，要用四人搬运法，患者头部、躯干成一直线，保持伤处稳定，勿使伤处移位、扭曲、震动等，以免加重损伤。

（二）快速补液

有条件时，现场由护士开放静脉通路，快速输液、输血，尽快恢复有效循环血量。照护重点是监测意识、生命体征和尿量等，并做好记录。

（三）创面处理

轻度皮肤擦伤者，先用清水或生理盐水进行冲洗，然后用碘伏消毒处理，无须包扎。严重皮肤撕裂，伤口较深，出血多者，可简单包扎止血后转送至医院。软组织损伤者，抬高或平放受伤肢体，12小时内局部冷敷，达到止血、消肿和止痛的作用。伤后12小时起改为热敷、理疗，促进血肿和炎症的吸收。大面积皮下软组织损伤必须转送医院治疗。

（四）预防并发症

1. 下肢深静脉血栓　由于老年人创伤后躯体移动障碍，有的不配合功能锻炼致活动不足，下肢深静脉血栓发病率较高。卧床期间指导患者做肢体的主动和被动运动。按摩患者下肢肌肉，促进血液循环。如出现下肢深静脉血栓，严禁经患肢静脉输液及局部按摩，以防血栓脱落。指导照顾者协助患者抬高患肢、制动，局部热敷、理疗，遵医嘱使用抗凝剂或溶栓剂进行治疗。

2. 压力性损伤　老年人抵抗力和活动能力下降，皮肤弹性降低，加上创伤后躯体移动障碍，容易出现压力性损伤。告知照顾者协助患者翻身、拍背，勤擦洗，勤更换衣服，保持皮肤清洁干燥，注意观察全身受压部位皮肤情况。使用约束带时给予衬垫保护。当发现压力性损伤时，及时进行局部伤口照护和全身治疗。

3. 便秘　由于创伤后长期卧床导致肠蠕动减慢，加上老年人消化功能减退，便秘发生率较高。指导患者进食富含粗纤维、易消化食物，多饮水，养成定时排便的良好习惯，按摩腹部以促进肠蠕动，必要时遵医嘱服用缓泻剂或外用开塞露及灌肠，保持排便通畅。

4. 肺部感染　老年人由于呼吸道防御功能降低，纤毛活动减弱，降低了呼吸道的自净作用，对细菌的抵抗力、清除率下降。创伤卧床时肺活量减少，氧利用率下降，肺组织修复功能减退，易并发肺部感染。指导患者注意保暖，防止受凉。戒烟，保持口腔清洁。鼓励患者深呼吸和有效咳嗽，定时翻身拍背。痰液黏稠时予以雾化吸入。肺部感染发生时，加强呼吸道管理，遵医嘱使用抗生素等。

（五）心理照护

创伤往往突发，尤其是一些严重创伤影响老年人的外观和机体功能，加重其焦虑、恐惧心理。提醒家人多陪伴，发挥家庭－社会支持系统的力量；提供细致的生活照顾和身心放松训练；鼓励正确面对现实，增强摆脱困境的信心。

（六）加强营养供给

老年人由于牙齿脱落，咀嚼能力下降，消化功能减退，加上创伤后能量消耗增加，从而导致负氮平衡。鼓励患者进食高热量、高蛋白、高维生素、低脂饮食，以清淡、细软易消化食物为主，少食多餐，不宜吃过烫、过硬、辛辣刺激等食物。

（七）健康教育

向老年患者及照顾人员宣传功能锻炼的意义和方法，根据身体情况制订合适的锻炼计划。指导功能锻炼：活动范围由小到大、次数由少渐多、时间由短至长、强度由弱到强，以不感到疲劳及疼痛为宜。

四、相关技术

（一）止血法

常用的止血方法有指压法、加压包扎法、填塞止血法和止血带法等。

1.指压法 为止血的短暂应急措施，适用于头部和四肢的动脉出血。手指压在伤口近心端动脉经过骨骼表面的部位，阻断血流，达到迅速和临时止血的目的。

2.加压包扎法 最为常用，一般小动脉和静脉损伤出血均可用此法止血。方法是先将无菌纱布或洁净敷料覆盖伤口，外加纱布垫压，最后以绷带加压包扎，以能止血而肢体远端仍有血液循环为度。包扎的力度要均匀，范围应够大。包扎后将伤肢抬高，利于静脉回流和减少出血。

3.填塞止血法 适用于颈部、臀部或大而深难以加压包扎的伤口，以及实质性脏器的广泛渗血等。先用 1～2 层大的无菌纱布覆盖伤口，以纱布条或绷带充填其中，再用绷带包扎固定。此法止血不够彻底，且可能增加感染机会。另外，在清创去除填塞物时，可能由于凝血块随同填塞物同时被取出，又出现较大出血。

4.止血带法 一般用于四肢伤的大出血，且加压包扎无法止血的情况。止血带的位置应靠近伤口的近心端。常使用弹性较好、携带方便的橡胶止血带，在止血带下放好衬垫。如果条件允许，可选用旋压式止血带，操作方便，效果确定。禁用细绳或电线等充当止血带，以免造成肢体坏死和神经损伤。

（二）包扎法

最常用的材料是绷带、三角巾和四头带。无上述物品，可就地取材，如毛巾、床单撕成条形。包扎时，敷料应超出伤口边缘 5～10cm，松紧要适宜、牢靠，既要保证敷料固定和压迫止血，又不影响肢体血液循环。对充分暴露的伤口，尽可能先用无菌敷料覆盖伤口，再进行包扎；不要在伤口上打结，以免压迫伤口而增加痛苦。四肢包扎时，要露出指（趾）末端，以便随时观察肢端血液循环。对于眼部损伤者，首先需要用硬质眼罩保护眼睛，然后再包扎。

（三）固定法

1.夹板固定法 根据骨折部位选择适宜的夹板，并辅以棉垫、纱布、三角巾、绷带等进行固定，多用于上、下肢骨折。固定范围一般应包括骨折处远和近端的两个关节，既要牢靠，又不可过紧。

2.自体固定法 用绷带或三角巾将上肢固定于胸廓，受伤的下肢固定于健肢，应注意将伤肢拉直，并在两下肢之间骨突出处放上棉垫或海绵，以防局部压伤。

第五节　疼痛照护

疼痛是一种令人不快的感觉和情绪上的主观感受，伴有现存的和潜在的组织损伤，是机体在发生组织损伤时由神经体液调节引起的一系列防御反应。2018 年世界卫生组织在国际疾病分类第 11 版目录中首次收录了慢性疼痛并做了分类标注，也就是把慢性疼痛作为一种疾病而非症状，重视病因外的疼痛治疗和管理。慢性疼痛是老年人常见疾病之一，半数以上患有慢性疼痛的老年人需要长期治疗和照护，且会伴随抑郁、睡眠障碍、关节活动减低、生理和社会认知障碍等，致使生活质量显著下降。本节的疼痛照护主要指老年慢性疼痛的照护。

一、评估

（一）疼痛特点

国际疼痛学会（International Association for the Study of Pain，IASP）把持续 3 个月或 3 个月以上的疼痛定义为慢性疼痛。老年人常见的慢性疼痛可分为肌肉骨骼痛；神经病理性痛，如带状疱疹后遗神经痛；癌性疼痛；内脏痛，如心绞痛、慢性胰腺炎等；免疫及代谢相关疼痛，如痛风、类风湿关节炎、骨质疏松等；心因性疼痛：无器质性病因或无足够器质性理由，与心理情绪有关。其中肌肉骨骼的疼痛，如腰痛和关节疼痛是老年人最常见的主诉。

老年慢性疼痛特点包括以下几个方面：病因经常不明确、持续时间较长；常由心脑血管、癌症等不可治愈性疾病引起；慢性疼痛治疗比较困难，这也是老年人对疼痛治疗不积极的原因之一。

（二）疼痛原因

影响老年人出现疼痛的因素较多，包括性别、婚姻状况、营养状况、慢性病、不良情绪等。

1. 性别　老年女性比男性更易患有慢性疼痛。可能原因：性激素分泌减少使女性的疼痛敏感性增加，女性疼痛阈值降低；老年女性雌激素分泌减少，导致骨质疏松发病率升高；女性更容易倾诉疼痛的感受。

2. 婚姻状况　独居老年人慢性疼痛的患病率高，可能与不良情绪有关。独居老年人由于子女不在身边，出现生活无人照料、生病无人陪护、精神无法寄托，独居老年人的社会支持较低，容易产生孤独感、焦虑抑郁等不良情绪，进而影响独居老年人的身心健康。

3. 营养状况　超重与营养不良均可导致慢性疼痛的发生。超重使关节长期负重、磨损，以及炎症因子刺激，导致慢性疼痛的发生率增高；长期营养不良会增加骨质疏松的发生率，从而增加老年慢性疼痛的发病率。

4. 慢性病　老年人患有慢性病越多，其发生慢性疼痛的可能性就越大。骨关节炎、痛风、头痛、肿瘤、下肢血管病变、骨质疏松症、神经肌肉疾患等，都会诱发疼痛及其他不适。

5. 不良情绪　疼痛与抑郁相互影响，抑郁症患者的中枢神经调节、去甲肾上腺素和五羟色胺分泌紊乱，都会影响慢性疼痛的发病机制，出现心因性疼痛，表现为慢性头痛、持续的腰背酸痛、不典型面痛、病因不明的腹痛或盆腔痛等。

（三）疼痛评估

疼痛是一种不愉快的主观感受和情感体验，目前疼痛评估没有客观、稳定的生物学指标，因此，全面、反复多次的确认必不可少。

1. 评估内容及信息来源　①评估内容。疼痛评估包括疼痛的起因、性质、部位、强度、发作频率、持续时间、加重或缓解因素、动态变化等情况。②信息来源。对于言语能力和认知功能完好的患者，自我陈述是疼痛评估的最主要信息来源。如果老年人失去语言表达能力，应评估如皱眉、呻吟和易激惹等行为，以便识别疼痛。同时，家属和照护提供者的表述也是疼痛评估的主要信息来源。

2. 常用评估量表　疼痛评估工具有多种选择，系统而有效的疼痛评估工具可用来评估疼痛的各项基本参数。常用的疼痛评估量表包括：

（1）视觉模拟疼痛量表（visual analogue scale，VAS） 使用一条长约10cm的游动标尺，尺子的一端表示无痛，另一端表示最严重的疼痛，让患者根据自己的疼痛情况，滑动浮尺确定自己的疼痛程度。VAS受老年人的认知和文化程度的影响较大。

（2）口述描绘评分（verbal Rating Scales，VRS） 一种用形容词来描述疼痛强度和变化的评分方法，较常见的五级疼痛评分法将疼痛分为无痛、轻度痛、中度痛、重度痛和剧痛。轻度痛指患者疼痛完全不影响睡眠；中度痛指疼痛影响睡眠，但仍可自然入睡；重度痛是疼痛导致不能睡眠或者睡眠中痛醒，需用药物或其他手段辅助睡眠；剧痛是指痛不欲生、生不如死的感觉。此方法便于定量分析疼痛，能较好描述老年人的疼痛程度。

（3）面部表情量表（face rating scale，FRS） 该方法用六种面部表情，从微笑至悲伤至哭泣来表达疼痛程度。此法适合任何年龄，没有特定的文化背景或性别要求，易于掌握，急性疼痛、老年人、表达能力丧失者特别适用。

（4）数字评分法（numerical rating scales，NRS） 评估时，将疼痛程度用0～10数字依次表示，0表示无疼痛，10表示最剧烈的疼痛。由患者选择一个最能代表自身疼痛程度的数字，或由医护人员根据患者对疼痛的描述选择相应的数字。按照疼痛对应的数字将疼痛程度分为：轻度疼痛1～3，中度疼痛4～6，重度疼痛7～10。此量表适用于需要对疼痛强度及强度变化进行评定的老年人，不适用于准确标定能力差或对描述理解能力差的老年人。

（5）疼痛日记评分法（pain diary scale，PDS） PDS也是临床上常用的测定疼痛的方法，由老年人、家属或护士记录每天各时间段（每4小时或2小时，或1小时或0.5小时）与疼痛有关的活动，其活动方式为坐位、行走、卧位。在疼痛日记表内注明某时间段内某种活动方式，使用的药物名称和剂量。疼痛强度用0～10的数字量级来表示，睡眠过程按无疼痛记0分。此方法具有以下特点：比较真实可靠；便于比较疗法，方法简单；便于发现老年患者的行为与疼痛、疼痛与药物用量之间的关系等特点。

（6）整体疼痛评估量表（global pain scale，GPS） GPS适用于老年慢性疼痛患者，具有较好的可操作性，见表16-7。GPS分四个维度来评估，具体为：疼痛程度、疼痛的情绪感受、临床表现和日常行为改变程度，每个条目评分为0～10分评分，各条目分数相加后除以2即为总得分，得分越高，提示疼痛及疼痛影响越严重。GPS不但能对老年患者的疼痛程度进行准确评估，同时还能对该患者的临床表现、日常行为和情绪感受进行准确评估和识别，进而对患者的综合情况进行了解和掌握，并结合患者的具体情况，为其制订有针对性的照护干预对策，最终缓解患者的疼痛程度。

表16-7 中文版GPS量表

项目	条目	得分范围（分）
疼痛		（无痛～最痛）
	1. 我目前的疼痛情况	0～10
	2. 过去1周，我感受到程度最轻的疼痛	0～10
	3. 过去1周，我感受到程度最重的疼痛	0～10
	4. 过去1周，我感受到的平均疼痛	0～10
	5. 过去3个月，我感到的平均疼痛	0～10

续表

项目	条目	得分范围（分）
	情绪感受	非常不同意~非常同意
	6. 过去1周，疼痛令我感到恐惧	0~10
	7. 过去1周，疼痛令我感到沮丧	0~10
	8. 过去1周，疼痛令我感到精疲力竭	0~10
	9. 过去1周，疼痛令我感到内心焦虑	0~10
	10. 过去1周，疼痛令我感到心理紧张	0~10
	临床表现	非常不同意~非常同意
	11. 过去1周，疼痛影响了我的睡眠质量	0~10
	12. 疼痛使我感觉到明显的不舒服	0~10
	13. 疼痛使我不能独立完成想要完成的事情	0~10
	14. 疼痛使我无法正常工作	0~10
	15. 为了避免疼痛，我需要服用更多的药物	0~10
	日常行为	非常不同意~非常同意
	16. 疼痛使我不能外出	0~10
	17. 疼痛使我无法正常做家务劳动	0~10
	18. 疼痛使我心里烦躁，常与家人和朋友发脾气	0~10
	19. 疼痛使我无法正常地进行体育锻炼，包括散步	0~10
	20. 疼痛使我无法正常参加最喜欢的业余爱好活动	0~10

二、照护

老年慢性疼痛属于难治性疾病，应在综合评估、诊断的基础上，采用多学科团队协作的模式进行，由老年医学科医生、疼痛科医生、心理医生、护士及物理治疗师等多种专业的人员组成治疗小组，同时包括患者的家属和照护人员的积极配合。

（一）一般照护

1. 疼痛管理 疼痛管理是指通过疼痛评估、记录、治疗和护理，以控制疼痛的诊疗过程。照护人员需要早期采取干预措施，降低患者的疼痛恐惧感，增强老年人的疼痛对抗信念；及时获取患者的真实想法和顾虑，并进行有效疏导，降低其自我感受负担；关注独居及女性老年人的身心状况，提高其自我管理行为水平与生活质量。

2. 健康教育 有针对性地开展多种形式的疼痛教育，教会患者进行自我管理。自我管理是指通过患者的行为来保持和增进自身健康，监控和管理自身疾病的症状和征兆，减少疾病对自身社会功能、情感和人际关系的影响，并持之以恒地治疗自身疾病的一种健康行为。鼓励老年人主动讲述疼痛，教会疼痛自评方法；指导老年人根据疼痛的部位采取舒适的体位；遵医嘱按时服用止痛药，注意观察药物疗效和不良反应。

3. 心理照护 照护人员重视、关心老年人对疼痛的感受，认真倾听其诉说；纠正老年人对疼痛的不合理认知，减轻其因知识缺乏而产生的负性情绪。心理干预措施如音乐、分散注意力、放松或催眠等，会影响老年人的思维方式、感觉方式和对疼痛的反应，进而有助于缓解疼痛。对于心因性疼痛的治疗，更需以心理治疗为主，改善该老年人的不良情绪、认知功能和生活质量。

4. 家庭照护 照护人员有必要对患有疼痛病症的老年人及其照顾者进行家庭照料和疼痛相关知识的健康宣教；告知家属疼痛的原因或诱因，以及减轻和避免疼痛的方法；加强与老年人家属的交流，增强老年人和家属对疼痛照护的认同感，帮助提高居家安全性和照顾者疼痛照护的能力。

（二）用药照护

1. 口服药 常用的止痛药物包括非甾体抗炎药、麻醉性镇痛药、抗抑郁药物、抗焦虑紧张及镇静催眠药等。

（1）非甾体抗炎药 这是短期治疗炎性关节疾病（痛风）和急性风湿性疾病（风湿性关节炎）的主要药物，也是肿瘤的早期和辅助止痛药物。该类药物有天花板效应，也就是在达到最高极限时，剂量增大并不提高止痛效果。对轻至中度的肌肉骨骼疼痛，对乙酰氨基酚（泰诺林）是用于缓解轻至中度肌肉骨骼疼痛的首选。非甾体的消炎止痛药物，如布洛芬和阿司匹林等，对老年人会产生明显的不良反应，包括肠道出血、肾脏损害、水钠潴留，以及血小板功能障碍所致的出血倾向等。

（2）麻醉性镇痛药 此类药物主要指阿片类镇痛药物，适用于急性疼痛和恶性肿瘤引起的疼痛。老年人使用阿片类药物的半衰期长于年轻人，止痛效果较好，但老年人常因间歇性给药而造成疼痛复发。阿片类药物主要的副作用为恶心、呕吐、便秘、镇静和呼吸抑制，其中呕吐和便秘并不随用药时间的延长而减轻。老年人使用此类止痛药时，如果出现呕吐，可根据具体情况选用镇吐剂；对于便秘，可选用麻仁丸等中药来软化和促进排便。

（3）抗抑郁药物 抗抑郁药除了抗抑郁效应外，还有镇痛作用，可用于治疗各种慢性疼痛综合征。此类药包括三环类抗抑郁药，如阿米替林和单胺氧化酶制药。三环、四环类抗抑郁药不能用于严重心脏病、青光眼和前列腺肥大的老年人。

（4）其他药物 抗焦虑紧张及镇静催眠药，如艾司唑仑等，能起到一定的镇痛作用。曲马多为非阿片类中枢性镇痛药，主要用于中等程度的各种急性疼痛和手术后疼痛，由于其对呼吸抑制作用弱，适用于老年人的镇痛。

2. 外用药 常见的有芬太尼透皮贴和辣椒素。

（1）芬太尼透皮贴 这是一种阿片类药物，适用于不能口服和已经适应大剂量阿片的老年人。

（2）辣椒素 辣椒素能够抑制传导神经纤维中疼痛物质的外溢而达到止痛目的，能缓解骨骼肌疼痛和神经痛导致的炎症反应和皮肤过敏。该药的常用类型有霜剂、洗液和胶布。刚开始使用辣椒素时，疼痛会增加，随后几天疼痛和皮肤过敏逐步消退。

（三）非药物镇痛

非药物镇痛作为药物治疗的辅助措施，可以减少止痛药物的用量，改善老年人的健康状况，具有风险小、不良反应少和经济等优点，是老年人慢性疼痛治疗的重要手段。

1. 运动锻炼 运动锻炼在改善全身状况的同时，可调节情绪、振奋精神、缓解抑郁症状；可以增强骨骼承受负荷及肌肉牵张的能力、减缓骨质疏松的进程，帮助恢复身体的协调和平衡。慢跑、步行、太极拳、瑜伽等有氧运动，能帮助改善患者精神状态和提高日常生活能力。

2. 行为治疗　通过忽略老年人的疼痛行为、对正性行为给予表扬和奖励来强化患者的健康行为；消除使疼痛持续的破坏性行为，如抱怨疼痛和不愿意接受康复训练等，达到减少患者对药物的依赖、减少慢性疼痛伴发的功能减退的目标。

3. 认知治疗　通过确定并改正老年人对疼痛感受不恰当的态度、信念及期望，使其疼痛感觉减轻。认知治疗的目标是使老年人意识到加重或减轻疼痛因素的同时，促使其相应地调整行为。

4. 想象或注意力转移　通过在脑中假想出一些与疼痛无关的图画来减少对不适感觉的注意；或在直接接触的环境中，把注意力集中于无痛性刺激来减少对不适感觉的注意。此类方法对轻、中度的急性疼痛效果较好。

另外，催眠疗法和放松训练也可以增强老年人的整体功能水平，缓解急性疼痛，减少药物应用。

三、相关技术

（一）中医适宜技术

中医适宜技术是一种简便效廉的中医药技术，包括中药、针灸、艾灸、拔罐、刮痧、穴位贴敷、耳穴贴压等多项技术种类，具有活血化瘀、消肿止痛、舒筋活络等功效，现已被广泛应用于临床。

1. 针灸　中医学认为，针刺可以疏通人体经络，行气导滞，活血化瘀，促进气血正常运行，通则不痛。针灸能诱导外周炎性细胞释放阿片类物质参与镇痛，并发挥核心作用；刺激特定穴位，人体会产生一种具有镇痛作用的内源性脑啡肽类物质，镇痛效果好，并且不会造成药物依赖。新的针灸刺激方式包括电子艾灸治疗、揿针疗法、电子无痛治疗等，对老年慢性疼痛均有很好疗效。

2. 穴位按摩和理疗　这两种方法均具有疏通经络，调整阴阳，解除脑血管痉挛，改善脑部血液循环，促进睡眠的功效。

另外，中医情志疗法、语言开导疗法及中医行为疗法，都是借助语言、行为，以及特意安排的场景等来影响老年人的心理活动，唤起老年人祛除疾病的积极潜能，促进或调整机体功能活动，从而达到治疗或康复作用的方法。

（二）物理治疗技术

目前作为镇痛的物理疗法主要有电疗法、光疗法、冲击波疗法等，均对术后疼痛的缓解起到重要作用。

1. 电疗法　透皮肤电刺激治疗，也就是在疼痛部位附近放置一电极，给予轻度电刺激。主要用于缓解急性肌肉疼痛或术后疼痛，疗效肯定。骨折术后患者采用低频脉冲电疗，可显著降低患者骨折术后疼痛。

2. 光疗法　光疗是一种物理治疗手段，通过将荧光灯放入光疗盒中，产生不同波长的光线，刺激自主神经系统和脑干网状结构，调节营养代谢、血液循环和内分泌功能，防治疾病和促进机体康复的方法。特定波长的紫外线照射能减轻炎症反应，改善局部血液循环，缓解疼痛。

3. 冲击波疗法　冲击波是利用高压导致水分爆炸而产生的声波能量，这些声波由反射器反射后集中成高能量的冲击波。冲击波的能量在人体造成物理冲击，刺激生长激素释放，导致微血管新生，达到组织再生和修复的功能。冲击波可促进组织代谢、循环；冲击波有止痛与组织修复功能，对肌腱筋膜病变的慢性疼痛及骨折未愈合具有良好的疗效。

第六节　心肺复苏术

心肺复苏（cardiopulmonary resuscitation，CPR）是对由于外伤、疾病、中毒、意外低温、淹溺和电击等各种原因导致呼吸、心跳停止，必须紧急采取重建和促进心脏、呼吸有效功能恢复的一系列措施。一旦发生心搏骤停，数秒钟内将会出现意识丧失，60 秒钟就呼吸停止，4 分钟就会出现脑细胞死亡，超过 10 分钟被抢救存活的可能性几乎为零。因此，在心搏骤停 4 分钟内恢复患者的自主循环，是提高心肺复苏成功率和成功救命的关键。因此，目击者（或第一反映人）立即识别并进行高质量的心肺复苏（按压、通气和电除颤），为下一步的抢救赢得时机。

一、评估

（一）心搏骤停的原因

1. 心源性因素　心血管疾病是心搏骤停最常见且最重要的发病原因。冠心病最为常见，其他因素如急性广泛性心肌梗死、急性心肌炎等导致室颤、室速、Ⅲ度房室传导阻滞的形成，这些可导致心脏停搏。

2. 非心源性因素　雷击、电击、窒息、溺水、自缢、创伤、严重电解质及酸碱平衡紊乱、药物中毒或过敏、手术或麻醉意外等引起心搏骤停。

（二）心搏骤停临床表现

心搏骤停后，血液流动立即停止。脑组织对缺氧最敏感，临床表现为中枢神经系统和循环系统的症状最为明显，主要表现：

1. 意识突然丧失，大小便失禁。

2. 大动脉搏动消失，脉搏摸不到、血压测不出来。

3. 呼吸呈叹息样或停止，多出现在心搏骤停发生后 30 秒内。

4. 其他表现：双侧瞳孔散大、心音消失、面色苍白或发绀、伤口不出血等临床表现。

只要具备意识丧失和大动脉搏动消失这两个临床表现，即可判断为心搏骤停，并立即实施现场急救。切记不要对怀疑心搏骤停的患者反复测血压、听心音、做心电图而延误抢救时间。

二、心肺复苏术

基础生命支持技术（basic life support，BLS）又称为现场急救，是心肺复苏术的初始急救技术，是指专业或非专业人员在事发的现场对患者采取及时、有效的现场徒手抢救措施。基础生命支持技术包括立即识别心搏骤停、启动急救医疗服务系统、早期心肺复苏，有条件时迅速电除颤。目的是保证全身重要器官的血液供应，促进患者循环和呼吸功能的恢复，为下一步院内抢救创造有利条件。基础生命支持技术开始的时间越早，生存率越高。

（一）确认现场安全

远离危险环境，确保现场对急救者和患者均是安全的。

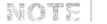

（二）识别心搏骤停

双手轻拍患者，并在患者耳边大声呼唤，无反应、无呼吸或仅有喘息，即为心搏骤停。注意判断意识时禁止摇晃患者身体。

（三）启动应急反应系统

在心搏骤停现场，立即拨打急救电话120或呼叫他人，以尽早取得专业人员的帮助，或取得自动体外除颤仪及急救设备。

（四）启动复苏

如果没有正常呼吸但有脉搏，则给予人工呼吸；如果既没有呼吸或仅有喘息，也无脉搏，则启动心肺复苏。

（五）安置体位

将患者仰卧位于硬板床或地上，若卧于软床上，其肩背下需垫一整块木板。如怀疑有头颈、脊椎外伤者，避免随意移动患者，以免引起二次损伤。同时，将头部适当放低并略偏向一侧，避免心脏按压时呕吐物逆流至气管。患者仰卧位后，解开衣领口、领带、腰带等。

（六）胸外心脏按压（单人）

1.站位 急救者站在或跪于患者右侧，双腿分开与肩同宽。

2.按压部位 以两乳头连线中点或胸骨中、下1/3交界处，见图16-1。按压部位要准确，避免偏离胸骨而引起肋骨骨折。

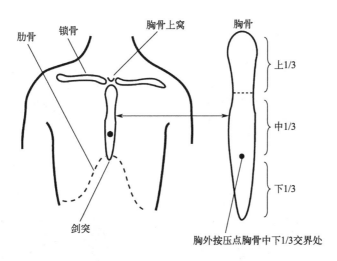

图16-1 胸骨位置及按压部位

3.按压姿势 一手掌根部放于胸骨皮肤上，另一手重叠搭在其手背上，十指交叉相扣，手指尽量翘起，不得接触胸壁，见图16-2。两臂伸直，两肘关节固定不动，双肩位于双手臂的正上方，依靠急救者的体重、肩及臂力，有节律地垂直向下施加压力，然后迅速放松，使胸廓充分回弹，见图16-3。按压与放松时间之比为1:1。放松时手掌根不离开胸壁，以免按压位置移动，造成肋骨骨折及内脏损伤。

4.按压深度 胸骨下陷5～6cm，按压压力要适度，过轻达不到效果，过重易造成肋骨骨折、血气胸等。

5.按压频率 100～120次/分钟，节律均匀。如果按压频率超过140次/分钟，按压幅度则不足。

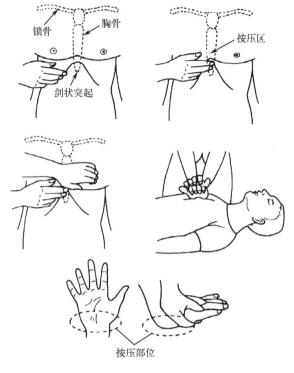

图 16-2 胸外心脏按压定位方法

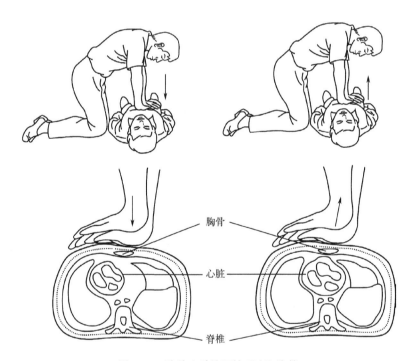

图 16-3 胸外心脏按压的手法和姿势

（七）开放气道

1.清理气道 检查口腔、气道有无异物，及时清除口腔、气道内分泌物或异物，取出义齿。这样有利于呼吸道畅通，充分开放呼吸道。此操作可在胸外心脏按压前快速进行。

2.开放气道方法 患者无意识时，由于舌后坠、软腭阻塞气道，检查呼吸或人工通气前需要开放气道，使舌根上提，解除舌后坠，保持呼吸道通畅，具体方法见图 16-4。

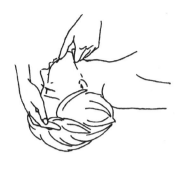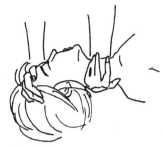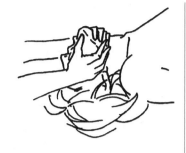

图 16-4　开放气道的方法

（1）**仰头提颏法**　急救者站在患者一侧，急救者一手小鱼际放在于患者前额，手掌用力向后压使其头部后仰，另一手食指、中指放置下颏骨部向上抬颏，使下颌角、耳垂的连线与地面垂直。注意手指不要压迫颏下软组织深处，以免造成呼吸道梗阻。

（2）**仰头抬颈法**　急救者一手抬起患者颈部，另一手以小鱼际侧下按前额，使其头后仰，颈部抬起。头、颈部损伤患者禁用，避免进一步损伤脊髓。

（3）**双下颌上提法**　患者头保持正中位，急救者双肘置患者头部两侧，手掌压低前额，中、无名指放在患者下颌角后方，轻抬下颌，不能使头颈后仰，不可左右扭动。适用于怀疑有颈部损伤的患者。

（八）人工呼吸

1. 口对口人工呼吸法　首选方法。为防止交叉感染，在患者口鼻盖一单层纱布（隔离膜）。急救者用拇指和食指捏住患者鼻翼，防止吹气时气体从口鼻漏出。吸气后，用口封罩住患者的口唇部（不留空隙），将气吹入患者口中，使胸廓扩张。吹气结束，松开捏鼻的手。急救者头稍抬起，侧转换气时注意观察患者胸部起伏。注意吹气速度和压力均不宜过大，以防咽部气体压力超过食管内压而造成胃扩张，从而导致有效肺活量减少，进一步刺激迷走神经，加重诱发心搏骤停。

2. 口对鼻人工呼吸法　用于牙关紧闭不能张口或口腔严重损伤的患者。用仰头提颏法，同时急救者用提颏的手将患者口唇闭紧。深吸一口气，双唇包住患者鼻部吹气，吹气的方法同上（见口对口人工呼吸法）。

无论哪种人工呼吸法，急救者每次吹气时间不超过 2 秒钟，频率为 10 ～ 12 次 / 分钟，吹气量以患者胸廓有明显隆起为准。人工呼吸有效指标：患者胸部起伏，且呼气时听到或感到有气体逸出。

（九）判断效果

单人复苏时先进行胸外按压 30 次，后进行两次人工呼吸。如有两名急救者，应每两分钟交换一次按压者，防止劳累影响按压效果。每次交换尽量在 5 秒内完成。经有效心肺复苏，评估患者情况。有效心肺复苏：扪及大动脉搏动；血压维持在 8kPa（60mmHg）以上；口唇、面色、甲床等颜色由发绀转为红润；室颤波由细小变为粗大，甚至恢复窦性心律；瞳孔随之缩小，有时可有对光反应；呼吸逐渐恢复；昏迷变浅，出现反射或挣扎。如未成功则继续进行 CPR，评估时间不超过 10 秒。

（十）电除颤

自动体外除颤器（automated external defibrillator，AED）是一种可被非专业人士使用的用于抢救心搏骤停患者的便携式医疗设备，能够自动监测心率，并通过快速电击让心跳从异常恢复到正常的急救工具。利用 AED 对患者进行除颤和心肺复苏，是最有效挽救猝死的办法。若能立即取得 AED，则优先使用 AED，再进行 CPR。AED 简便轻巧，操作简单，按文字显示和语音提示操作即可。

1. 接通电源开启除颤仪　患者仰卧，急救者在患者左侧进行除颤操作，将 AED 放置在患者身边，打开 AED 的盖子，将电极板插头插入 AED 主机插孔，并开启电源。在准备 AED 的同时，其他人员在患者右侧进行 CPR。

2. 安放电极片　解开患者衣物，确保患者胸部干燥无遮挡，然后贴电极片，使电极片充分接触皮肤即可。两块电极片分别贴在患者左侧乳头外侧和右侧胸部上方。

注意事项：应尽量摘去患者的金属项链，再贴放电极片；若患者出汗较多或胸毛较多，应事先擦干皮肤，使用除颤器中携带的剃刀剃除毛发（紧急情况可忽略此操作）；女性患者应脱去内衣，再使用除颤器；如果在贴放电极片的位置有膏药，应先将膏药揭下来，将皮肤擦拭干净，再贴放电极片；安装植入性起搏器，将电极片贴在离植入性起搏器 5cm 左右的位置。

3. 等待分析　按照语音提示操作 AED，等待 AED 分析心律，分析心律时急救者和旁观者应与患者保持距离，以免影响仪器分析心律。

4. 除颤，继续心肺复苏　显示"建议除颤"则开始电击除颤，除颤完成后若患者没有恢复呼吸及心跳，应继续对其进行两分钟心肺复苏操作，并再次使用 AED 除颤。心肺复苏术和 AED 应重复操作，直到医护人员赶到。

案例分析

本章案例：章爷爷是位 85 岁的高龄老年人，有多年的糖尿病和高血压病史，虽然病情稳定，但长期服用这两类药物。下肢功能障碍，步行需要拐杖辅助。章爷爷夜里起夜时室内灯光较暗，没找到拐杖，导致下床时出现跌倒。

章爷爷本次跌倒的原因包括：高龄、患有两种慢性疾病并持续服药、有下肢功能障碍等内在因素，还有夜里光线较暗、拐杖不方便拿取等外在因素共同作用所致。

预防老年人跌倒的措施包括：跌倒风险评估和老年人跌倒居住环境危险因素评估，判断老年人的跌倒风险程度；与照护团队一起制订照护计划，特别注意日常生活细节的提醒；在照护时，将跌倒防护措施融进日常照护工作中，确保防跌措施落实到位。

［本章小结］

本章介绍了老年人跌倒、噎呛、烧烫伤、创伤等常见照护风险的评估、一般照护及紧急处理，跌倒、烧烫伤和创伤的伤后照护；还介绍了老年人常见慢性疼痛的原因、评估量表，常见的药物和非药物镇痛方法；最后介绍了心搏骤停时的心肺复苏术。

［思考题］

1. 如何对老年人进行跌倒、噎呛的照护风险评估？

2. 如何对老年人的烧烫伤、创伤进行伤情评估？

3. 老年人跌倒、烫伤、创伤后的照护要点有哪些？

4. 老年人出现跌倒、噎呛、心搏骤停时，如何进行紧急救助？

主要参考文献

［1］张建华.老年人护理：安全风险管理及急救指南［M］.北京：人民军医出版社，2008.

［2］褚大同.老年肿瘤学［M］.北京：人民卫生出版社，2009.

［3］沈小平.新编急救护理学［M］.上海：复旦大学出版社，2010.

［4］宁殿宾.乳腺外科主治医师902问［M］.北京：军事医学科学出版社，2012.

［5］郭爱敏，周兰姝.成人护理学［M］.北京：人民卫生出版社，2012.

［6］傅华.高血压自我管理［M］.2版.上海：复旦大学出版社，2012.

［7］侯晓霞.老年常见疾病的预防与照护［M］.北京：北京大学医学出版社，2013.

［8］刘瑞琪.老年肿瘤［M］.北京：中国大百科全书出版社，2014.

［9］刘志英.老年护理知识与技能［M］.北京：中国科学技术出版社，2015.

［10］郑朝旭.结直肠癌患者护理与家庭照顾［M］.北京：中国协和医科大学出版社，2016.

［11］盛立军.现代老年肿瘤学［M］.济南：山东科学技术出版社，2017.

［12］邸淑珍.临终关怀护理学［M］.北京：中国中医药出版社，2017.

［13］尤黎明，吴瑛.内科护理学［M］.6版.北京：人民卫生出版社，2017.

［14］范利，王陇德，冷晓.中国老年医疗照护［M］.北京：人民卫生出版社，2017.

［15］王永斌.高龄老人照护手册［M］.上海：上海科学普及出版社，2017.

［16］金霞，宗疆，张雷.老年人照料护理手册［M］.北京：科学出版社，2017.

［17］窦祖林.吞咽障碍评估与治疗［M］.北京：人民卫生出版社，2017.

［18］贾建平，陈生弟.神经病学［M］.北京：人民卫生出版社，2018.

［19］王书臣.老年高血压防治与调养［M］.北京：科学技术文献出版社，2018.

［20］张建，范利.老年医学［M］.2版.北京：人民卫生出版社，2018.

［21］吴焕林，黄燕.中西医结合内科学［M］.3版.北京：科学出版社，2018.

［22］周郁秋，张会君.老年健康照护与促进［M］.北京：人民卫生出版社，2018.

［23］谢培豪，王芳.实用老年照护技术［M］.北京：科学出版社，2019.

［24］葛均波，徐永健，王辰.内科学［M］.9版.北京：人民卫生出版社，2019.

［25］张玲娟，张雅丽，皮红英.实用老年护理学全书［M］.上海：上海科学技术出版社，2019.

［26］张振芳.积极心理学视域下老年脑卒中患者康复的个案研究［D］.太原：山西医科大学，2020.

［27］杨根来.老年政策法规和标准［M］.北京：北京师范大学出版社，2020.

［28］万学红，卢雪峰.诊断学［M］.9版.北京：人民卫生出版社，2020.

［29］曾令烽，刘军.骨质疏松的自我防治与居家康复：图解版［M］.北京：中国中医药出版社，2020.

［30］李红雨.城市社区老年人心理健康现状及老年人心理健康的影响因素［J］.心理月刊，2020，15（11）：74.

［31］傅小兰，张侃.中国国民心理健康发展报告（2019—2020）［M］.北京：社会科学文献出版社，2020.

［32］陈玉华.老年健康照护与促进［M］.北京：人民卫生出版社，2020.

［33］臧少敏，陈刚.老年健康照护技术［M］.北京：北京大学出版社，2021.

［34］徐桂华，胡慧.中医护理学基础［M］.4版.北京：中国中医药出版社，2021.

［35］郭桂芳，刘宇.老年护理学［M］.8版.北京：人民卫生出版社，2021.

［36］王建业.老年医学［M］.北京：人民卫生出版社，2021.

［37］杨巧菊.护理学基础［M］.北京：中国中医药出版社，2021.

［38］李乐之，路潜.外科护理学［M］.7版.北京：人民卫生出版社，2021.

［39］陈燕，孙志岭.内科护理学［M］.11版.北京：中国中医药出版社，2021.

［40］詹红生，刘军.中西医结合骨伤科学［M］.11版.北京：中国中医药出版社，2021.

［41］王燕，高静.老年护理学［M］.2版.北京：中国中医药出版社，2022.

［42］周桂桐.医患沟通技能［M］.2版.北京：中国中医药出版社，2022.

［43］李小寒，尚少梅.基础护理学［M］.7版.北京：人民卫生出版社，2022.

［44］胡秀英，肖惠敏.老年护理学［M］.5版.北京：人民卫生出版社，2022.

［45］徐桂华，何桂娟.老年护理学［M］.2版.北京：人民卫生出版社，2022.

［46］姜安丽，王克芳.新编护理学基础［M］.北京：人民卫生出版社，2022.

［47］邵志敏.乳腺肿瘤学［M］.3版.上海：复旦大学出版社，2022.

［48］刘军，杨伟毅.膝骨关节炎阶梯治疗和慢病管理［M］.北京：中国中医药出版社，2023.

［49］中华中医药学会.膝骨关节炎中西医结合诊疗指南（T/CACM 1514—2023）［M］.北京：中国中医药出版社，2023.

［50］中华中医药学会.肩袖损伤中西医结合诊疗指南（T/CACM 1515—2023）［M］.北京：中国中医药出版社，2023.